H. Gaulrapp, C. Binder (Hrsg.)

Abschlusskurs Sonografie der Bewegungsorgane

Für meine liebe Familie
Dr. med. Hartmut Gaulrapp

Für Niko, Elena und Maja
Dr. med. Christina Binder

Hartmut Gaulrapp Christina Binder (Hrsg.)

Abschlusskurs Sonografie der Bewegungsorgane

Klinische Sonografie

Entsprechend den Richtlinien von DEGUM und KBV

1. Auflage

Unter Mitarbeit von PD Dr. med. Ole Ackermann, Duisburg; Dr. med. Andreas Betthäuser, Hamburg; Dr. med. Wolfram Demmer, München; Prof. Dr. med. Christian Fischer, Pforzheim; Prof. Dr. med. Wolfgang Hartung, Bad Abbach; Dr. med. Norbert M. Hien, München; Prof. Dr. med. Anja Hirschmüller, Rheinfelden, Schweiz; Prof. Dr. med. Boris M. Holzapfel, München; PD Dr. med. Thilo Hotfiel, Osnabrück; Dr. med. Verena Huber, München; Dr. med. Jens Krüger, Berlin; Dr. med. Sebastian Lappen, München; Dr. med. Martin Legat, Zofingen, Schweiz; Dr. med. univ. Lydia Lintner, Bamberg; PD Dr. med. Holger Mellerowicz, Berlin; PD Dr. med. Thomas Niethammer, München; Dr. med. Holger Reimers, Füssen; PD Dr. med. Bastian Scheiderer, München; Dr. med. Thomas Schelle, Dessau-Roßlau; Dr. med. Gregor Schönecker, Landshut; Prof. Dr. med. Sebastian Siebenlist, München; PD Dr. med. Christian Tesch, Hamburg; PD Dr. med. Ferdinand Wagner, München; Prof. Dr. med. Markus Walther, München; Dr. med. Frances Weidermann-Vennik, Basel, Schweiz; PD Dr. med. Daniel Windschall, Sendenhorst

ELSEVIER

Elsevier GmbH, Bernhard-Wicki-Str. 5, 80636 München, Deutschland
Wir freuen uns über Ihr Feedback und Ihre Anregungen an kundendienst@elsevier.com

ISBN 978-3-437-21067-9
eISBN 978-3-437-05562-1

Wichtiger Hinweis
Die medizinischen Wissenschaften unterliegen einem sehr schnellen Wissenszuwachs. Der stetige Wandel von Methoden, Wirkstoffen und Erkenntnissen ist allen an diesem Werk Beteiligten bewusst. Sowohl der Verlag als auch die Autorinnen und Autoren und alle, die an der Entstehung dieses Werkes beteiligt waren, haben große Sorgfalt darauf verwandt, dass die Angaben zu Methoden, Anweisungen, Produkten, Anwendungen oder Konzepten dem aktuellen Wissensstand zum Zeitpunkt der Fertigstellung des Werkes entsprechen.
Der Verlag kann jedoch keine Gewähr für Angaben zu Dosierung und Applikationsformen übernehmen. Es sollte stets eine unabhängige und sorgfältige Überprüfung von Diagnosen und Arzneimitteldosierungen sowie möglicher Kontraindikationen erfolgen. Jede Dosierung oder Applikation liegt in der Verantwortung der Anwenderin oder des Anwenders. Die Elsevier GmbH, die Autorinnen und Autoren und alle, die an der Entstehung des Werkes mitgewirkt haben, können keinerlei Haftung in Bezug auf jegliche Verletzung und/oder Schäden an Personen oder Eigentum, im Rahmen von Produkthaftung, Fahrlässigkeit oder anderweitig übernehmen.

Für die Vollständigkeit und Auswahl der aufgeführten Medikamente übernimmt der Verlag keine Gewähr.
Geschützte Warennamen (Warenzeichen) werden in der Regel besonders kenntlich gemacht (®). Aus dem Fehlen eines solchen Hinweises kann jedoch nicht automatisch geschlossen werden, dass es sich um einen freien Warennamen handelt.

Bibliografische Information der Deutschen Nationalbibliothek
Die Deutsche Nationalbibliothek verzeichnet diese Publikation in der Deutschen Nationalbibliografie; detaillierte bibliografische Daten sind im Internet über https://www.dnb.de abrufbar.

24 25 26 27 28 5 4 3 2 1

In ihren Veröffentlichungen verfolgt die Elsevier GmbH das Ziel, genderneutrale Formulierungen für Personengruppen zu verwenden. Um jedoch den Textfluss nicht zu stören sowie die gestalterische Freiheit nicht einzuschränken, wurden bisweilen Kompromisse eingegangen. Selbstverständlich sind **immer alle Geschlechter** gemeint.

Planung: Dr. Bernhard Gall, München
Projektmanagement: Martha Kürzl-Harrison, München
Redaktion: Dr. Nikola Schmidt, Berlin
Bildredaktion und Rechteklärung: Dr. Nikola Schmidt, Andrea Ispan
Satz: abavo GmbH, Buchloe/Deutschland; TnQ, Chennai/Indien
Druck und Bindung: EGEDSA, Sabadell (Barcelona)/Spanien
Umschlaggestaltung: SpieszDesign, Neu-Ulm
Titelfotografie: Hintergrund © watchara tongnoi – stock.adobe.com / 2 Einklinker © Verlag /Autoren

Aktuelle Informationen finden Sie im Internet unter **www.elsevier.de**

Geleitwort

Die Bildgebung spielt in der Diagnostik von Erkrankungen der Bewegungsorgane eine elementare Rolle. Hierbei ist die Sonografie neben den anderen bildgebenden Verfahren wie Röntgendiagnostik, Computertomografie, digitale Volumen-Tomografie, Magnetresonanztomografie, Skelettszintigrafie etc. ein wichtiges und darüber hinaus gut verfügbares diagnostisches Mittel. So ist die Sonografie bei verschiedenen Fragestellungen die bildgebende Diagnostik der ersten Wahl.

Die kassenärztliche Bundesvereinigung KBV sieht in der Ultraschallvereinbarung für alle Anwendungsgebiete und so auch für die Ultraschalldiagnostik am Bewegungsapparat (Bewegungsapparat ohne Säuglingshüfte, Säuglingshüfte) mit Grundkurs, Aufbaukurs und Abschlusskurs ein dreigliedriges Kurssystem vor.

Herausgeber der nun gänzlich überarbeiteten und durch den Band zum Abschlusskurs ergänzten Kursbuchreihe sind Dr. Hartmut Gaulrapp, Kursleiter DEGUM und DGOOC, Mitglied der Sektion Bildgebung der DGOU, vormals 2. Stellvertretender Sprecher des AK Bewegungsorgane der DEGUM und Stellvertreter im Referat Bildgebung des BVOU zusammen mit seiner rheumatologischen Kollegin Dr. Christina Binder aus München, ebenfalls Mitglied im AK Bewegungsorgane der DEGUM. Die Bücher basieren auf ihren langjährigen Erfahrungen aus ihrer Münchner Kursreihe der Bewegungsorgane.

Klinische Sonografie, das ist der gezielte Einsatz sonografischer Techniken im Diagnoseprozess von Verletzungen und Erkrankungen der Bewegungsorgane. Die rein native Sonografie der sonografischen Pathologie wird ergänzt und fortgeführt in dynamische Ultraschalltechniken und Interventionen. Stellenwert der Sonografie und Anwendungsrepertoire werden in diesem Buch von namhaften DEGUM-Experten für die ganze Breite des Anwendungsgebiets der Bewegungsorgane dargestellt.

Dr. Axel Goldmann, Erlangen
(Leiter der Sektion Bildgebende Verfahren der Deutschen Gesellschaft für Orthopädie und Unfallchirurgie DGOU)

Vorwort

Liebe Kolleginnen und Kollegen,

der Abschlusskurs steht für Sie am Schluss Ihrer Ausbildung in der Sonografie der Bewegungsorgane, aber vielleicht und sogar hoffentlich auch am Anfang Ihrer eigenen Ultraschallkarriere. In der Kurspraxis überprüfen wir gemeinsam Ihre Kenntnisse der DEGUM-Schnitte. Die in diesem Buch zusammengefassten Beiträge erfahrener Tutoren und Kursleiter illustrieren Sie über unsere Online-Kursvorträge hinaus über die Vielfalt sonografischer Anwendungsgebiete und Ideen am Bewegungsapparat. Dazu zählen neben orthopädisch-unfallchirurgischen/sporttraumatologischen Spezialitäten auch Themen aus Rheumatologie, Pädiatrie, Neurologie und Angiologie.

Das vorliegende Buch ergänzt Grundlagen wie die Kontrastmittelsonografie und Elastografie, Arbeitstechniken wie die Organisation und Durchführung sonografisch-gezielter Punktionen aller Gelenke und Interventionen und vertieft besondere Fragestellungen bei Kindern und Jugendlichen sowie Befunde nach operativer Versorgung der großen Gelenke. Mit der Sonografie peripherer Nerven und der Beingefäße beleuchtet es auch Schnittstellen zwischen den Gewebearten des Bewegungsapparats und seiner neurovaskulären Versorgung.

Das ist der Grund, warum wir dem Buch, das Sie als Kursskript verwenden können, den Beinamen „Klinische Sonografie“ gegeben haben. Wir wünschen Ihnen allen inspirierende Lektüre und vor allem auch viel Spaß in Ihrer täglichen Anwendung der Sonografie an Ihren großen und kleinen PatientInnen.

München, im Herbst 2023
Dr. med. Hartmut Gaulrapp, Dr. med. Christina Binder

Adressen

Herausgeber

Dr. med. Hartmut Gaulrapp
Facharztpraxis für Orthopädie, Kinder-Orthopädie und Sportmedizin in München Schwabing
Leopoldstr. 25
80802 München

Dr. med. Christina Binder
Rheumapraxis München
Gottfried-Keller-Str. 20
81245 München

Autoren

PD Dr. med. Ole Ackermann
Raiffeisenstr. 58–60
47259 Duisburg

Dr. med. Andreas Betthäuser
Schulter-Zentrum
Ev. Krankenhaus Alsterdorf
Elisabeth-Flügge-Str. 1
22337 Hamburg

Dr. med. Wolfram Demmer
Klinikum der Universität München
Abteilung Hand-, Plastische und Ästhetische Chirurgie
Ziemssenstr. 5
80336 München

Prof. Dr. med. Christian Fischer
Arcus Kliniken
Rastatter Str. 17–19
75179 Pforzheim

Prof. Dr. med. Wolfgang Hartung
Asklepios Klinikum Bad Abbach
Klinik für Rheumatologie und klin. Immunologie
Kaiser-Karl-V.-Allee 3
93077 Bad Abbach

Dr. med. Norbert M. Hien
Münchner AG orthop. Sonografie
Michelspeckstr. 3
81247 München

Prof. Dr. med. Anja Hirschmüller
ALTIUS Swiss Sportmed Center AG
Habich-Dietschy-Str. 5A
4310 Rheinfelden, Schweiz

Prof. Dr. med. Boris M. Holzapfel
Muskuloskelettales Universitätszentrum MUM
Campus Großhadern
Marchioninistr. 15
81377 München

PD Dr. med. Thilo Hotfiel
Klinikum Osnabrück GmbH
Osnabrücker Zentrum für Muskuloskelettal Chirurgie
Am Finkenhügel 1
49076 Osnabrück

Dr. med. Verena Huber
Schön-Klinik
München-Harlaching
Harlachinger Str. 51
81547 München

Dr. med. Jens Krüger
Sportchirurgische Praxis
Potsdamer Str. 132
10783 Berlin

Dr. med. Sebastian Lappen
Klinikum rechts der Isar
Technische Universität München
Sektion Sportorthopädie
Ismaninger Str. 22
81675 München

Dr. med. Martin Legat
Schmerz Zentrum Zofingen AG
Hintere Hauptgasse 9
4800 Zofingen, Schweiz

Dr. med. univ. Lydia Lintner
Michelsberg 8e
96049 Bamberg

PD Dr. med. Holger Mellerowicz
Krankenhaus Waldfriede e. V.
Argentinische Allee 40
14163 Berlin

PD Dr. med. Thomas Niethammer
Muskuloskelettales Universitätszentrum MUM
Campus Großhadern
Marchioninistr. 15
81377 München

Dr. med. Holger Reimers
Fachklinik Enzensberg
Abteilung Akut-Orthopädie
Höhenstr. 56
87629 Füssen

PD Dr. med. Bastian Scheiderer
Klinikum rechts der Isar
Technische Universität München
Sektion Sportorthopädie
Ismaninger Str. 22
81675 München

Dr. med. Thomas Schelle
Städtisches Klinikum Dessau
Neurologische Klinik
Abt. für Klin. Neurophysiologie und Ultraschalldiagnostik
Auenweg 38
06847 Dessau-Roßlau

Dr. med. Gregor Schönecker
Gemeinschaftspraxis für Orthopädie und Orthopädische Chirurgie
Seligenthaler Str. 8
84034 Landshut

Prof. Dr. med. Sebastian Siebenlist
Klinikum rechts der Isar
Technische Universität München
Sektion Sportorthopädie
Ismaninger Str. 22
81675 München

PD Dr. med. Christian Tesch
MD, PhD
FA für Orthopädie
Große Bleichen 32
20354 Hamburg

PD Dr. med. Ferdinand Wagner
Muskuloskelettales Universitätszentrum MUM
Campus Großhadern
Marchioninistr. 15
81377 München

Prof. Dr. med. Markus Walther
Schön Klinik München Harlaching
Harlachinger Str. 51
81547 München

Dr. med. Frances Weidermann-Vennik
FMH Orthopädische Chirurgie und
Traumatologie des Bewegungsapparates
Interdisziplinärer Schwerpunkt
Sportmedizin (SEMS)
ALTIUS Swiss Sportmed Center AG
Laufsportklinik
Rümelinbachweg 20a
4054 Basel, Schweiz

PD Dr. med. Daniel Windschall
St. Josef-Stift Sendenhorst
Klinik für Kinder- und Jugendrheumatol.
Rheumatologisches Kompetenzzentrum
Nordwestdeutschland
Westtor 7
48324 Sendenhorst

Abkürzungen

A./Aa.	Arteria/Arteriae
AC-	Akromioklavikular-
ACG	Acromioklavikulargelenk
AFC	Arteria femoralis communis
AFS	Arteria femoralis superficialis
APL	M. adductor pollicis longus
ARO	Außenrotation
BG-GOÄ	Gebührenordnung für Ärzte der Berufsgenossenschaften
CA	Karzinom
CC-	calcaneo-cuboid-
CCD-Winkel	Centrum-Collum-Diaphysen-Winkel
CSA	cross sectional area
CT	Computertomografie, -tomogramm
CTS	Karpaltunnelsyndrom
DD	Differenzialdiagnose
DEGUM	Deutsche Gesellschaft für Ultraschall in der Medizin
DIP	Finger-/Zehenendgelenk, distales Interphalangealgelenk
DS	Druckschmerz
EA	Entzündungsaktivität
EBM	Einheitlicher Bewertungsmaßstab
ECU	M. extensor carpi ulnaris
EM	Epicondylus medialis
ESIN	Elastische stabile intramedulläre Nagelosteosynthese
FCU	M. flexor carpi ulnaris
FDP	M. flexor digitorum profundus
FDS	M. flexor digitorum superficialis
FHL	M. flexor hallucis longus
GCS	Glucocorticosteroide
GHG	Glenohumeralgelenk
GOÄ	Gebührenordnung für Ärzte
HAGL	humeral avulsion of glenohumeral ligament
HEZ	hypoechogene Zone
HKB	hinteres Kreuzband
Hz	Hertz
IRO	Innenrotation
ISP	M. infraspinatus
KBV	Kassenärztliche Bundesvereinigung
KM	Kontrastmittel
KTS	Karpaltunnelsyndrom
KUTS	Kubitaltunnelsyndrom
LBS	Lange Bizepssehne
LFC	Lig. fibulocalcaneare
LFTA	Lig. fibulotalare anterius
LTFA	Lig. tibiofibulare anterius
Lig./Ligg.	Ligamentum/Ligamenta
LS	Longitudinalschnitt
M./Mm.	Musculus/Musculi
MC	Os metacarpale
MCP-	Metakarpophalangeal-
MHz	Mega-Hertz
MPF	Mediales patellofemorales Ligament
MRT	Magnetresonanztomografie, -tomogramm
MT	Os metatarsale
MTP-	Metatarsophalangeal-
N.	Nervus
OL	Olecranon
OPS	Operationen- und Prozedurenschlüssel
OSG	oberes Sprunggelenk
PAO	periartikuläre Verkalkung
PD	Power-Doppler
Pdw	protonengewichtete Sequenz
PET	Positronen-Emissions-Tomografie
PIP	Finger-/Zehenmittelgelenk, proximales Interphalangealgelenk
Proc.	Processus
PW	pulsed waved
RA	Rheumatoide Arthritis
RM	Rotatorenmanschette
ROI	Region of Interest
SCG	Sternoklavikulargelenk
SF	Sehnenfach
SK	Schallkopf
SL-Band	skapholunäres Band
SLAP	Superior labrum anterior-posterior
SSC	Subscapularis
SSF	Strecksehnenfach
SSP	Supraspinatus
SUV	Standard uptake value
TEP	Totalendoprothese
TFCC	triangulärer fibrokartilaginärer Komplex
THI	Tissue harmonic imaging
TMT	Tarsometatarsal
TMT	Tarsometatarsalgelenk
TS	Tenosynovitis
TS	Transversalschnitt
TV	Tendovaginopathie
US	Ultraschalldiagnostik
V.	Vena
VFC	Vena femoralis communis
VFS	Vena femoralis superficialis
VKB	vorderes Kreuzband

Abbildungsnachweis

Kapitel 1	1.1	Prof. Dr. med. Christian Fischer, Pforzheim
	1.2a	Martha Kosthorst, Borken/Dr. med. Hartmut Gaulrapp, München
	1.2b-f	PD Dr. med. Thilo Hotfiel, Osnabrück
	1.3	PD Dr. med. Christian Tesch, Hamburg, mit freundlicher Genehmigung der Seminar-Label-Media
Kapitel 2	Alle Bilder	Dr. med. Hartmut Gaulrapp, München
Kapitel 3	3.1	Prof. Dr. med. Anja Hirschmüller, Freiburg Dr. med. Frances Weidermann-Vennik, Basel
	3.2.a-f	Prof. Dr. med. Wolfgang Hartung, Bad Abbach
	3.3a-b	Gerda Raichle für Sobotta. Atlas der Anatomie des Menschen, div. Aufl. Elsevier/Urban & Fischer
	3.6	PD Dr. med. Daniel Windschall, Sendenhorst
	Alle weiteren Bilder	Dr. med. Hartmut Gaulrapp, München
Kapitel 4	4.1a-b	Martha Kosthorst, Borken
	4.1c	Daniela Gaulrapp, München
	4.1q, 4.3	Dr. med. Andreas Betthäuser, Hamburg
	4.2a-d	Prof. Dr. med. Sebastian Siebenlist, München
	4.7a-b	Dr. med. Thomas Schelle, Dessau-Roßlau
	4.8	Dr. med. Holger Reimers, Füssen
	Alle weiteren Bilder	Dr. med. Hartmut Gaulrapp, München
Kapitel 5	5.1a-b, 5.1d-i	PD Dr. med. Ole Ackermann, Duisburg
	5.1c	Martha Kosthorst, Borken/PD Dr. med. Ole Ackermann, Duisburg
Kapitel 6	6.2	Dr. med. Thomas Schelle, Dessau-Roßlau
	6.1c-f, 6.3a-d	Prof. Dr. med. Sebastian Siebenlist, München
	Alle weiteren Bilder	Dr. med. Hartmut Gaulrapp, München
Kapitel 7	7.1c	Martha Kosthorst, Borken/PD Dr. med. Ole Ackermann, Duisburg
	Alle weiteren Bilder	PD Dr. med. Ole Ackermann, Duisburg
Kapitel 8	8.1-8.2	Dr. med. Wolfram Demmer, München
	8.3a-c	Dr. med. Thomas Schelle, Dessau-Roßlau
	Alle weiteren Bilder	Dr. med. Christina Binder, München
Kapitel 9	9.1d	ABAVO GmbH, Buchloe/ Dr. med. Hartmut Gaulrapp, München
	9.2f, 9.3b-f	Dr. med. Norbert M. Hien, München
	9.4	Dr. med. Jens Krüger, Berlin
	9.5d-e	PD Dr. med. Ferdinand Wagner, München
	Alle weiteren Bilder	Dr. med. Hartmut Gaulrapp, München
Kapitel 10	10.1	Dr. med. Thilo Hotfiel, Osnabrück
	10.2a-b	Dr. med. Thomas Schelle, Dessau-Roßlau
Kapitel 11	11.1-11.2,	Dr. med. Norbert M. Hien, München
	11.3a-f	PD Dr. med. Thomas Niethammer
	Alle weiteren Bilder	Dr. med. Hartmut Gaulrapp, München
Kapitel 12	12.1	Dr. med. Thilo Hotfiel, Osnabrück
	12.2e-f, 12.3m-n	Dr. med. Christina Binder, München
	12.3q-r	Prof. Dr. med. Karin Pfister, Regensburg
	Alle weiteren Bilder	Dr. med. Hartmut Gaulrapp, München

Kapitel 13	13.5a-d, 13.7i-l	Prof. Dr. med. Markus Walther, München
	13.6	Prof. Dr. med. Anja Hirschmüller, Freiburg Dr. med. Frances Weidermann-Vennik, Basel
	13.7f	Dr. med. Sebastian Lins, München
	13.12	PD Dr. med. Christian Tesch, Hamburg, mit freundlicher Genehmigung der Seminar-Label-Media
	Alle weiteren Bilder	Dr. med. Hartmut Gaulrapp, München
Kapitel 14	14.1	Dr. med. Thomas Schelle, Dessau-Roßlau
	14.2a-d	Prof. Dr. med. Markus Walther, München
	Alle weiteren Bilder	Dr. med. Hartmut Gaulrapp, München
Kapitel 15	15.1a	S3-Leitlinie Polytrauma/Schwerverletzten-Behandlung (AWMF, 2022) Deutsche Gesellschaft für Unfallchirurgie (DGU)
	15.1b	Sobotta-Archiv: Sobotta. Atlas der Anatomie des Menschen, div. Aufl. Elsevier/Urban & Fischer
	15.1c	Dr. med. Christina Binder, München
	Alle weiteren Bilder	Dr. med. Hartmut Gaulrapp, München

Inhaltsverzeichnis

Fehler gefunden?

An unsere Inhalte haben wir sehr hohe Ansprüche. Trotz aller Sorgfalt kann es jedoch passieren, dass sich ein Fehler einschleicht oder fachlich-inhaltliche Aktualisierungen notwendig geworden sind. Sobald ein relevanter Fehler entdeckt wird, stellen wir eine Korrektur zur Verfügung. Mit diesem QR-Code gelingt der schnelle Zugriff.

https://else-4.de/98-3-437-21067-9

Wir sind dankbar für jeden Hinweis, der uns hilft, dieses Werk zu verbessern. Bitte richten Sie Ihre Anregungen, Lob und Kritik an folgende E-Mail-Adresse: kundendienst@elsevier.com

KAPITEL

1 Grundlagen

1.1 Kontrastverstärkter Ultraschall (CEUS) für muskuloskelettale Indikation

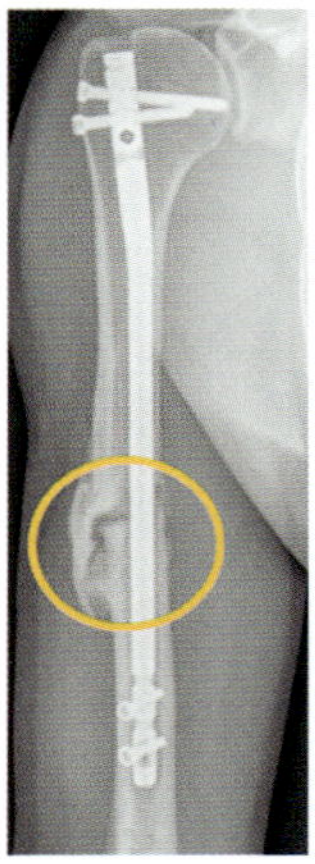

Abb. 1.1a

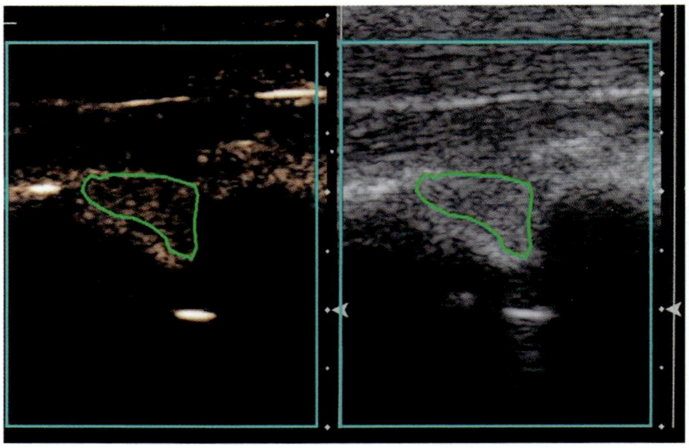

Abb. 1.1b

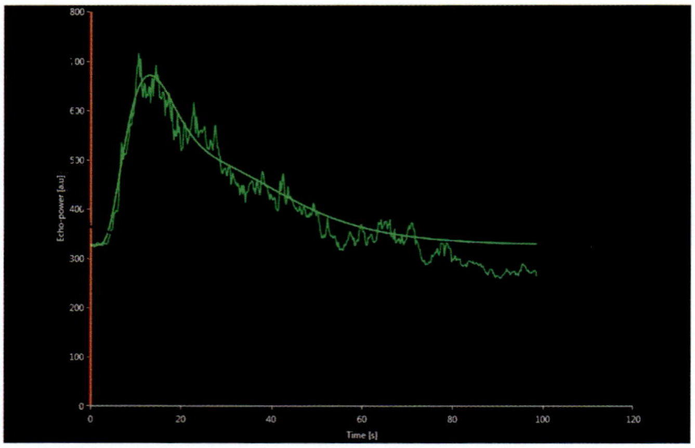

Abb. 1.1c

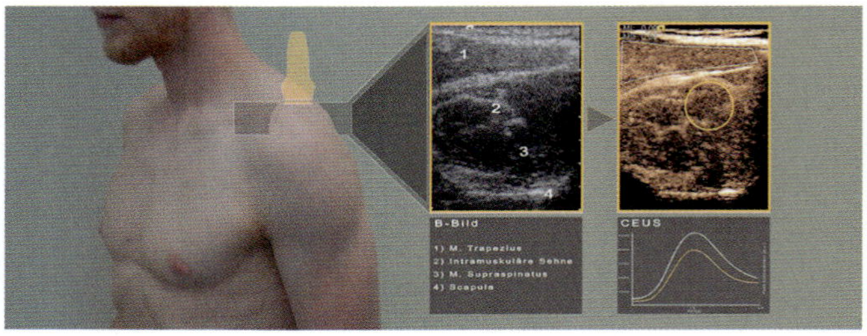

Abb. 1.1d

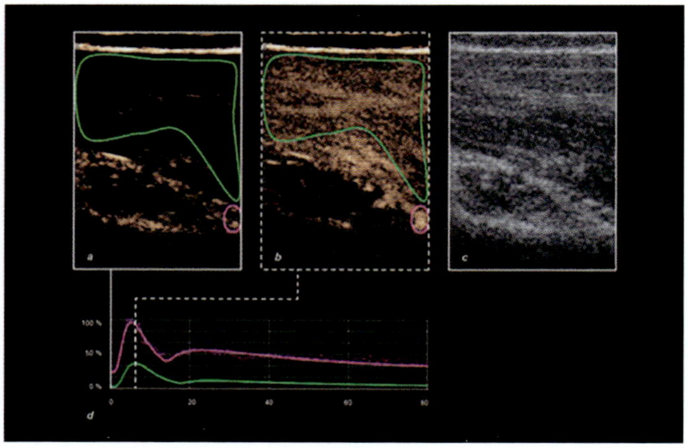

Abb. 1.1e

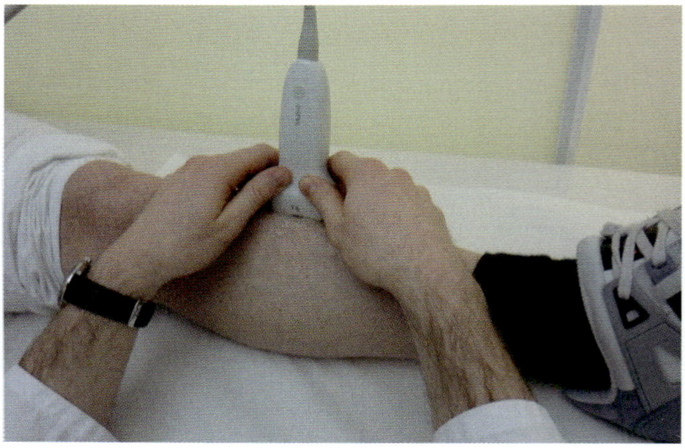

Abb. 1.1f

Fragestellung an die Bildgebung

- Perfusion des Fraktur- oder Pseudarthrosenspalts
- Hyperperfusion einer Pseudarthrose diagnostiziert Infekt
- Muskelperfusion als zusätzliches diagnostisches Kriterium

Abb. 1.1a Röntgenbild mit Pseudarthrose nach antegrader Nagelstabilisierung einer Humerusschaftfraktur rechts. Ein Infekt als Ursache kann mittels nativradiologischer Diagnostik nicht ausgeschlossen werden.

Abb. 1.1b Kontrastverstärkter Ultraschall (CEUS) der Pseudarthrose am Humerus im Dualbild-Modus (links CEUS-spezifischer Cadence™ Modus, rechts B-Bild). Der einliegende Marknagel ist in der Tiefe erkennbar. In Grün eingezeichnet ist die Pseudarthrose als region of interest (ROI). Nach Injektion von 2,4 ml SonoVue© (Bracco) zeigt sich eine Hyperperfusion der Pseudarthrose, die auf eine zugrundeliegende Infektion hinweist.

Abb. 1.1c Software-gestützte Quantifizierung der Gewebeperfusion über Zeit-Intensitäts-Kurven (VueBox©, Bracco). Infizierte Pseudarthrosen weisen im Gegensatz zu aseptischen Pseudarthrosen einen steilen Anstieg mit hohem Kurvenmaximum auf.

Abb. 1.1d Bestimmung der M. supraspinatus-Vitalität im CEUS. Schallkopfpositionierung quer zum Muskel über der Fossa supraspinata auf Höhe der Incisura supraspinata. Nach standardisierter muskulärer Beübung (zweiminütige aktive Elevation in Pronation) und Injektion von 4,8 ml SonoVue© (Bracco) zeigt sich eine kräftige und homogene Perfusion sowohl des Trapezius (graue ROI) als auch des Supraspinatusmuskels (gelbe ROI). Die Zeit-Intensitäts-Kurven (VueBox©, Bracco) der Perfusion beider Muskeln können miteinander verglichen werden.

Abb. 1.1e Beispielhafte Anwendung des CEUS zur Vitalitätsbeurteilung des M. deltoideus nach Implantation einer Schulterprothese. Der M. deltoideus (grüne ROI) zeigt nach standardisierter muskulärer Beübung (zweiminütige Abduktion mit neutraler Unterarmdrehung) und Injektion von 2,4 ml SonoVue© (Bracco) eine kräftige und homogene Perfusion (b), die zu der Perfusion der mitabgebildeten A. circumflexa humeri posterior (violette ROI) referenziert werden kann (d: entsprechende Zeit-Intensitäts-Kurven). Das entsprechende B-Bild ist in c abgebildet.

Abb. 1.1f Beispielhafte Schallkopfpositionierung zur Visualisierung der Kallusperfusion nach Tibiaschaftfraktur. Entscheidend ist eine sichere und bequeme Haltung, damit während der Videoaufzeichnung (hier 90 s) nach Injektion von 2,4 ml SonoVue© (Bracco) die optimale Ebene nicht verlassen wird und die Quantifizierung mittels (VueBox©, Bracco) störungsfrei möglich ist.

Fazit

- CEUS zur Kontrolle der Frakturheilung und Infektdiagnostik bei Pseudarthrosen geeignet
- Perfusion = Surrogatmarker der Muskelvitalität sowie des lokalen Knochenstoffwechsels
- Perfusion der Deltoideus und Supraspinatusmuskulatur korreliert zu Schulterfunktion und kann als perioperatives Diagnostikum verwendet werden
- Quantifizierung führt zu statistischer Vergleichbarkeit und Etablierung von Richtwerten

1.2 Elastografie, Shear-wave-Sonografie: Grundlagen, Möglichkeiten, Grenzen

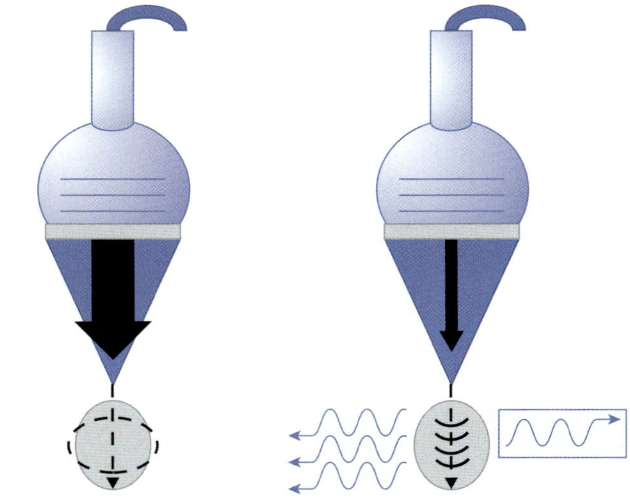

Abb. 1.2a

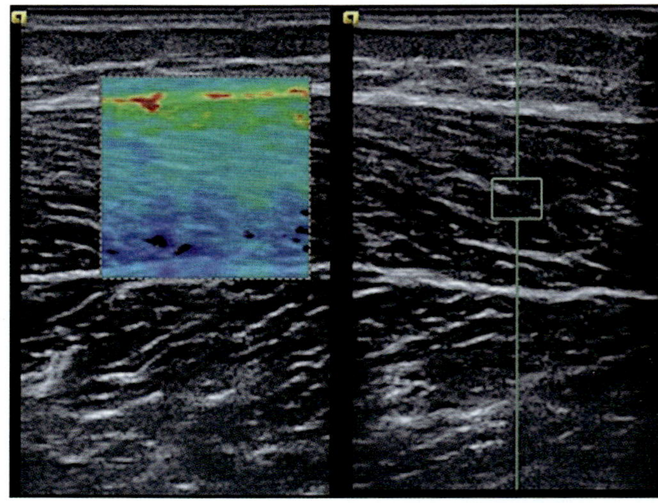

Abb. 1.2b

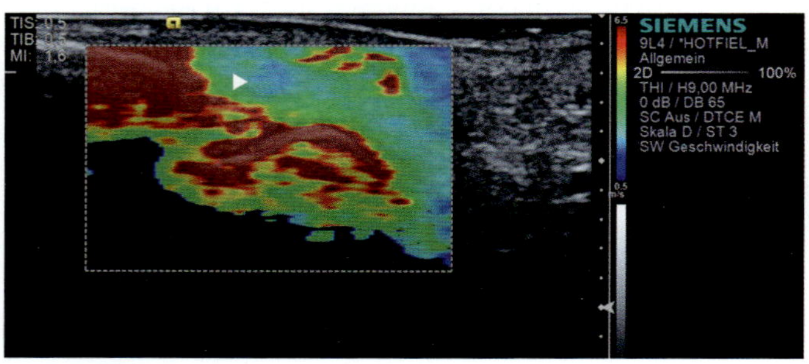

Abb. 1.2c

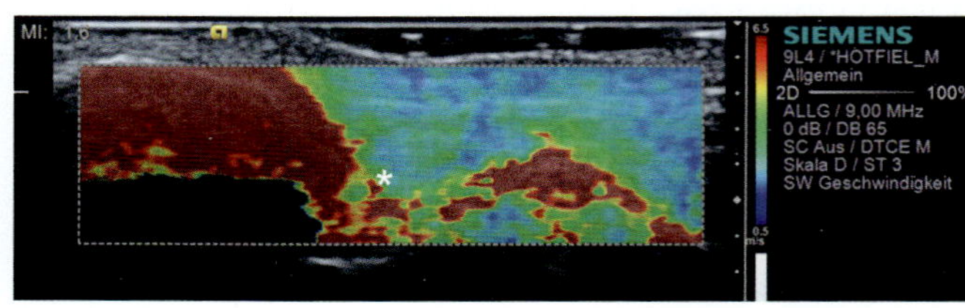

Abb. 1.2d

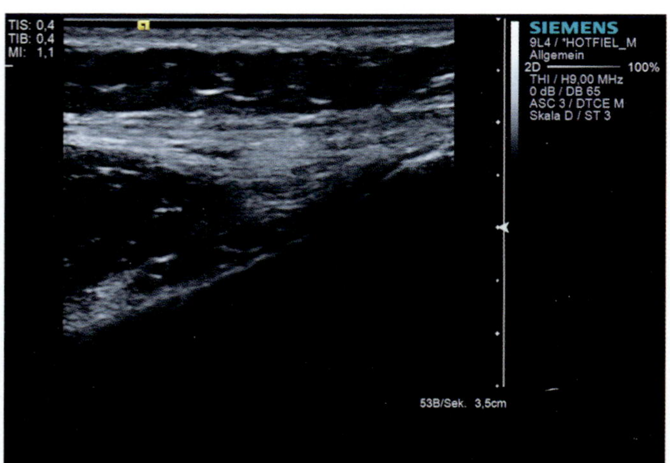

Abb. 1.2e

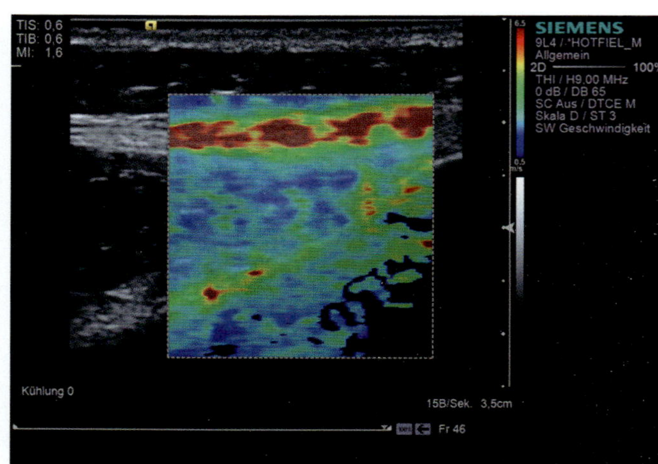

Abb. 1.2f

Fragestellung an die Bildgebung

- Beurteilung der funktionellen Gewebekomposition: Elastografie ermöglicht die quantitative oder qualitative Erfassung der „Gewebehärte"/Steifigkeit mit indirekten Informationen über die Viskoelastizität und dessen Veränderungen. Beispiele: Fibrose, beginnende Ossifikation, Flüssigkeit/Gewebsödem, Nekrose, Degeneration.
- Die Elastografie ist klinisch stets in Ergänzung zur konventionellen B-Bild-Sonografie und stets auf der Grundlage einer klinischen Untersuchung anzuwenden!

Abb. 1.2a Die Elastografie ermöglicht die nichtinvasive Darstellung der viskoelastischen Gewebeeigenschaften. Zunächst werden mechanische Gewebeverschiebungen induziert (links). Das anschließende „Antwortverhalten" des repräsentativen Gewebes kann durch messbare Scherwellen charakterisiert werden (rechts). Die messbaren Scherwellengeschwindigkeiten korrelieren hierbei mit der Steifigkeit/Härte eines Gewebes. Es gilt: Je steifer/"härter" das Gewebe, desto höher ist die Geschwindigkeit.

Abb. 1.2b Links: qualitative Darstellung der Gewebesteifigkeit anhand einer Farbskala: lateraler TS, ca. Oberschenkelmitte. Der Tractus iliotibialis grenzt sich als derber Bindegewebsstreifen vom darunterliegenden Muskelgewebe ab. Rechts: Das Acoustic-Radiation-Force-Impulse (ARFI)-Verfahren ermöglicht die indirekte, quantitative Beurteilung der Gewebehärte in einem definierten Feld. Die Scherwellengeschwindigkeit, hier im M. vastus lateralis, beträgt 0,97 m/s: Normalwert unter Ruhebedingungen.

Abb. 1.2c OSG: antero-lateraler LS des LFTA unter physiologischen, stabilen Verhältnissen.
Die roten, „harten" Signale entsprechen dem Kortikalisreflex von Fibula und Talus. Im natürlichen Verlauf des LFTA ist ein rot-gelbes „Bindegewebssignal" abzugrenzen (Dreieck).

Abb. 1.2d Antero-lateraler LS des LFTA: akute laterale Instabilität mit LFTA-Rezidivruptur. Das LFTA kann elastografisch nicht mehr abgegrenzt werden. Ursächlich kommt hier eine Bandinsuffizienz, ödematöse Auftreibung, oder geminderte Gewebequalität in Betracht, sodass die die ansonsten fibröse Struktur nicht mehr abgrenzbar ist (Stern). Merke: Rückschlüsse über das Ausmaß einer mechanischen Instabilität sind nicht zulässig!

Abb. 1.2e 30-jährige Läuferin mit chronischem, distalem Tractus-iliotibialis-Syndrom. Suprakondylärer lateraler LS des Kniegelenks. Konventionelle B-Bild-Sonografie. Der Tractus iliotibialis ist als echoreiche „Bindegewebsfläche" über dem M. vastus lateralis und der Femurkondyle abgrenzbar. Der Kortikalisreflex entspricht dem lateralem Epikondylus/aufsteigende Femurkorticalis.

Abb. 1.2f Korrespondierende Scherwellen-Elastografie in der Schnittebene zu Abb. 1.2e. Das farbkodierte Bild illustriert „hartes" Gewebe (hier Tractus iliotibials, Femurkortikalis) mit roten Farben, „weiches" Gewebe (Muskulatur) mit blauen Farbspektren. Am Übergang zum Epikondylus ist periossär „härteres" Gewebe abgrenzbar, DD fibrotischer Umbau. Eine Flüssigkeitsansammlung bzw. synoviales Bursagewebe ist nicht erkennbar.

Fazit

- Die Elastografie ermöglicht die Beurteilung viskoelastischer Gewebeeigenschaften.
- In der muskuloskelettalen Sonografie bestehen für viele artikuläre und periartikuläre Strukturen bislang keine „Normalbefunde" oder Referenzwerte. Eine gewissenhafte Einordnung des Befundes in den klinischen Kontext ist obligat. Individuelle Verlaufskontrollen sind anzustreben!

1.3 Hygiene bei sonografisch kontrollierten Interventionen

Gruppe 1	Gruppe 2
• Einfache diagnostische oder therapeutische Punktion/Injektion von Gelenken und Weichteilen • Ohne Ablegen von Material oder Spritzenwechsel • Hautdesinfektion, Handschuhe, Schutzüberzug Schallkopf, Kontaktmedium, alkoholisches Desinfektionsmittel, Punktionsstelle 1 cm vom Schallkopf entfernt	• Komplexe diagnostische oder therapeutische Punktion/Injektion von Gelenken und Weichteilen • Mit Ablegen von Material und Spritzenwechsel • Steriles Vorgehen mit Kopfhaube und Mundschutz, Helfer, sterile Handschuhe, Lochtuch, sterile Verpackung des Schallkopfes, Kontaktmedium alkoholisches Desinfektionsmittel

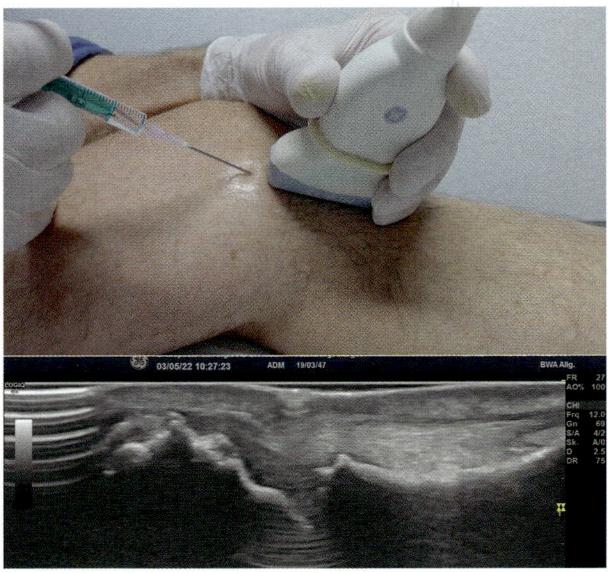

Abb. 1.3a

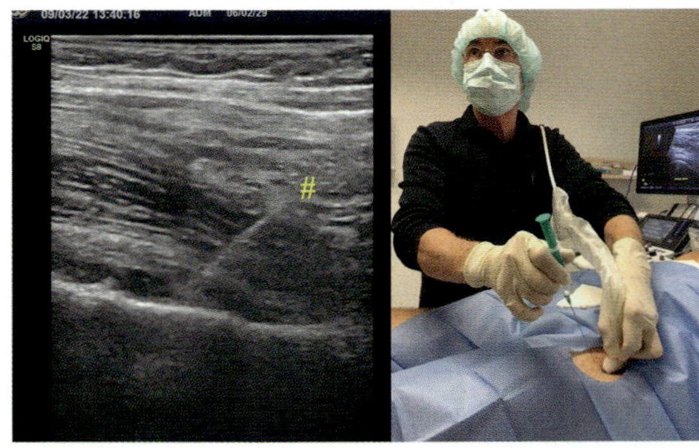

Abb. 1.3b

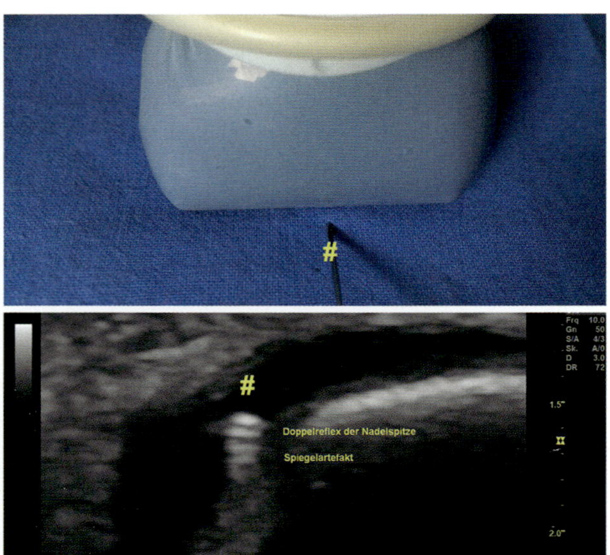

Abb. 1.3c

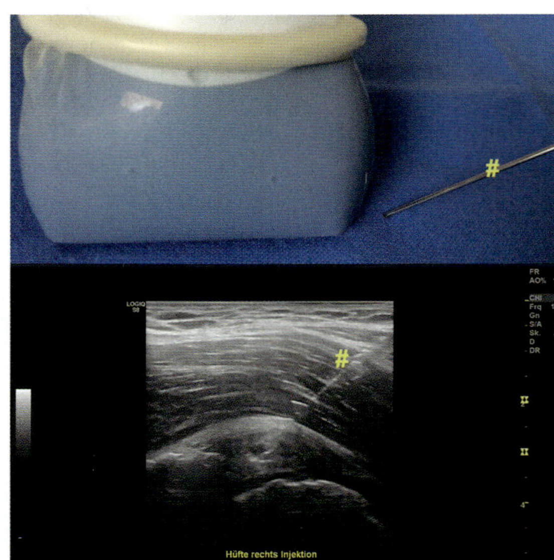

Abb. 1.3d

Fragestellung an die Bildgebung

- Welche Standards müssen beachtet werden?
- Welches Vorgehen bei einfachen Punktionen von Gelenken?
- Welches Vorgehen bei komplexen Punktionen von Gelenken?

Tab. Das Vorgehen bei intraartikulären Injektionen wurde schon 2002 in Leitlinien geregelt, die aber überarbeitet werden mussten. Das Robert Koch-Institut (RKI) hat 2011 eine Grundlage geschaffen, auf der aufbauend umfangreiche und gut anwendbare Empfehlungen interventionell tätiger Ultraschallanwender entstanden sind (Arbeitskreis interventioneller Ultraschall, AK-INVUS der DEGUM). Demnach sind für das Fachgebiet Orthopädie/Unfallchirurgie zwei Risikogruppen zu beachten, womit zwei Prozeduren verbleiben. Das Punktionsareal wird jeweils mit alkoholischem Desinfektionsmittel desinfiziert (alkoholfreie Desinfektionsmittel haben eine bis zu 6× längere Einwirkzeit!) und der Schallkopf mit einem Schutz überzogen, da die akustische Silikon-Linse des Schallkopfes durch Alkohol beschädigt werden kann. Unter In-plane- (in Schallkopf-Richtung) oder Off-plane (quer zum Schallkopf)-Ultraschallkontrolle wird mit unsterilen Handschuhen punktiert, sodass die Nadelspitze ohne Kontakt zum Schallkopf in die Haut eingestochen wird. Komplexe Punktionen und Injektionen (Gruppe 2) werden analog zum sterilen chirurgischen Vorgehen mit Assistenz durchgeführt. Das Hautareal wird mit alkoholischem Desinfektionsmittel desinfiziert, der Therapeut arbeitet mit Mund-Nasen-Schutz und sterilen Handschuhen. Ein steriles Lochtuch wird verwendet, der Schallkopf steril wie ein Arthroskop verpackt und die gesamte Prozedur unter sterilen Kautelen durchgeführt.

Abb. 1.3a Oben: In-plane-Injektion, der Schallkopf ist mit einem Gummiüberzug gesichert, der Untersucher trägt Handschuhe, die Punktionsnadel hat keinen Kontakt zum Schallkopf und das Hautareal ist desinfiziert. Unten: Zieldrahtmethode, der Schatten des Drahts projiziert sich exakt auf den Gelenkspalt, in den injiziert werden soll. (mit freundlicher Genehmigung der Seminar-Label-Media).

Abb. 1.3b Links: In-plane-Injektion. Die Nadelspitze liegt unterhalb der Gelenkkapsel im Gelenkraum der Hüfte. Rechts: sterile Hüftgelenkspunktion. Der Untersucher beachtet die Bedingungen der Gruppe 2. (mit freundlicher Genehmigung der Seminar-Label-Media).

Abb. 1.3c Oben: Out-of-plane-Injektion (Syn. Off-plane-Injektion), Schallkopf und Nadel stehen im rechten Winkel zueinander. Unten: sonografische Darstellung einer Out-of-plane-Injektion, # zeigt den Doppelreflex der Nadelspitze in der Bursa. (mit freundlicher Genehmigung der Seminar-Label-Media)

Abb. 1.3d Oben: In-plane-Injektion, Schallkopf und Nadel stehen parallel zueinander. Unten: sonografische Darstellung In-plane-Injektion in das Labrum acetabluare, die Nadelspitze liegt im Zentrum einer Zyste. (mit freundlicher Genehmigung der Seminar-Label-Media)

Fazit Ultraschalldiagnostik kann unmittelbar in eine ultraschallkontrollierte Therapie überführt werden. Diese interventionelle Sonografie ist bei Beachtung der Hygienerichtlinien sicher. Die Risikogruppen 1 und 2 sind klar definiert:

- Einfache Punktionen auch in Gelenke ohne Spritzenwechsel (Gruppe 1): Desinfektion
- Komplexe Punktionen mit Erfordernis von Spritzenwechsel (Gruppe 2): steril mit steriler Abdeckung, Mund-Nasen-Schutz und Assistenz
- Wenn keine Assistenz verfügbar, sollten komplexe Prozeduren vermieden werden und z.B. zunächst das Gelenk punktiert und dann in einem zweiten Schritt mit erneut aufgezogener Spritze injiziert werden (also aus Gruppe-2- zweimal Gruppe-1-Punktion machen).

KAPITEL

2

Hartmut Gaulrapp

Arbeitstechniken

2

2.1 Ortung von Fremdkörpern und Implantaten

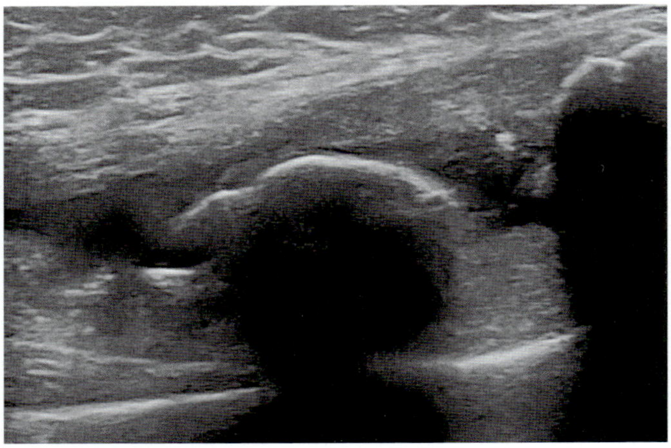

Abb. 2.1a

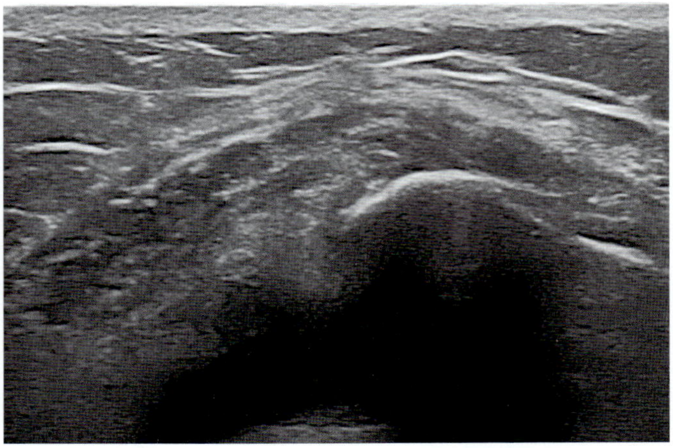

Abb. 2.1b

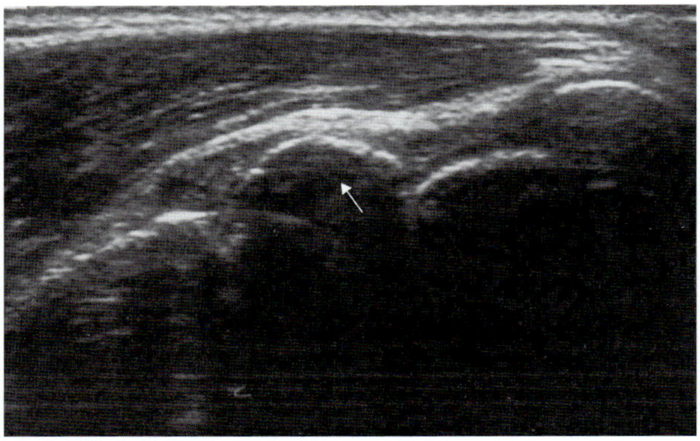

Abb. 2.1c

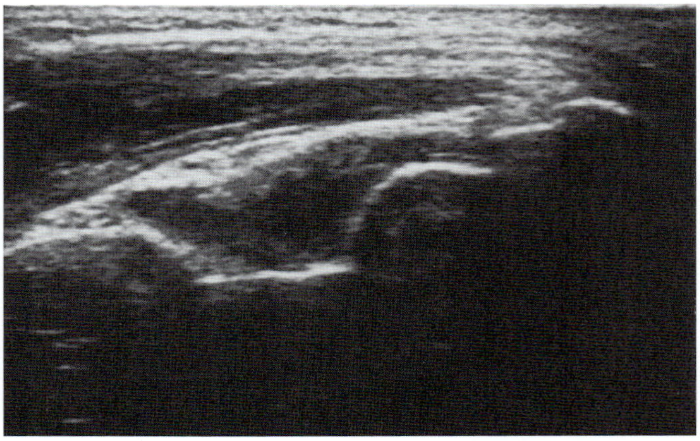

Abb. 2.1d

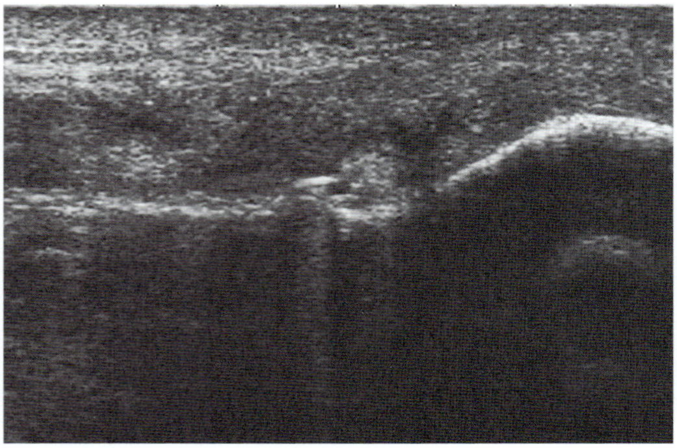

Abb. 2.1e

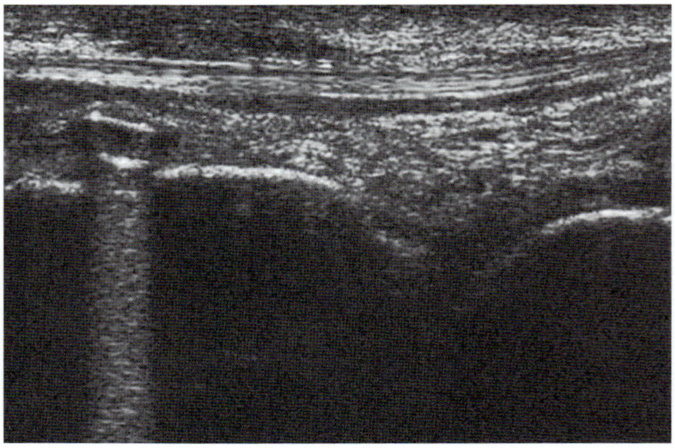

Abb. 2.1f

Fragestellung an die Bildgebung

- Art und Lokalisation (extra- oder intraartikulär, Tiefe, Nähe zu neurovaskulären Strukturen, Impingement)
- fest oder beweglich/gelockert
- operative Zugänglichkeit, gegebenenfalls intraoperative Lokalisation steril möglich

Abb. 2.1a Im suprapatellaren LS am Kniegelenk zeigt sich ein intraartikulär liegender Fremdkörper mit breitem Schallschatten. Es handelt sich um einen knöchernen Gelenkkörper, der im Rahmen einer Patellaluxation entstanden ist.

Abb. 2.1b Der TS zu Abb. 2.2a zeigt in der zweiten Ebene die quere Ausdehnung des freien Gelenkkörpers. Die Dokumentation in ZWEI-Ebenen ist zur Beschreibung der Lokalisation des Gelenkkörpers unabdingbar. Mitunter kann der Gelenkkörper unter Sicht auf den Monitor auch mobilisiert und aus dem Bild geschoben werden.

Abb. 2.1c Posteriorer LS Ellenbogen mit großem echogenen Gelenkkörper mit Schallschatten bei Chondromatose, radiologisch verifiziert (Pfeil).

Abb. 2.1d Posteriorer LS Ellenbogen nach Manipulation des frei beweglichen Gelenkkörpers, der nun nicht mehr im Schnitt sichtbar wird.

Abb. 2.1e LS anterior über Außenknöchel nach Osteosynthese: Weichteilödem um Zugschraube, die gut abgrenzbar ist und nach sonografischer Markierung von Lokalisation und Tiefe gezielt entfernt werden kann.

Abb. 2.1f LS anterior über oberem Sprunggelenk (OSG) mit Schraube nach Fixierung eines hinteren Volkmann-Dreiecks: Schraube mit deutlichem Kometenschweifartefakt, der typisch für Metall ist. Darüber Strecksehne gut abgrenzbar. In der dynamischen Untersuchung ist das Sehnengleiten überprüfbar.

Fazit

- Sonografie als multiplanare Schichtuntersuchung mit der Möglichkeit der Intervention
- Metall: Ring-Down- bzw. Kometenschweif-Artefakt
- Stein: stark echogene Oberfläche mit Schallschatten
- Glas: stark echogener Reflex mit starken Wiederholungsechos
- Holz: stark echogene Oberfläche, meist Schallschatten
- Kunststoff: Echogenität abhängig von Dichte und Dicke, selten Schallschatten
- Material gegebenenfalls an Nachbarstrukturen fixiert und beweglich, bei Granulomationsgewebe echoarme Umgebungszone

2.2 Sonografisch unterstützte Interventionen

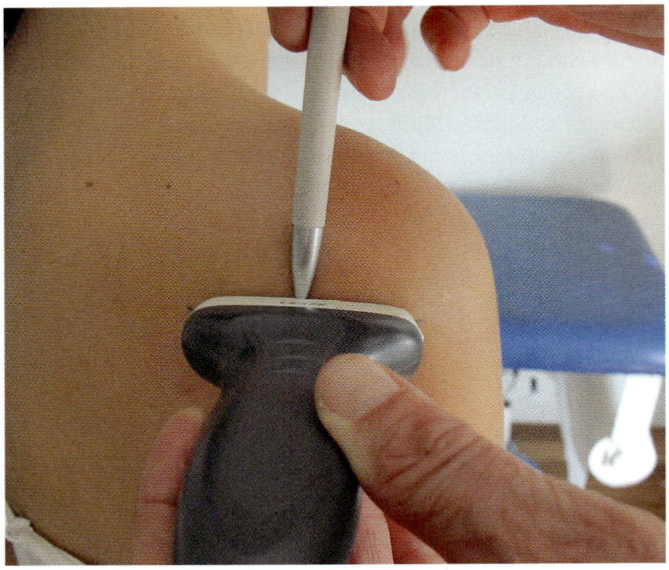

Abb. 2.2a

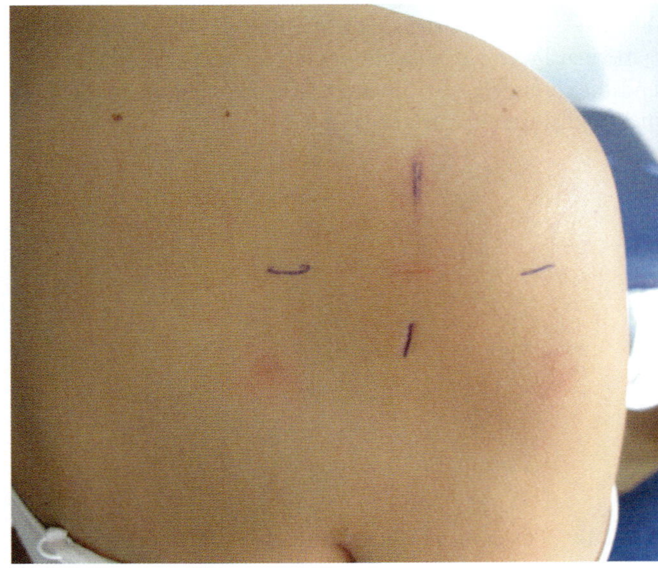

Abb. 2.2b

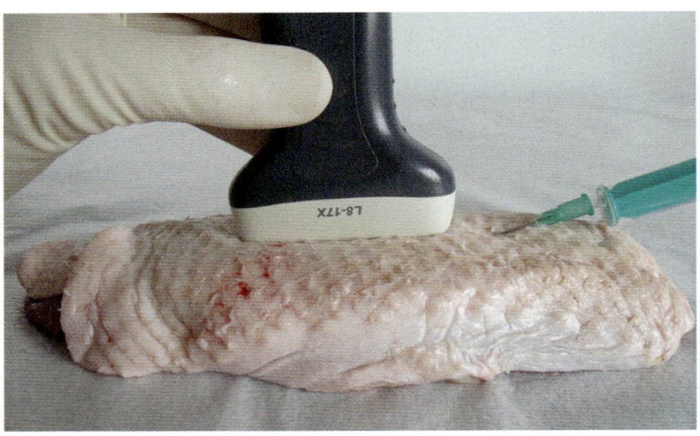

Abb. 2.2c

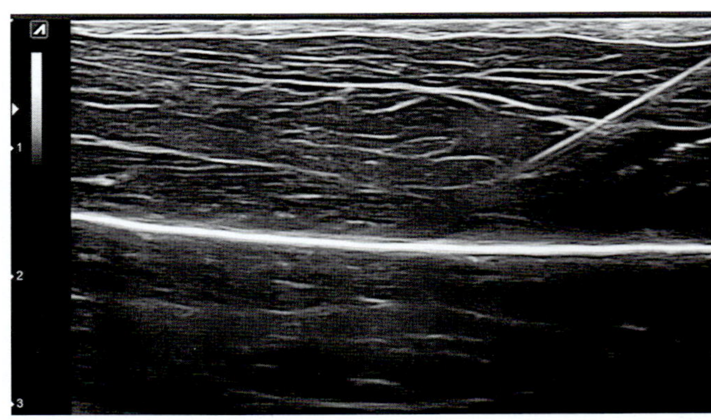

Abb. 2.2d

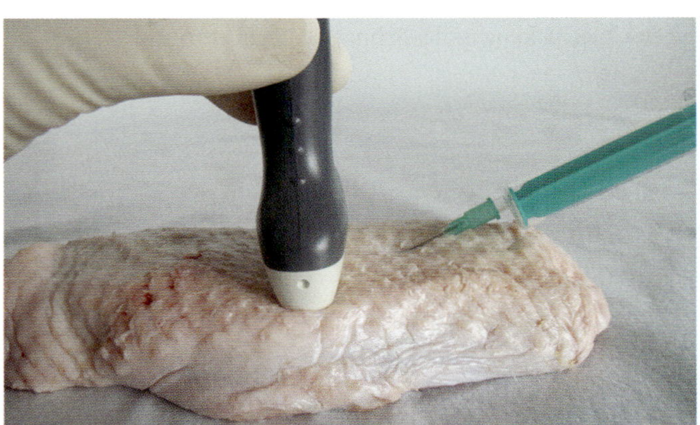

Abb. 2.2e

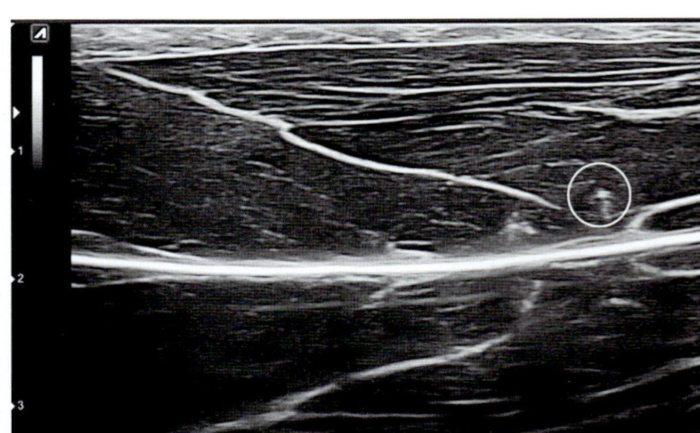

Abb. 2.2f

Fragestellung an die Bildgebung

Sicherer Zugang zur Zielstruktur und die Vermeidung der Verletzung von Gefäßen, Nerven oder anderer benachbarter Strukturen

Abb. 2.2a und Abb. 2.2b Für eine ultraschallunterstützte Injektion oder Punktion, hier am Schultergelenk, wird unter Monitorkontrolle die optimale Injektionsstelle mittels Fadenkreuz markiert. Die Intervention erfolgt nach Desinfektion unter sterilen Kautelen. Nach der Injektion bzw. Punktion kann der Erfolg wiederum sonografisch bestätigt werden.

Abb. 2.2c und Abb. 2.2d In-plane-Technik: Die Injektionsnadel wird parallel zur Richtung der langen Achse des Schallkopfes so eingebracht, dass die ganze Nadel dauerhaft unter dem Schallkopf liegt und am Monitor sichtbar wird. Ein wesentlicher Vorteil liegt in der guten Tiefenausrichtung der Nadel zum Zielgebiet. Gegebenenfalls wird eine Rotation des Schallkopfes um seine Längsachse oder auch seine Hochachse erforderlich, um die Nadelspitze darstellen zu können. Auch Biopsien in tieferen Schichten können so durchgeführt werden.

Abb. 2.2e und Abb. 2.2f Out-of-plane-Technik: Die Injektionsnadel wird senkrecht in Richtung der kurzen Achse des Schallkopfes, also quer zur langen Achse, eingebracht. Am Monitor wird sie nur als Punkt sichtbar (Kreis). Diese Technik ist für kleine oberflächennahe Strukturen geeignet, z. B. auch das AC-Gelenk. Bewegung der Nadel unter dem Schallkopf erleichtert die Erkennbarkeit. Gegebenenfalls wird ein Kippen des Schallkopfes um seine Längsachse erforderlich, um die Nadelspitze darstellen zu können. Auch kleinere operative Interventionen wie Ringband- oder Retinaculumspaltungen bei Karpaltunnelsnydrom oder Tenotomien können so durchgeführt werden.

Fazit

- Sonografieunterstützte oder sonografiegesteuerte Instillation von Medikamenten und Medizinprodukten, Entfernung von Fremdkörpern oder Gewebeproben, minimal-invasive Eingriffe wie Ringbanddurchtrennungen, Tenotomien
- Auf Einhaltung der Hygieneanforderungen ist zu achten (Kap. 1.3).

2.3 Sonografische Muskelquerschnittsmessungen

Umfang in cm	**Rechts**	**Links**
20 cm oberhalb innerer Knie-Gelenkspalt		
10 cm oberhalb innerer Knie-Gelenkspalt		
15 cm unterhalb innerer Knie-Gelenkspalt		

Abb. 2.3a

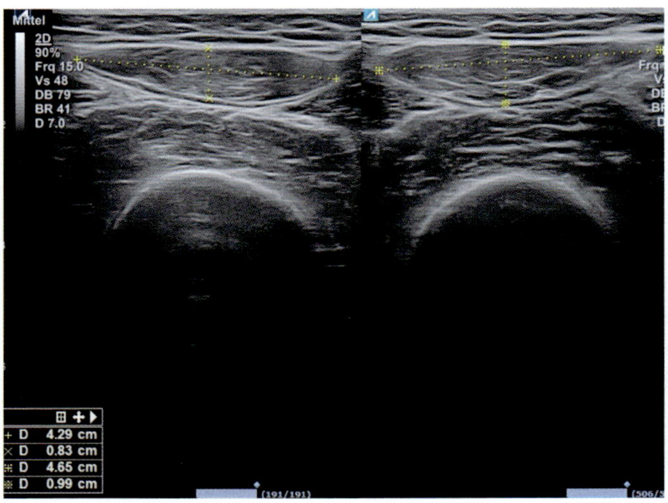

Abb. 2.3b

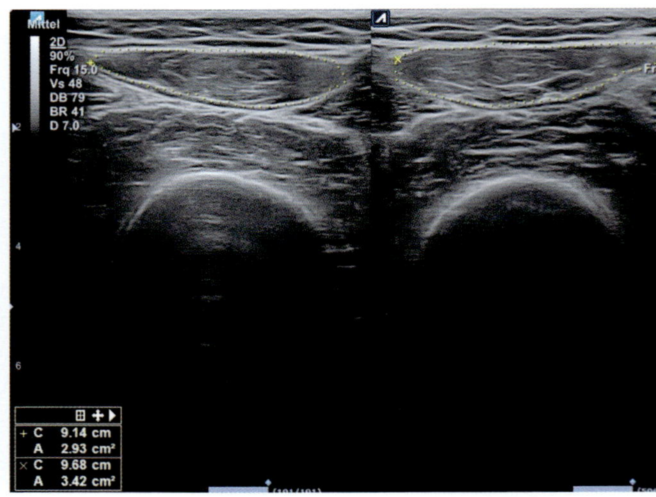

Abb. 2.3c

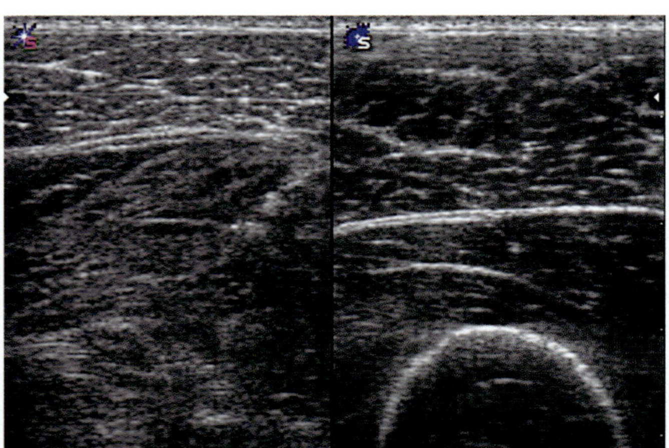

Abb. 2.3d

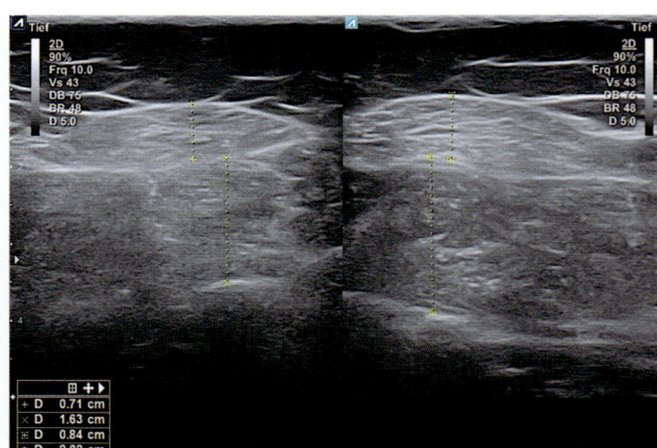

Abb. 2.3e

Fragestellung an die Bildgebung

Seitendifferenz Muskeldicken- bzw. -querschnitt und -textur

Abb. 2.3a Die Umfangsmessung der Extremitäten wird nach wie vor als Grundlage fachorthopädisch-unfallchirurgischer Gutachten gefordert. Allerdings kann diese nicht zwischen Muskel- und Subkutangewebe differenzieren. Da Kraftmessungen möglicherweise nur subjektive Interaktion ausdrücken, könnte zukünftig der seitenvergleichenden Muskeldickenmessung Bedeutung zukommen. Auch bei traumatologischen und posttraumatischen Zuständen werden Seitendifferenzen beobachtet. Darüber hinaus können Trainingseffekte über eine Analyse von Muskeldicke und ggf. Aktivitätsparametern im M-Modus aufgezeichnet und kontrolliert werden. Auch bei der sonografischen Messung ist es allerdings erforderlich, möglichst exakt im Seitvergleich in gleicher Höhe entsprechende TS anzulegen.

Abb. 2.3b Im Seitvergleich zwischen links und rechts kann hier der Muskelbauch des M. rectus femoris im TS bezüglich seiner Dicke und Breite erfasst und verglichen werden. Die rechte Abbildung zeigt das Schussbein des untersuchten Fußballspielers, das deutlich kräftigere Muskulatur zeigt.

Abb. 2.3c Im Vergleich zur Abb. 2.3b wird hier der Muskelumfang mit dem Cursor markiert und somit die Querschnittsfläche bestimmt. Auch diese ist für das Schussbein des Fußballspielers (rechte Seite) größer als links.

Abb. 2.3d Treten in der vergleichenden transversalen Ultraschalluntersuchung deutliche Unterschiede auf, die sich hier geometrisch in Muskeldicke und hinsichtlich der Muskeltextur zeigen, so ist an ein Kompartmentsyndrom (linke Abbildungsseite) zu denken.

Abb. 2.3e Bei diesem 10-jährigen Patienten war im Kleinkindalter ein Hirngefäßeingriff durchgeführt worden, in dessen Folge es zu einer Hemiparese linksseitig kam. Links im Bild ist ein posteriorer TS am betroffenen linken Unterschenkel, rechts im Vergleich die nicht betroffene rechte Körperseite, abgebildet. Sowohl für die Dicken des Muskelbauchs des medialen M. gastrocnemius, (oben im Bild) wie auch des M. soleus darunter zeigt sich die Hemipareseseite deutlich ausgedünnt als Ausdruck der neuromuskulären Störung.

Fazit

Die seitenvergleichende Vermessung der Muskelquerschnitte objektiviert pathologische strukturelle Veränderungen der Muskulatur.

KAPITEL

3 Gewebe

3

3.1 Spezielle Tendinopathien, Sehnen-Elastografie

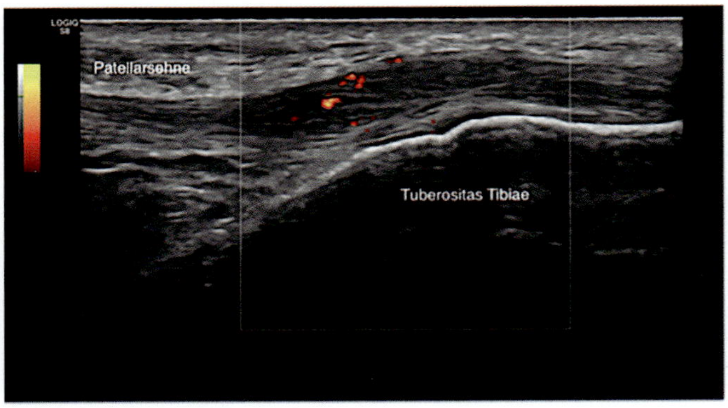

Abb. 3.1a

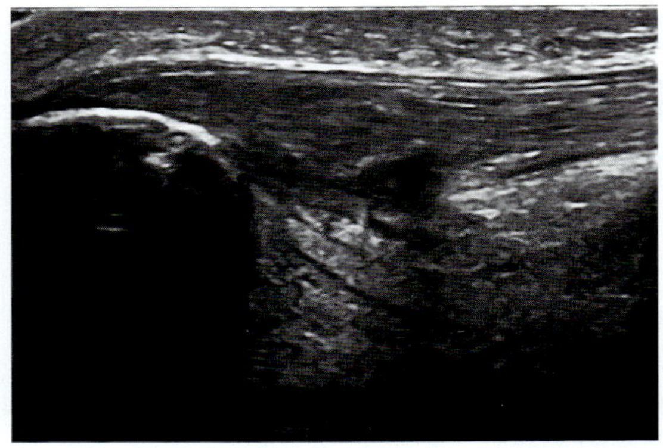

Abb. 3.1b

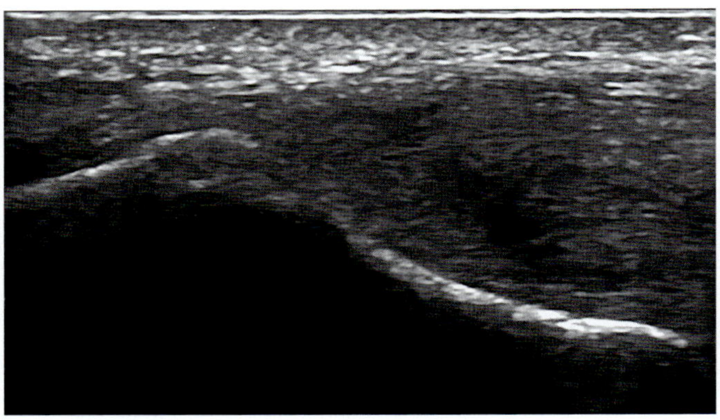

Abb. 3.1c

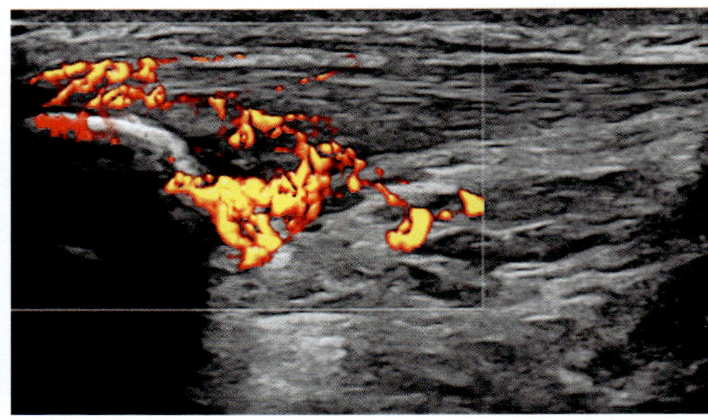

Abb. 3.1d

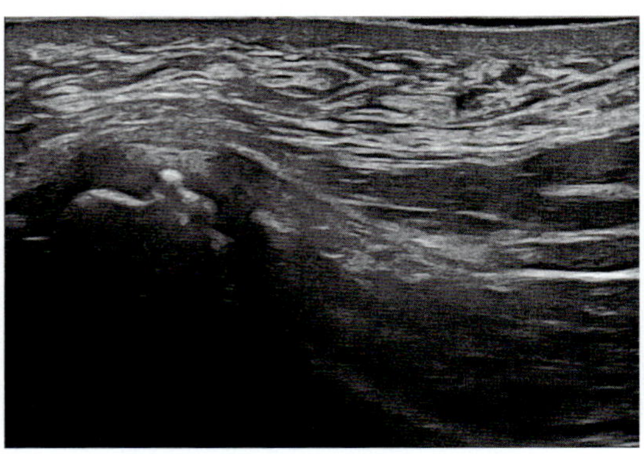

Abb. 3.1e

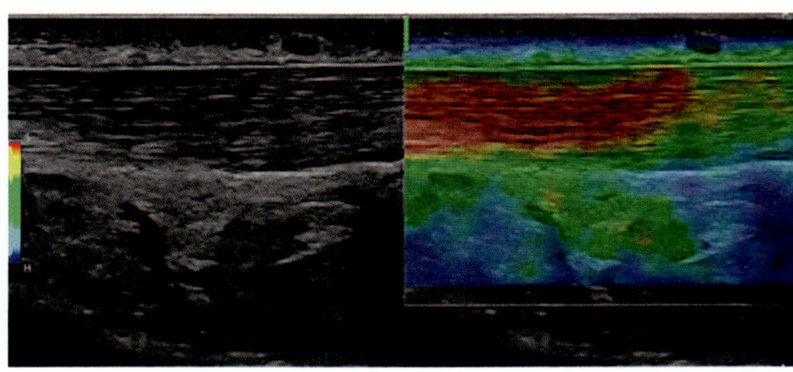

Abb. 3.1f

Fragestellung an die Bildgebung

- Hypo-/Hyperechogenität
- Echotextur (hierarchisch angeordnete Kollegenfasern? „Fischzugmuster"?)
- Verdickung
- (Partial-) Rupturen (echofreie Zonen)
- Neovaskularisationen
- Tendovaginitis (peritendinöser Saum) oder Peritendinopathie (Verdickung)
- Gewebeelastizität (Elastografie)

Abb. 3.1a Anteriorer LS der Patellasehne auf Höhe der Tuberositas tibiae mit deutlicher Hypoechogenität, Verdickung und intratendinöser Neovaskularisation an der distalen Insertion.

Abb. 3.1b Anteriorer LS der Patellasehne auf Höhe des distalen Patellapols mit Verdickung, hypoechogener, unregelmäßiger Sehnentextur und Partialruptur.

Abb. 3.1c LS des Caput commune der Extensoren am Epicondylus humeri radialis mit hypoechogener Echotextur und intratendinöser Partialruptur.

Abb. 3.1d Anteriorer LS der Patellasehne bei Tendinopathie mit massiver Neovaskularisation.

Abb. 3.1e Insertionstendinopathie der conjoined tendon am Tuber ischiadicum mit intratendinöser Kalzifikation.

Abb. 3.1f Elastografie einer Achillessehne, die im B-Bild nicht wesentlich verändert erscheint, in der Elastografie aber zentral deutlich weicher ist.

Fazit

- Die Power-Dopplersonografie ermöglicht eine rasche Beurteilung der Sehne sowohl hinsichtlich der Gewebestruktur im B-Bild als auch hinsichtlich Neovaskularisationen im Doppler und sollte aus Sicht der Autoren bei Tendinopathien stets zum Einsatz kommen.
- Die Elastografie kann insbesondere bei beginnenden Tendinopathien oder in der Verlaufskontrolle wertvolle Zusatzinformationen bezüglich der Gewebequalität liefern.
- Bei unklaren Befunden empfiehlt sich stets ein Seitenvergleich.

3.2 Großgefäßvaskulitis

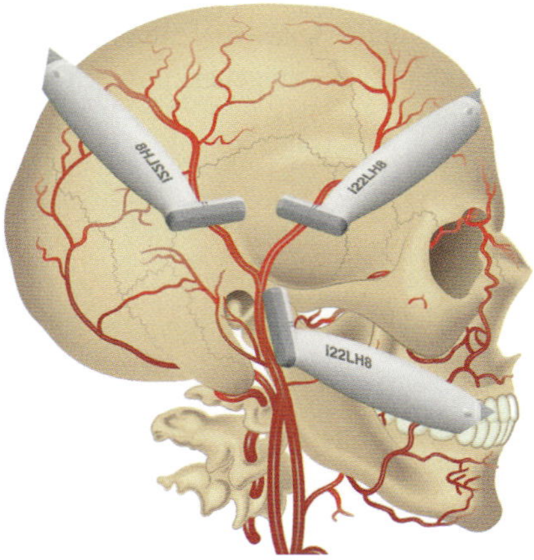

Abb. 3.2a

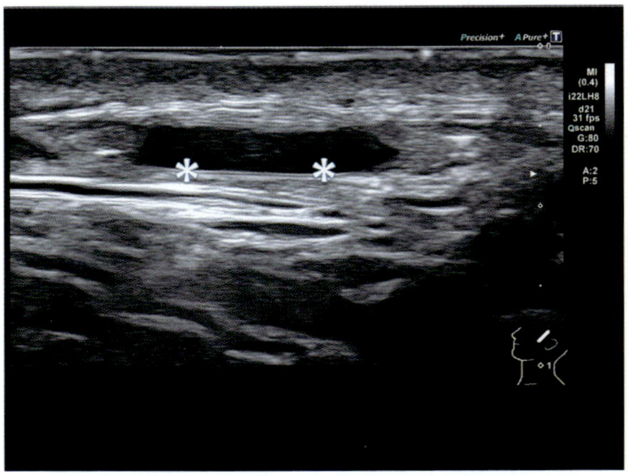

Abb. 3.2b

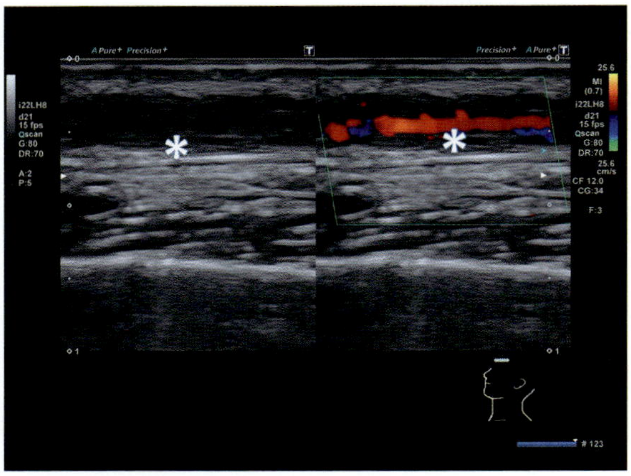

Abb. 3.2c

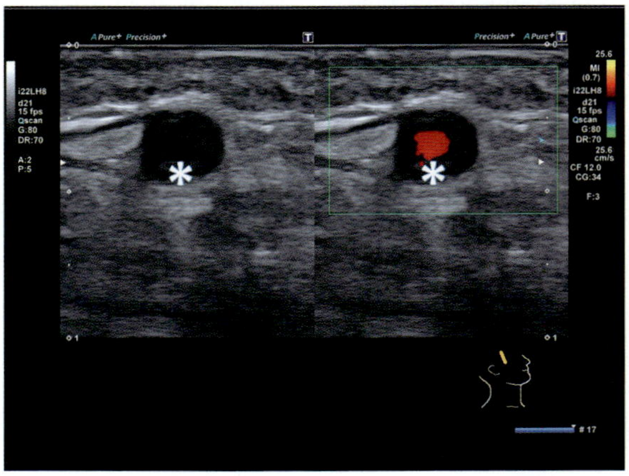

Abb. 3.2d

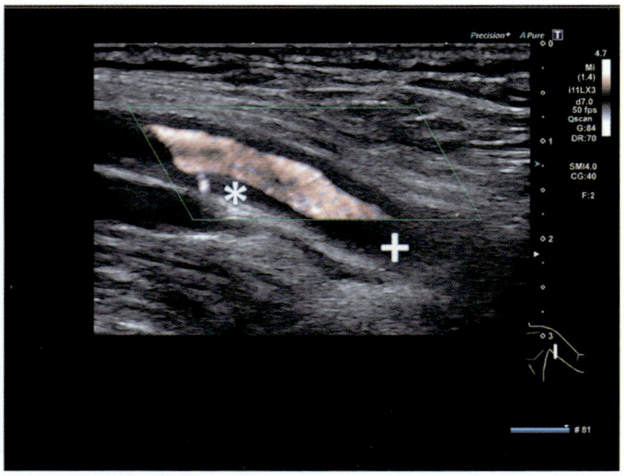

Abb. 3.2e

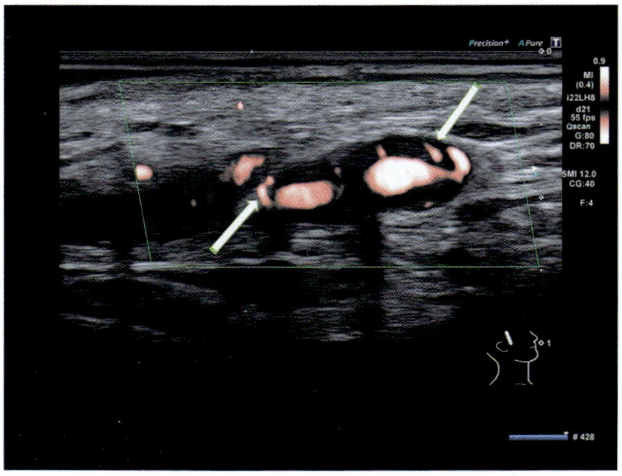

Abb. 3.2f

Fragestellung an die Bildgebung

Zur Diagnosesicherung einer Großgefäßvaskulitis wird als erstes bildgebendes Verfahren die Sonografie der Temporal- und Axillararterien von der EULAR (European Alliance of Associations for Rheumatology) empfohlen. Diese soll bei Verdacht unverzüglich durchgeführt werden und ist bei positivem Ergebnis ausreichend zur Stellung der Diagnose. In diesen Fällen kann auf eine Temporalarterienbiopsie oder ein PET-CT verzichtet werden. Voraussetzungen sind eine geeignete Geräteausstattung (mind. 15-MHz-Linearaschallkopf) und eine entsprechende Expertise des Untersuchenden.

Abb. 3.2a Schallkopfpositionen, Untersuchungsablauf Temporalarterien: Der Schallkopf wird im LS und TS über den Ramus communis, Ramus parietalis und Ramus frontalis geführt. Neben der Beurteilung der Dicke und der Echogenität der Intima/Media wird eine Kompressionssonografie durchgeführt.

Abb. 3.2b Sonografischer Befund eines normalen Ramus communis der A. temporalis. Der Intima-Media-Komplex stellt sich als sehr zarter dreischichtiger Reflex dar (*). Im Bereich des Ramus communis beträgt die maximale Wanddicke 0,4 mm, im Bereich des Ramus frontalis und parietalis 0,35 mm.

Abb. 3.2c Typischer Befund einer Arteriitis temporalis mit entzündlicher echoarmer Wandschwellung des Ramus frontalis (*). Das geteilte Monitorbild zeigt simultan den Befund links ohne, rechts mit Farbdoppler-Modus.

Abb. 3.2d Das typische Halo-Zeichen im TS (*) kommt durch die echoarme Wandschwellung der Intima/Media zustande. Im akuten Stadium ist die Dreischichtung des Intima-Media-Komplexes nicht mehr vorhanden.

Abb. 3.2e Großgefäßvaskulitis der Axillararterien: Diese kann mit und ohne Beteiligung der kranialen Arterien vorkommen. Wenn die kraniale Symptomatik fehlt, wird die Erkrankung oft sehr spät erkannt. Typisch ist die echoarme Wandschwellung (*) der Arterie (> 1 mm). Diese kann aufgrund des ungünstigen Schallwinkels ohne Zuhilfenahme des Farbdoppler-Modus (+) übersehen werden.

Abb. 3.2f Arteriitis temporalis. Mit hochfrequenten Schallköpfen (22 MHz Hockey Stick) unter Anwendung hochsensitiver Doppler-Verfahren, z. B. Superb Microvascular Imaging (SMI), lassen sich sogar die Vasa vasorum (→) der entzündlich veränderten Gefäßwand darstellen.

Fazit

Die Sonografie ist heute unverzichtbarer Bestandteil des Diagnosealgorithmus der Großgefäßvaskulitiden. In der Hand des erfahrenen Untersuchers kann es die invasive Temporalisbiopsie oder das PET-CT in den allermeisten Fällen ersetzen.

3.3 Kindliche Gelenke: Übersicht

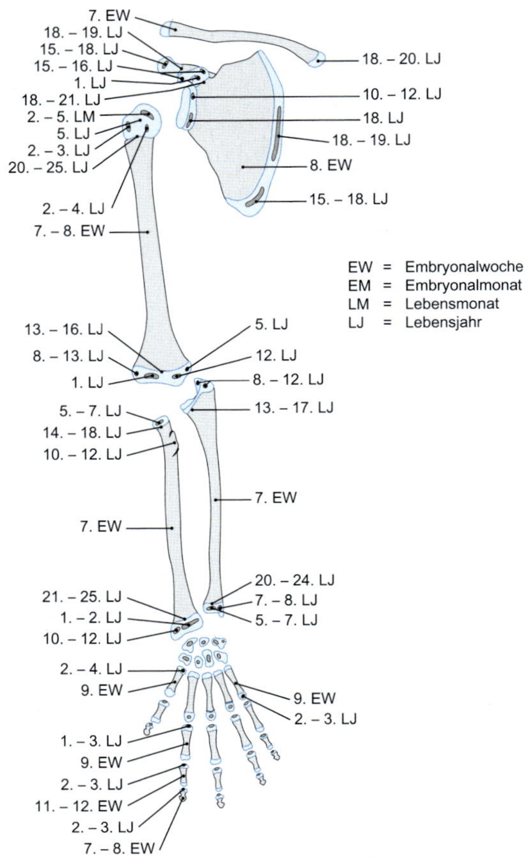

Os scaphoideum 3. – 6. LM
Os lunatum 3. – 6. LJ
Os trapezium 3. – 8. LJ
Os trapezoideum 3. – 7. LJ
Os pisiforme 8. – 12. LJ
Os triquetrum 1. – 4. LJ
Os hamatum 2. – 5. LM
Os capitatum 2. – 4. LM

Abb. 3.3a

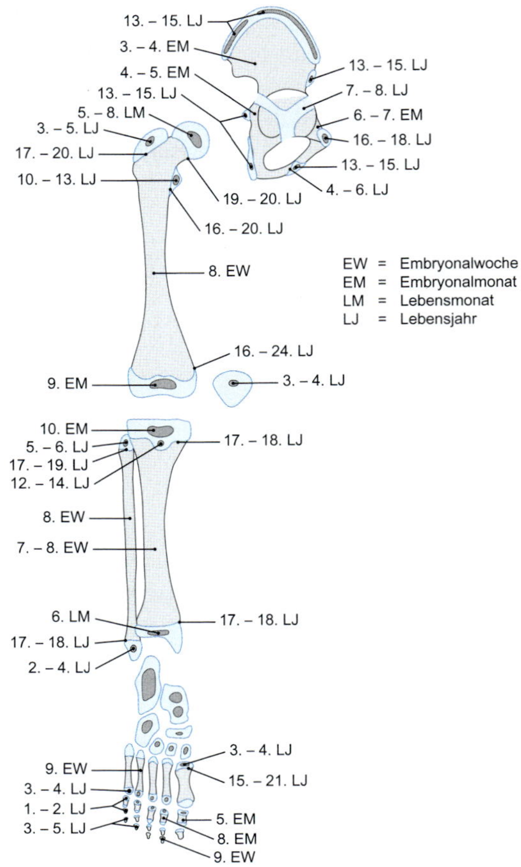

Talus 7. EM
Calcaneus 5. – 6. EM
Os naviculare 4. LJ
Os cuboideum 10. EM
Os cuneiforme mediale 2. – 3. LJ
Os cuneiforme intermedium 3. – 4. LJ
Os cuneiforme laterale 12. LM

Abb. 3.3b

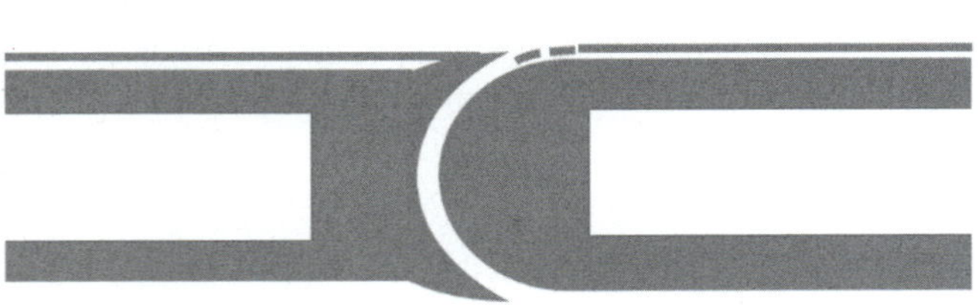

Abb. 3.3c

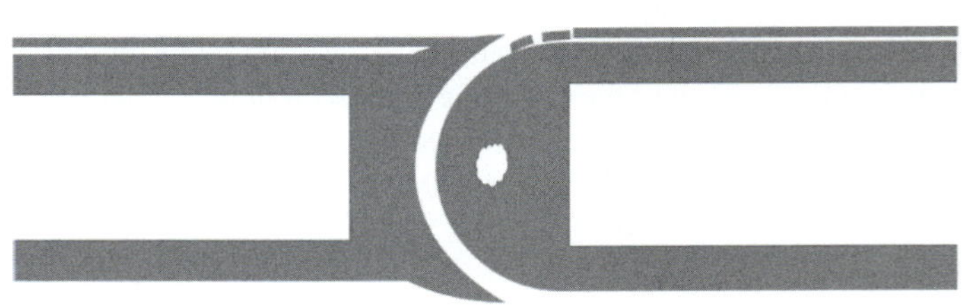

Abb. 3.3d

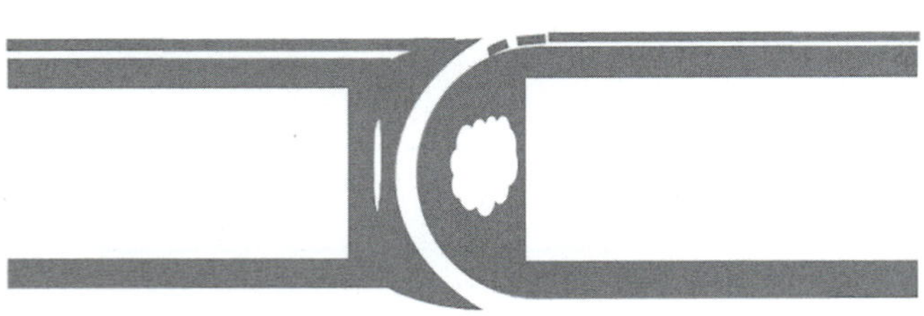

Abb. 3.3e

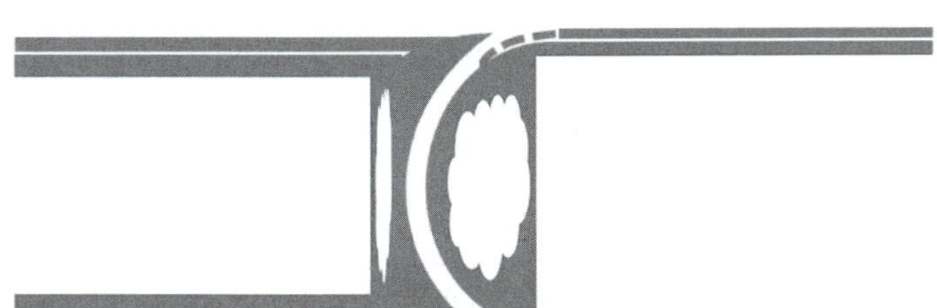

Abb. 3.3f

Die Sonografie spielt im Kindes- und Jugendalter eine besondere Rolle in der Abklärung möglicher, teils im Röntgenbild nicht sichtbarer knöcherner Verletzungen und Veränderungen. Zum einen ist sie in der Lage, Extremitätenabschnitte multiplanar, also in beliebiger Ebene, darzustellen. Zum anderen kann dies unmittelbar auf der Untersuchungsliege im Anschluss an die klinische Untersuchung ohne spezielle Lagerung oder Fixierung angstfrei und noch dazu im Seitenvergleich erfolgen. Nicht wenige Röntgenaufnahmen, die insbesondere beim kleinen Kind aufgrund der Röntgenstrahlen kritischer zu sehen sind als bei Erwachsenen, können somit vermieden werden. Während das Fachgebiet der Orthopädie und Unfallchirurgie sich in diesem Alter häufig auf Knochen und knöcherne Insertionen von Sehnen und Bändern fokussiert, achtet die Rheumatologie vorwiegend auf Gelenkergüsse und Kapselansätze sowie periartikuläre Sehnen. Die wesentlichen bildbezogenen Besonderheiten kindlicher Gelenke und ihrer zugehörigen Skelettabschnitte liegen jedoch in der Entwicklung der Knochenkerne und der Verringerung echoarmer knorpeliger Strukturen sowie der Abgrenzung durch die Wachstumsfugen. Auch sekundäre Ossifikationszentren und akzessorische Knochenkerne können in ihrer Entwicklung sonografisch verfolgt werden. Ein weiterer Pluspunkt ist die Möglichkeit zur dynamischen Untersuchung.

Abb. 3.3a und Abb. 3.3b Die Abbildungen zeigen das Auftreten der Knochenkerne von oberer bzw. unterer Extremität.
G. Raichle aus Paulsen/Waschke. Sobotta Atlas der Anatomie. 25. A. 2022 © Elsevier GmbH

Die relevante Skelettabschnitte werden in diesem Kapitel jeweils in den Altersstufen 2, 5, 9 und 12 Lebensjahre und jeweils für das männliche Geschlecht dargestellt, da Mädchen ungefähr 2 Jahre früher in die Pubertät eintreten und deren knöcherne Entwicklung somit bereits früher zur Ausreifung kommt.

Abb. 3.3c bis Abb. 3.3f Knöcherne Reifungsvorgänge. Durch enostales und periostales Wachstum der Röhrenknochen werden die Knochenstruktur (weiße Flächen) markanter und echogener und der hyaline Knorpel (grau) immer geringer. Die epihysären Knochenkerne (weiß) treten auf und werden größer, bis sie zum Ende der Wachstumszeit mit der Metaphyse verschmelzen. Das Periost (weiße Linien) ist bei Kindern breiter und deutlicher sonografisch wahrnehmbar, bis es präpubertär nur noch durch einen schmalen echoarmen Spalt vom periostalen Knochen abgrenzbar ist.

Fragestellung an die Bildgebung

- Knochen: Reifung Knochenkerne, akzessorische Knochenkerne, Veränderung knöcherne Oberflächen? Periostabhebung? Wulst- oder Knickbildung? Alle knöchernen Oberflächen eines Extremitätenknochens betroffen? Osteochondrale Frakturen.
- Wachstumsfugen: Epiphysen- und Apophysenverletzungen
- Kapsel: Abhebung durch Erguss oder Hämarthros. Kapselverdickung, Synovitis? Insertion: Erosionen, Usuren
- Bandapparat: knöcherne Avulsionen

3.4 Kindliche Gelenke: Obere Extremität

Proximaler kindlicher Oberarm

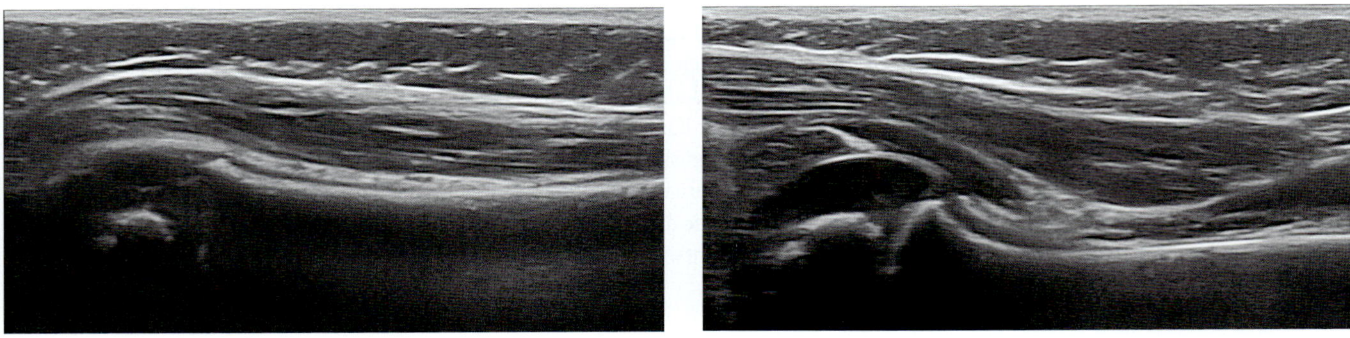

Abb. 3.4a

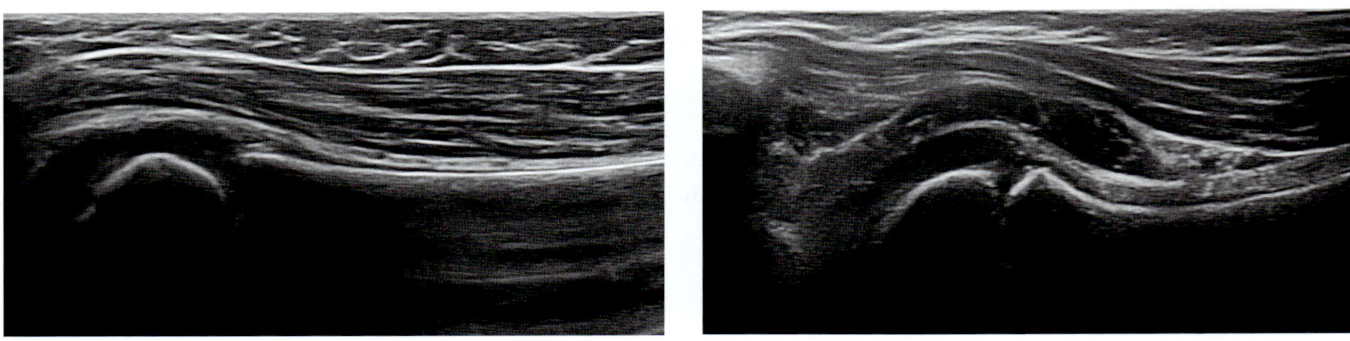

Abb. 3.4b

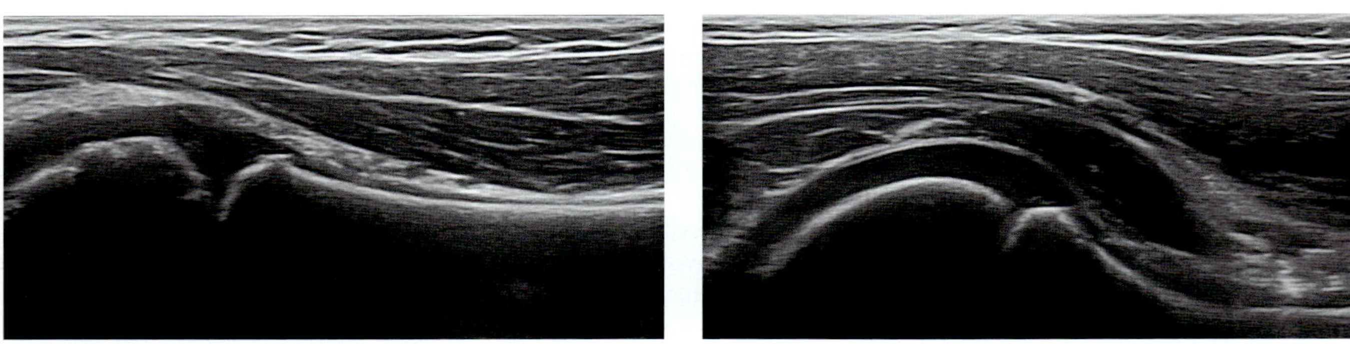

Abb. 3.4c

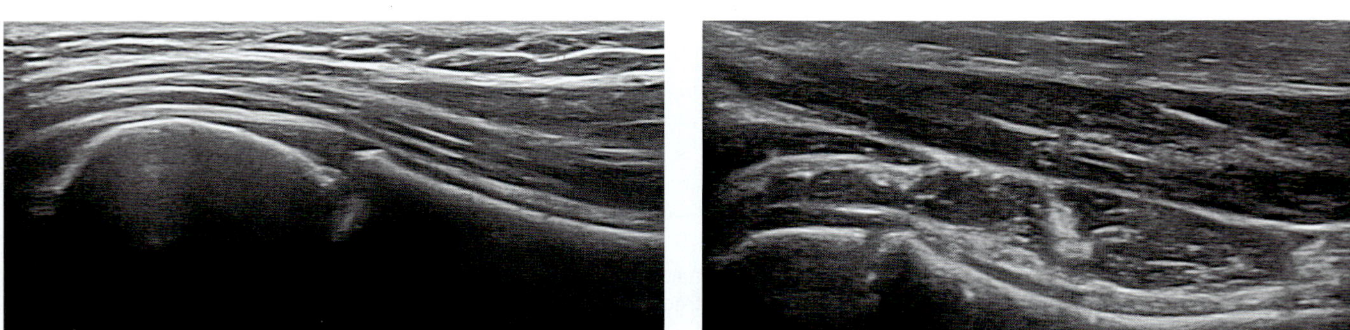

Abb. 3.4d

Die Abbildungen zeigen jeweils linksseitig im lateralen LS und rechtsseitig im posterioren LS die Entwicklung am proximalen Oberarm. Diese Schnitte stellen eine Verlängerung der gelenkbezogenen Schnitte des Schultergelenks dar. Wichtig ist, auf keinen Fall den Epiphysenspalt mit einer Fraktur zu verwechseln. Daher ist immer in allen notwendigen Ebenen im Seitvergleich zu untersuchen.

Abb. 3.4a 2-jähriger Junge, lateraler LS und posteriorer LS. Die Humeruskopfepiphyse ist bereits frühzeitig ovalär echogen abgrenzbar. Darüber und nach distal zeigt sich der hyaline Gelenkknorpel weitgehend echoarm bis echofrei. Darüber zieht die breite und echogen gut abgrenzbare Gelenkkapsel bis zum Übergang von Metaphyse und Diaphyse. Deren Knochenkontur ist sehr gut echogen abgrenzbar und im proximalen metaphysären Anteil immer leicht geschwungen. Die periostale Anheftung darf nicht mit einer Unterblutung bei Salter-I-Frakturen verwechselt werden.

Abb. 3.4b 5-jähriger Junge, lateraler LS und posteriorer LS. Die Knochenkerne nehmen an Größe zu, der echoarme hyaline Knorpel wird somit schmaler.

Abb. 3.4c 9-jähriger Junge, lateraler LS und posteriorer LS. Weitere Ausreifung der Knochenkerne, die mitunter eine raue Grenzfläche zeigen können.

Abb. 3.4d 12-jähriger Junge, lateraler LS und posteriorer LS. Zum Ende der Knochenreifung zeigt sich die Oberfläche der Epiphyse zunehmend flacher, weil entsprechend der sonografischen Untersuchungstechnik nur noch ein oberflächlicher Anteil erfassbar ist.

Kinderellenbogen

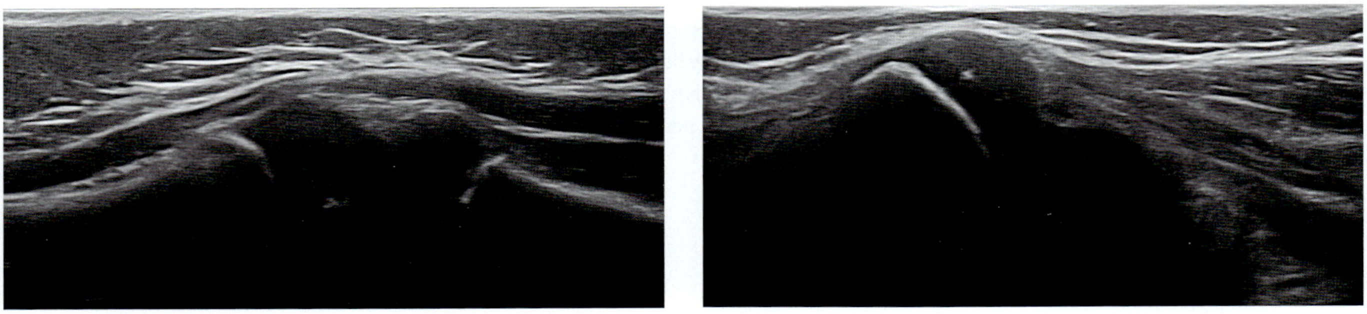

Abb. 3.4e

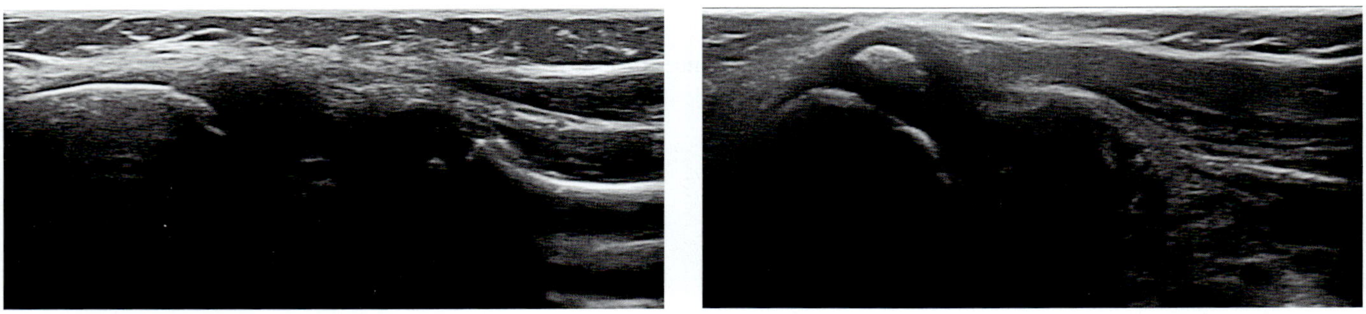

Abb. 3.4f

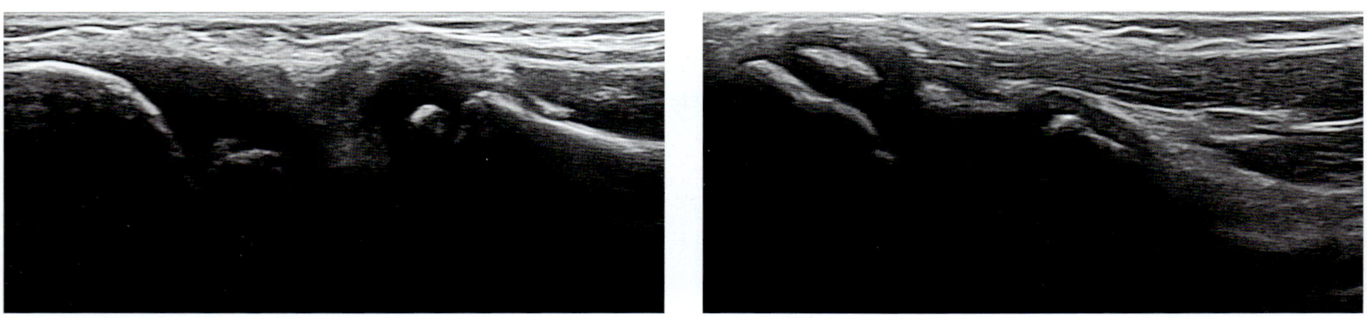

Abb. 3.4g

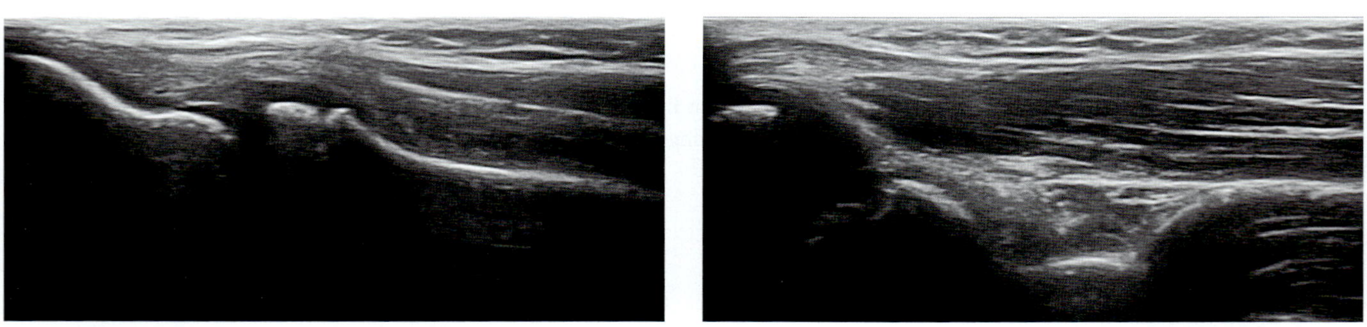

Abb. 3.4h

Die Abbildungen zeigen jeweils linksseitig im radialen LS und rechtsseitig im ulnaren LS die Entwicklung der Apophysen und Knochenkerne am Ellenbogengelenk. Für die Diagnostik der Gelenkkapsel und Ergussbildung sind dagegen anteriore und posteriore Schnitte bedeutsam.

Abb. 3.4e 2-jähriger Junge, radialer LS und ulnarer LS. Beim 2-jährigen Kind zeigen sich radial noch keine Knochenkerne, sodass zwischen der bereits einigermaßen gut abgrenzbaren Metadiaphyse links des Humerus und rechts des Radius bzw. der Ulna noch breiter echoarmer bis echofreier Gelenkknorpel zur Darstellung kommt. Ulnar kann sich früher als radial bereits initial ein Knochenkern zeigen, der jedoch noch keinen Schallschatten wirft.

Abb. 3.4f 5-jähriger Junge, radialer LS und ulnarer LS. Mit 5 Jahren zeigen sich radial initiale Knochenkerne. Ulnar verbreitert sich der Knochenkern und kann einen Schallschatten aufweisen.

Abb. 3.4g 9-jähriger Junge, radialer LS und ulnarer LS. Mit 9 Jahren lässt sich die Gelenkkapsel radial gut über dem echoarmen Knorpel abgrenzen: Der Radiuskopfkern und die proximale Ulnaepiphyse zeigen sich nun.

Abb. 3.4h 12-jähriger Junge, radialer LS und ulnarer LS. Mit 12 Jahren ist die Verknöcherung der Apophysen und Epiphysen so weit vorangeschritten, dass sich annähernd adulte Verhältnisse zeigen, der kollaterale Bandapparat wie auch die Sehneninsertion lassen sich jedoch im Vergleich zum adulten besser abgrenzen.

Distaler Kinderunterarm

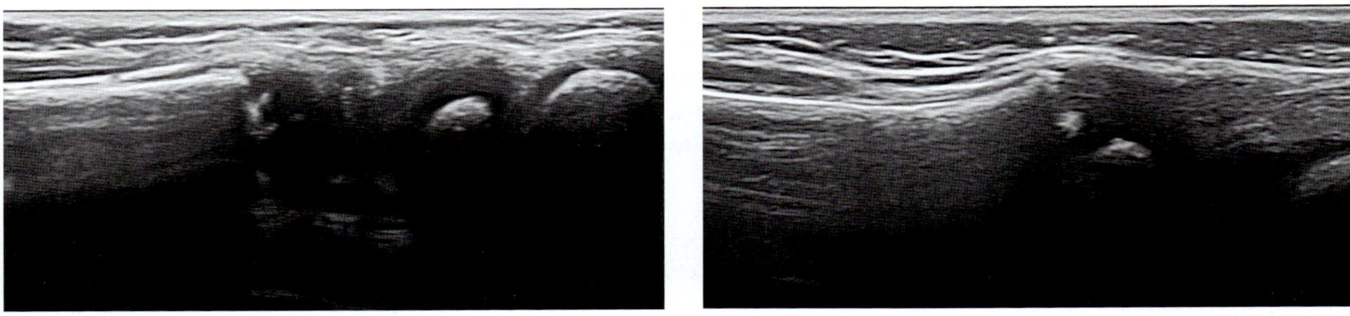

Abb. 3.4i

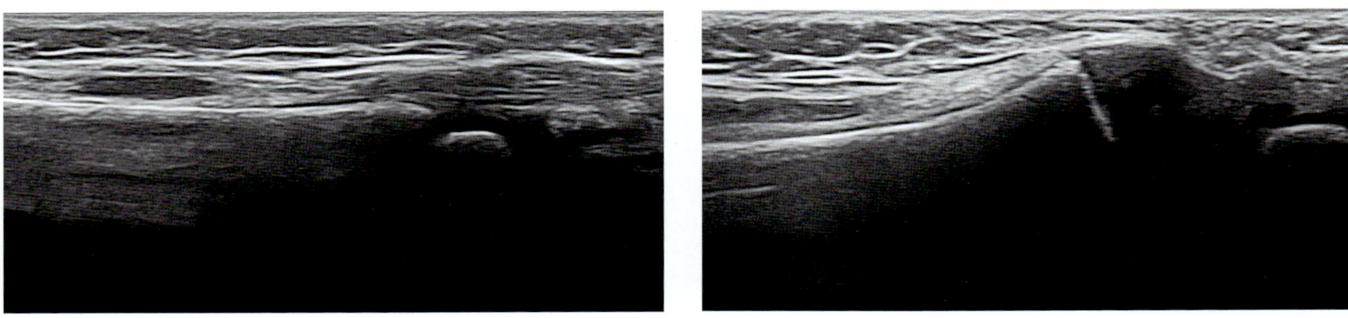

Abb. 3.4j

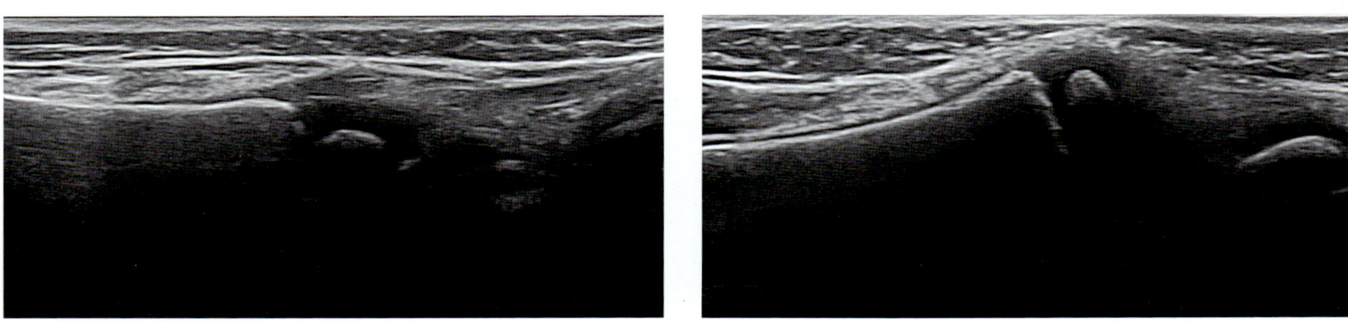

Abb. 3.4k

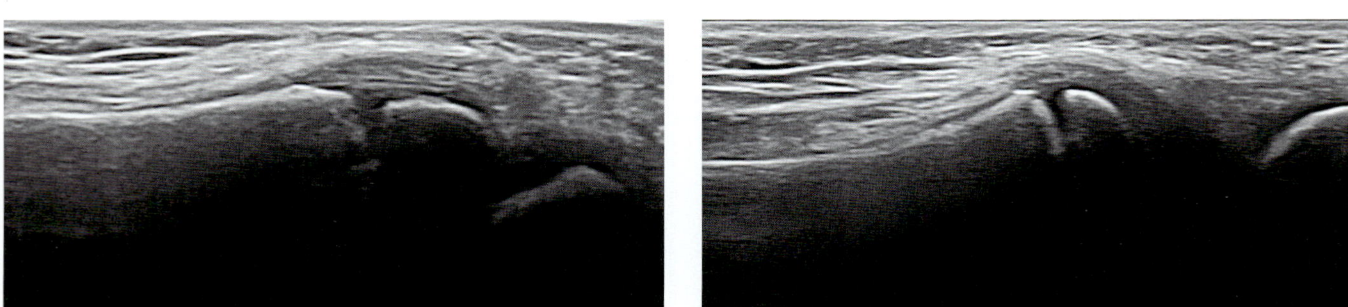

Abb. 3.4l

Diese Schnitte stellen eine Verlängerung der gelenkbezogenen Schnitte des Handgelenks dar, beziehen jedoch sowohl radial wie auch ulnar alle sonografisch erreichbaren Oberflächenanteile mit ein. Somit sind für die traumatologische Abklärung radial drei Schnitte und ulnar drei Schnitte erforderlich (siehe „Grundkurs Sonografie der Bewegungsorgane" Kapitel 7.5 bis 7.10). In diesem Kapitel werden die beiden traumatologisch relevantesten Schnitte, der dorsale radiale (jeweils links) und der dorsale ulnare Schnitt (jeweils rechts) im Altersverlauf abgebildet.

Jeweils sind die knöchernen Oberflächen des distalen Abschnitts von Radius bzw. ulnar durch ihre echogene Oberfläche, die überwiegend parallel zum Schallkopf liegt, gut erkennbar. Mitunter finden sich Wiederholungsechos in der Tiefe, die die korrekte orthograde Untersuchungstechnik beweisen

Abb. 3.4i 2-jähriger Junge, dorsaler radialer LS und dorsaler ulnarer LS. Beim Zweijährigen zeigt sich der Knochenkern des Radius initial, während der Knochenkern des Ulnakopfes noch nicht ausgebildet ist. Der ulnare radiokarpale Abschnitt ist noch ausschließlich echoarm knorpelig angelegt und bleibt dies fast die ganze kindliche Entwicklung hindurch. Die dem Knorpel echogen aufliegende ulnare Gelenkkapsel kann dadurch gut mitbeurteilt werden.

Abb. 3.4j 5-jähriger Junge, dorsaler radialer LS und dorsaler ulnarer LS. Beim Fünfjährigen zeigt sich der Radiuskernen bereits deutlicher, während ulnar allenfalls initial Verdichtungen sichtbar werden.

Abb. 3.4k 9-jähriger Junge, dorsaler radialer LS und dorsaler ulnarer LS. Der Neunjährige zeigt vor allem ulnar eine deutlichere Kernentwicklung.

Abb. 3.4l 12-jähriger Junge dorsaler radialer LS und dorsaler ulnarer LS. Am Zwölfjährigen ist sowohl radial wie ulnar der epiphysäre Knochenkern deutlich ausgeprägt und der Epiphysenspalt somit gut erkennbar.

3.5 Kindliche Gelenke: Untere Extremität

Kindliches Hüftgelenk

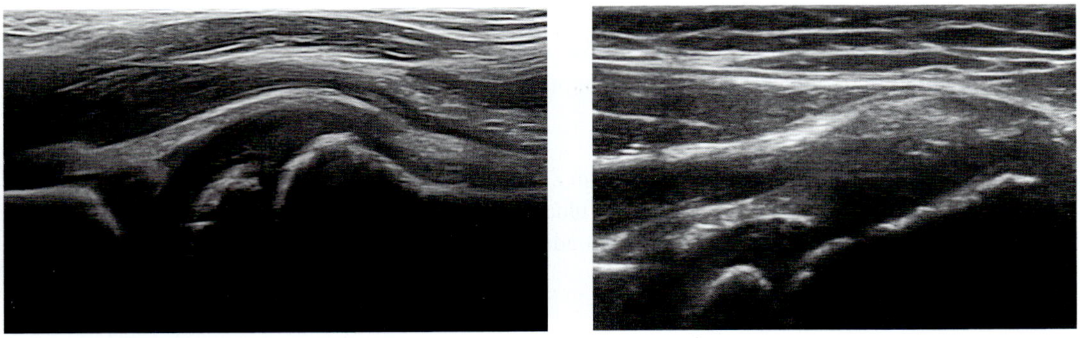

Abb. 3.5a

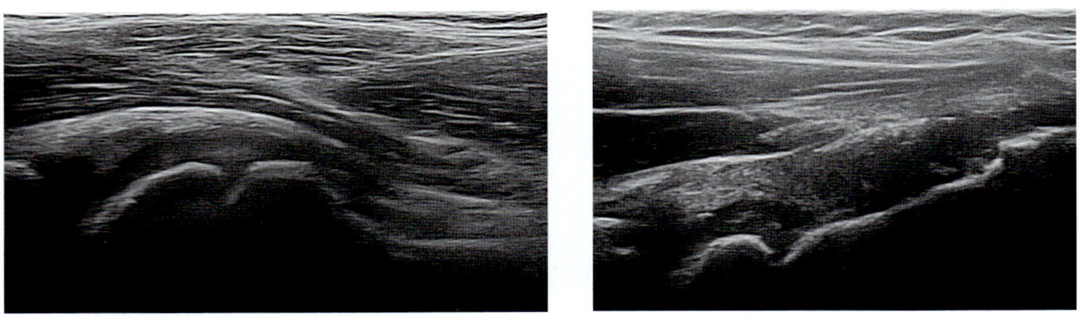

Abb. 3.5b

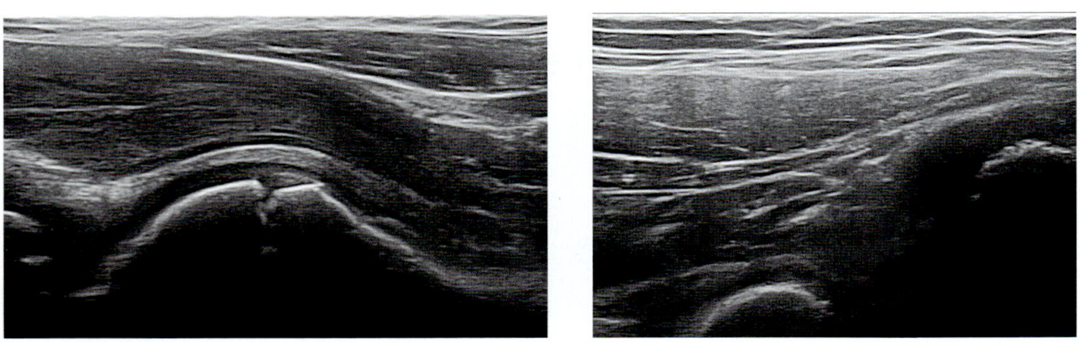

Abb. 3.5c

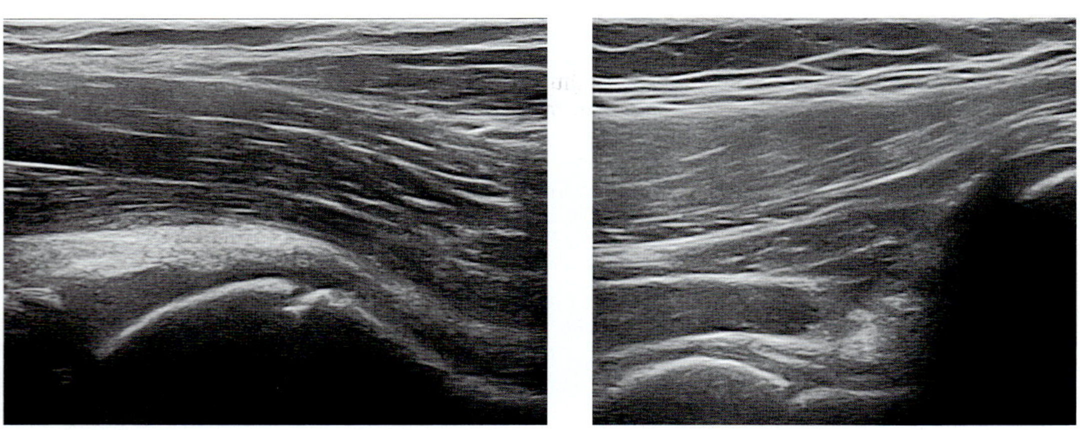

Abb. 3.5d

Abb. 3.5a 2-jähriger Junge anteriorer LS und lateraler LS. Der Epiphysenkern des Zweijährigen ist noch relativ klein und von weitgehend echoarmen bis echofreien hyalinen Gelenkknorpel umgeben. Das gilt auch für das links im Bild echogen aufscheinende Os ilium mit seinem charakteristischen, aus der Sonografie der Säuglingshüfte bekannten Perichondriumloch. Der Gelenkspalt ist am Hüftgelenk nicht einsehbar. Durch den echoarmen Knorpel lässt sich die darüber laufende echogene Gelenkkapsel vom Os ilium bis in den metadiaphysären Bereich des proximalen Femurs gut abgrenzen. Der laterale LS lässt den Schenkelhals aufgrund des noch hohen CCD-Winkels sehr gut echogen erkennen.

Abb. 3.5b 5-jähriger Junge, anteriorer LS und lateraler LS. Beim Fünfjährigen werden die knöchernen Verhältnisse deutlicher, die Breite des echoarmen hyalinen Knorpels nimmt ab. Aufgrund der zunehmenden biomechanischen Kräfte wird die Gelenkkapsel dicker und echogener.

Abb. 3.5c 9-jähriger Junge, anteriorer LS und lateraler LS. Beim Neunjährigen ist die Epiphysenfuge nur noch angedeutet sichtbar, der hyaline Knorpel mittlerweile ein schmales Band. Bei abnehmenden CCD-Winkel kann der Schenkelhals kaum noch echogen dargestellt werden. Der Hüftkopf steht somit tiefer, die gluteale Muskelschicht wird breiter.

Abb. 3.5d 12-jähriger Junge anteriorer LS und lateraler LS. Bem Zwölfjährigen ist das Perichondriumloch verschwunden, der Epiphysenspalt noch gerade sichtbar. Mit den meisten Standardschallköpfen kann das Hüftgelenk von anterior wie auch von seitlich nicht mehr in voller Länge dargestellt werden. Je tiefer der Hüftkopf durch den abnehmenden CCD-Winkel tritt, umso schwieriger kann dessen gut aufgelöste Darstellung werden.

Kindliches Kniegelenk

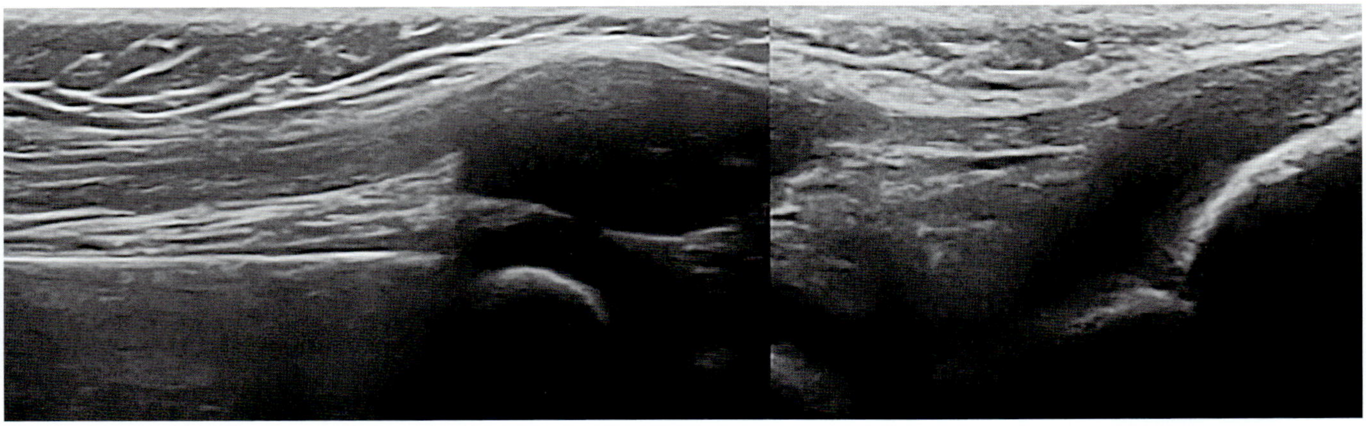

Abb. 3.5e

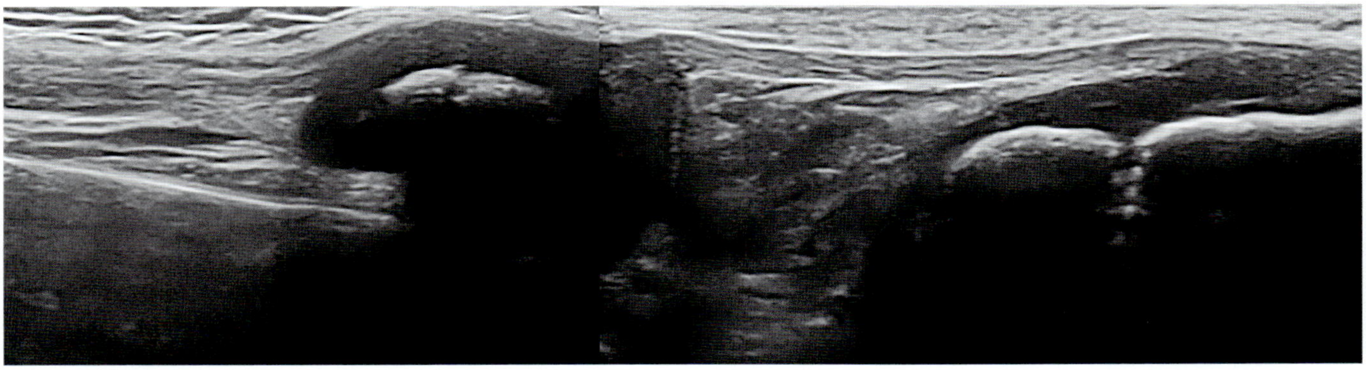

Abb. 3.5f

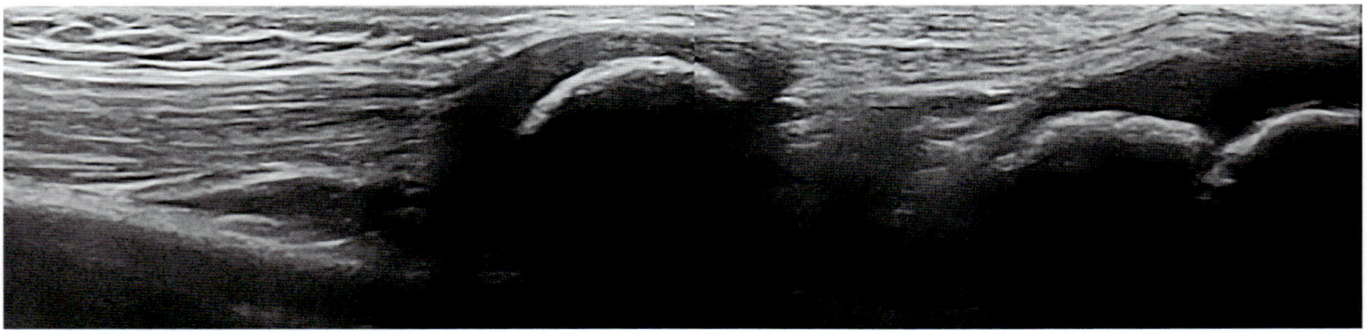

Abb. 3.5g

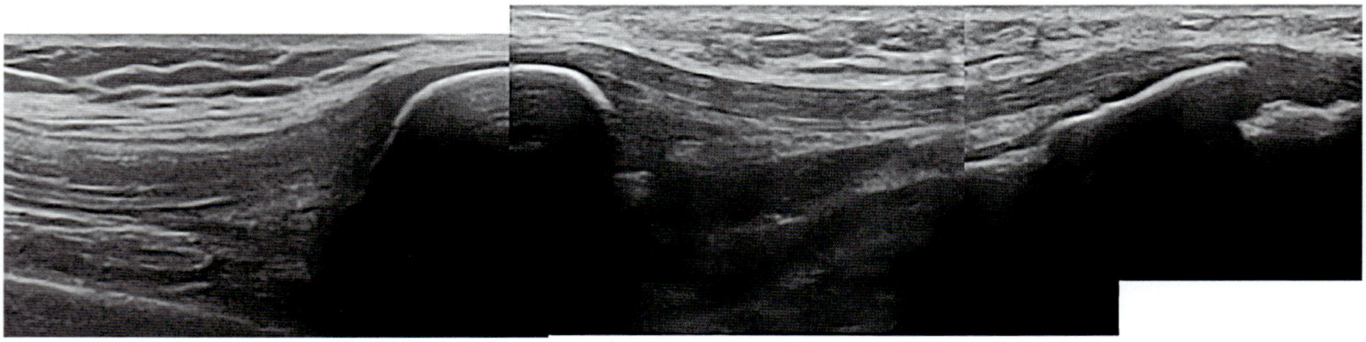

Abb. 3.5h

Abb. 3.5e 2-jähriger Junge, supra- und infrapatellarer LS. Der Streckapparat samt der noch völlig echofreien Patella kann in ganzer Länge bis zur rechts im Bild echofreie in ihrem kartilaginären Stadium befindlichen Apophyse der Tuberositas tibiae dargestellt werden. Die femorale Epiphysenfuge, die Epiphyse wie auch die Tibiakopfepiphyse sind eindeutig darstellbar. Suprapatellare Flüssigkeitsfüllungen und Bursitiden können in diesen beiden Schnitten über alle Altersgruppen gut dargestellt werden.

Abb. 3.5f 5-jähriger Junge, supra- und infrapatellarer LS. Der Knochenkern der Patella beginnt sich abzugrenzen und erzeugt einen Schallschatten, der die darunterliegende Femurkondylen in Streckstellung des Gelenks ausblendet. Die tibiale Epiphysenfuge ist gut erkennbar.

Abb. 3.5g 9-jähriger Junge, supra- und infrapatellarer LS. Die weitere Verbreiterung und Verdichtung des Patellakerns überdecken nun annähernd den ganzen Kondylus. Distal zeigt sich eine Verbreiterung und beginnende Anhebung der Tibiaepiphyse. Der Wachstumskern der Apophyse ist noch nicht sichtbar.

Abb. 3.5h 12-jähriger Junge, supra- und infrapatellarer LS. Der Wachstumskern der Kniescheibe ist annähernd ausgereift. Die Apophyse des Tibiakopfes zeigt eine reguläre glatte Anhebung mit einer regulären kleinen Kante nach distal zu.

Kindliches Sprunggelenk

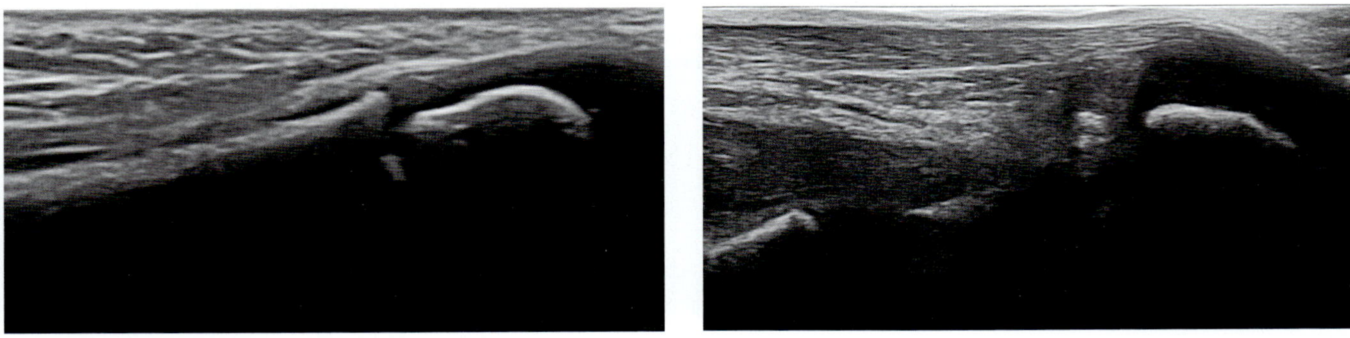

Abb. 3.5i

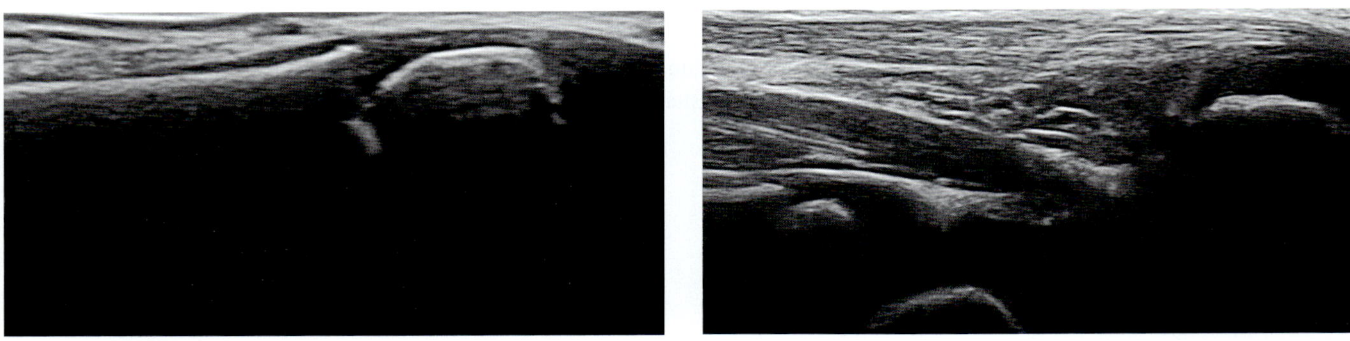

Abb. 3.5j

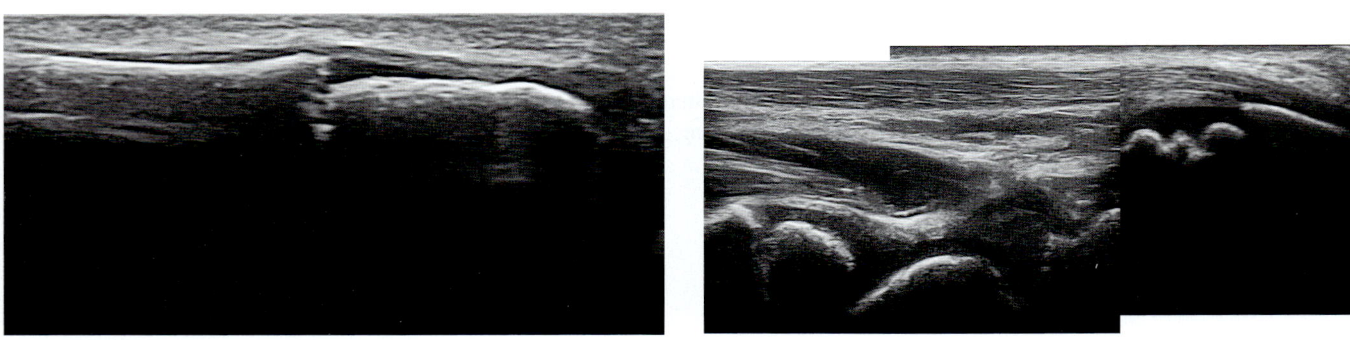

Abb. 3.5k

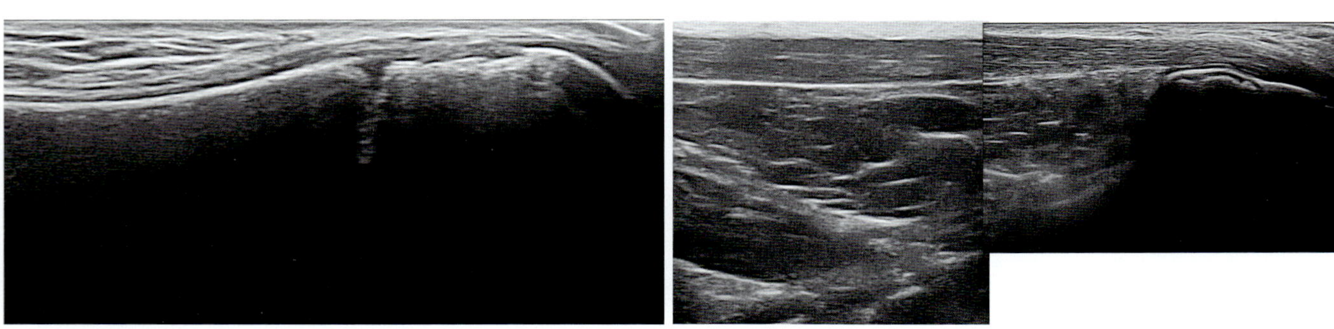

Abb. 3.5l

Distorsionen mit relevanter Schädigung des Kapselbandapparats treten etwa ab dem 5. Lebensjahr gehäuft auf. Intraartikuläre Ergussbildung und Hämarthros lassen sich am besten im anterioren LS darstellen. In diesem Kapitel werden jedoch die Veränderungen der Wachstumsfugen am Außenknöchel sowie der Apophyse des Fersenbeins in Abhängigkeit des Lebensalters dargestellt.

Abb. 3.5i 2-jähriger Junge, fibularer LS und posteriorer LS. Der fibulare LS zeigt die echogene knöcherne Linie der distalen Fibula, den breiten etwas keilförmigen Epiphysenspalt und den ovalären Kern der Außenknöchelepiphyse, umgeben von annähernd echofreiem hyalinem Knorpel. Das übergreifende Periost ist im Bereich der Wachstumsfuge sehr gut abgrenzbar.
Posterior zeigt sich der schmale Knochenkern des hinteren Anteils des Fersenbeins mit dem darüber liegenden breiten echoarmen hyalinen Knorpel. Die Knochenkerne der distalen Tibiaepiphyse und des Talus sind im posterioren Abschnitt noch nicht sichtbar.

Abb. 3.5j 5-jähriger Junge, fibularer LS und posteriorer LS. Beim Fünfjährigen zeigt sich der Epiphysenkern breiter, aber immer noch rundlich. Das Bild ähnelt sonst noch weitgehend dem des Zweijährigen. Der calcaneare Knochenkern dringt weiter nach oben vor. Die Knochenkerne der distalen Tibiaepiphyse sowie im posterioren Talus sind nunmehr sichtbar.

Abb. 3.5k 9-jähriger Junge, fibularer LS und posteriorer LS. Beim Neunjährigen ist der Epiphysenspalt deutlich geringer geworden, aber immer noch leicht keilförmig mit einer scheinbaren Stufe zum weitgehend planen Knochenkern der Epiphyse. Das Periost ist immer noch sehr gut abgrenzbar. Der calcaneare Knochenkern weitet sich zunehmend rundlich aus. Die darüber erkennbare echoarme Zone ist durch die Umlenkung der Achillessehne zu ihrem Foot Print bedingt, die nicht orthograd getroffen ist. Proximal zeigt sich der Apophysenkern gezackt. Die posterioren Anteile des OSG rücken in die Tiefe und sind in optimaler leicht medial gekippter Darstellung der Ferse nicht gut abzugrenzen.

Abb. 3.5l 12-jähriger Junge, fibularer LS und posteriorer LS. Beim 12-jährigen Jungen ist die Fibulafuge noch sehr schmal erkennbar mit einem dreieckigen minimalen Rest echoarmen Gelenkknorpels. Das darüber ziehende Periost ist nicht mehr so gut abgrenzbar wie in jüngerem Lebensalter. Über dem weitgehend nur noch leicht gewellt verknöcherten Apophysenkern zieht die Achillessehne. Dazwischen ist noch ein schmaler echoarmer Knorpelsaum sichtbar.

Kindlicher Fuß

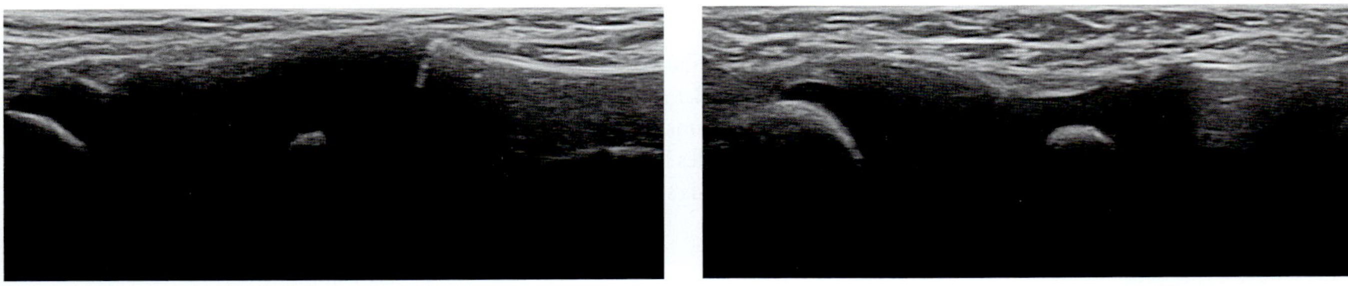

Abb. 3.5m

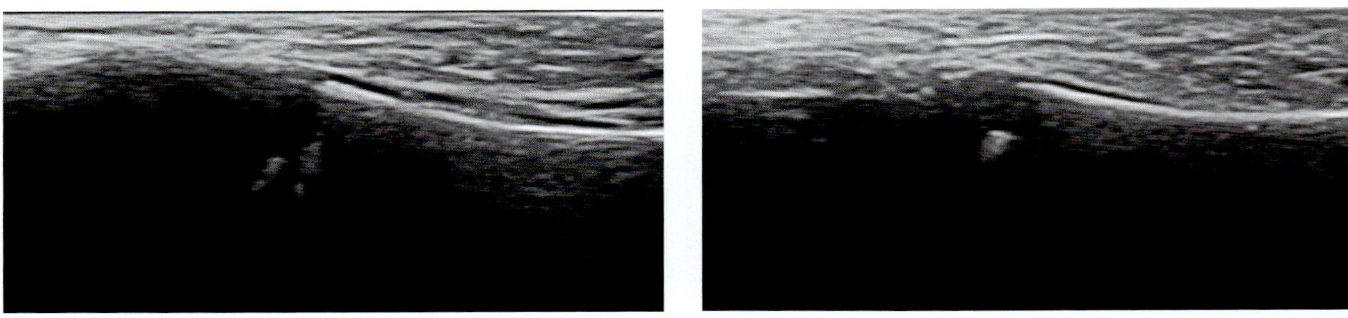

Abb. 3.5n

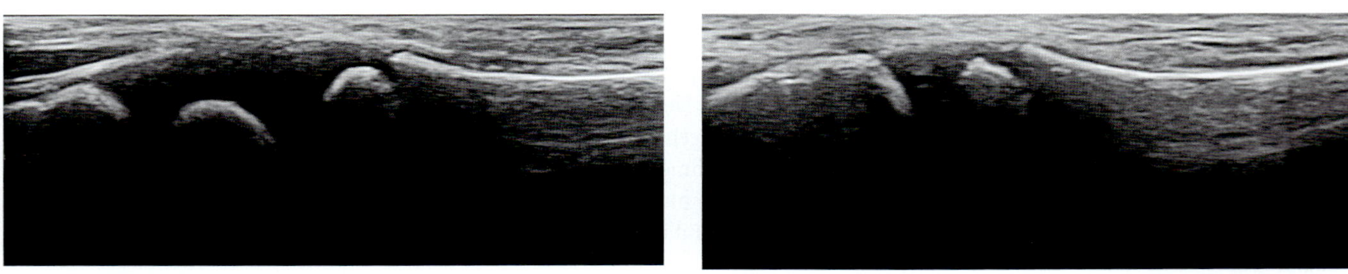

Abb. 3.5o

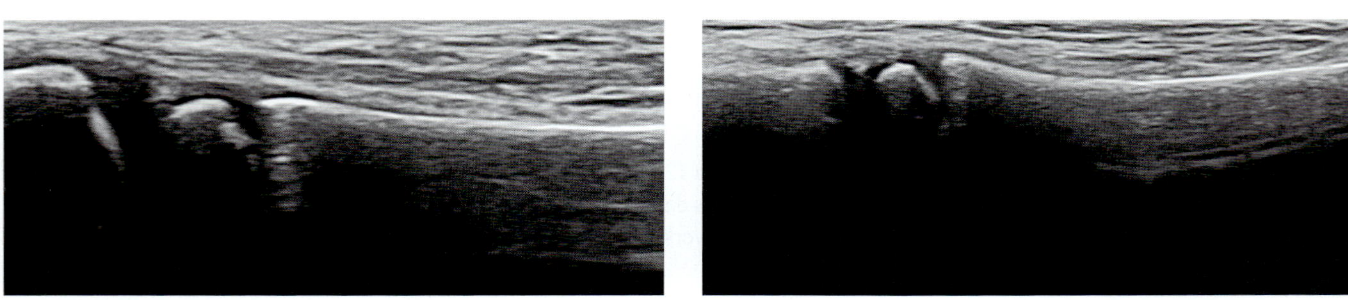

Abb. 3.5p

Abb. 3.5m 2-jähriger Junge, posteriorer LS und medialer LS, TMT-I-Gelenk. Beim Zweijährigen lassen sich bereits Diaphyse und Metaphyse des Os metatarsale I gut darstellen, ohne dass an diesem Knochen bereits der Wachstumskern der Epiphyse sichtbar wäre. Ganz links im Bild findet sich der Kern des Taluskopfes mitdargestellt. Dazwischen liegt echofrei das Os cuneiforme mediale.

Abb. 3.5n 5-jähriger Junge, posteriorer LS und medialer LS TMT-I-Gelenk. Beim Fünfjährigen zeigt sich der Epihysenkern des Os metatarsale I ganz initial, während das Os cuneiforme mediale noch gar keinen kein Kern erkennen lässt.

Abb. 3.5o 9-jähriger Junge, posteriorer LS und medialer LS, TMT-I-Gelenk. Beim Neunjährigen zeigt sich bereits eine ausgeprägte Verknöcherung des Epiphysenkerns des Os metatarsale I bei noch breitem echofreiem hyalinen Gelenkknorpel im anterioren Bereich des Os cuneiforme mediale, das nun bereits einen deutlichen knöchernen Kern aufweist.

Abb. 3.5p 12-jähriger Junge, posteriorer LS und medialer LS, TMT-I-Gelenk. Beim 12-jährigen Jungen stellt sich der Epiphysenkern des Os metatarsale I als deutlich ausgereift dar. Seine Oberfläche erreicht fast diejenige seiner Metaphyse. Der Gelenkspalt zum Os cuneiforme mediale hat sich deutlich verringert.

3.6 Kinderrheumatologische Fragestellungen

Erguss und Synovitis

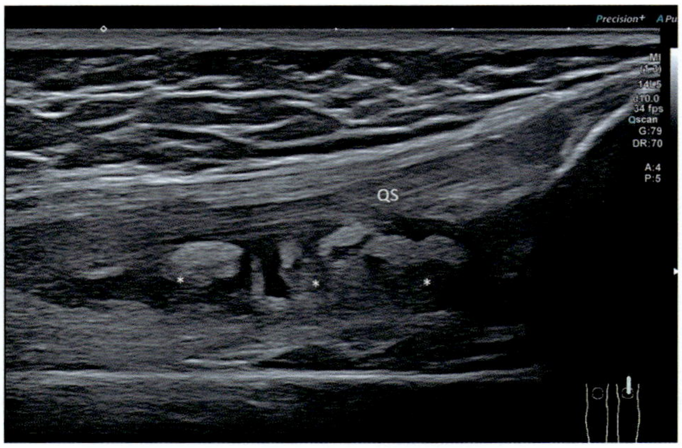

Abb. 3.6a

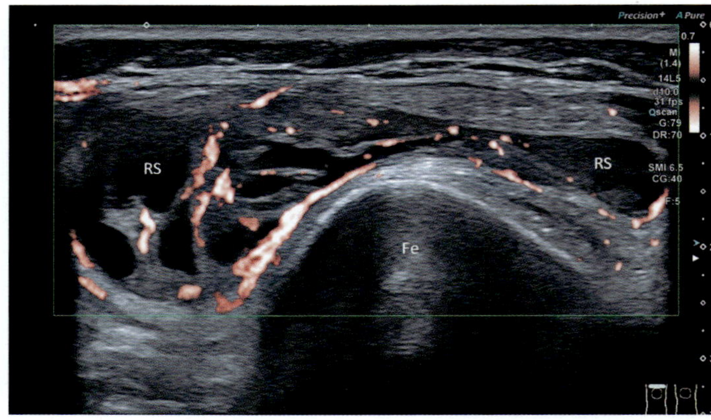

Abb. 3.6b

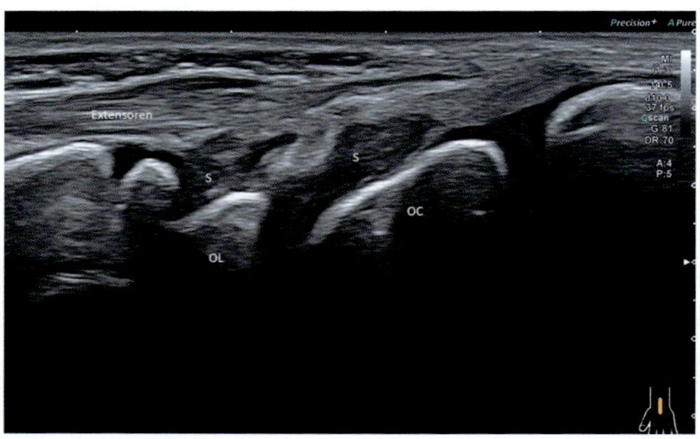

Abb. 3.6c

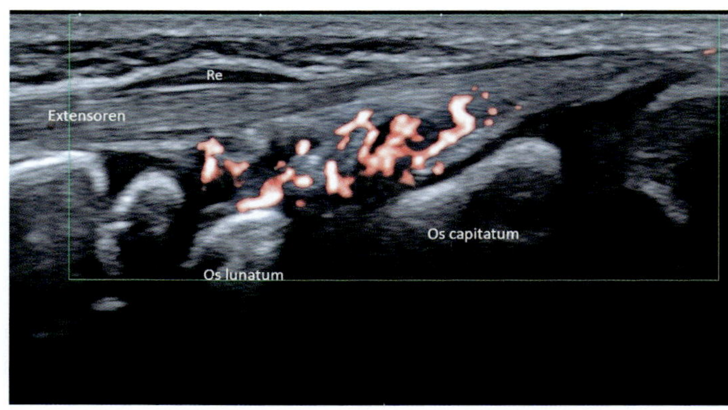

Abb. 3.6d

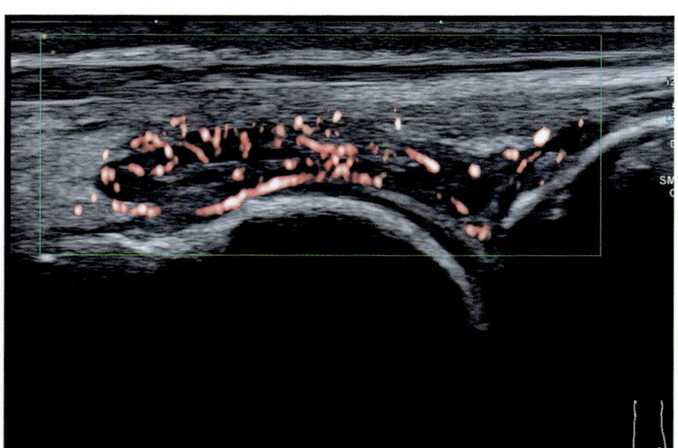

Abb. 3.6e

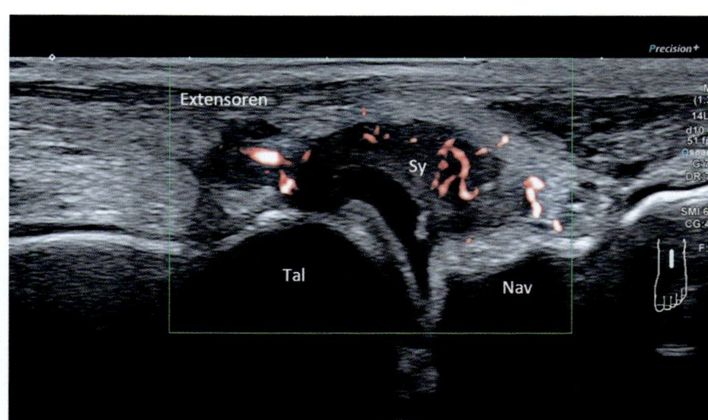

Abb. 3.6f

Fragestellung an die Bildgebung

- Sonografie: echoarmer Erguss, synoviale Hypertrophie, intrasynoviale Hypervaskularisation, erosive Veränderungen
- DD Septische Arthritis, infektassoziierte Arthritis, Kollagenose, Autoinflammation, Hämarthros

Abb. 3.6a Im suprapatellaren LS zeigen sich bei einer 12-jährigen Patientin mit juveniler idiopathischer Arthritis im Recessus suprapatellaris unterhalb der Quadrizepssehne (QS) eine deutliche synoviale Hypertrophie (*) und Ergussbildung als Zeichen für Gonarthritis.

Abb. 3.6b Im suprapatellaren TS zeigt sich hier bei einer Patientin mit juveniler idiopathischer Arthritis im Recessus suprapatellaris (RS) oberhalb des Femurs (Fe) eine deutliche synoviale Hypertrophie mit intrasynovialer Hypervaskularisation im Farbdoppler als Zeichen für eine aktive Gonarthritis.

Abb. 3.6c Im dorsalen mittleren LS über dem Handgelenk zeigt sich bei einer 6-jährigen Patientin mit juveniler idiopathischer Arthritis eine Ergussbildung innerhalb der beiden Recessus zwischen Radius und Os lunatum (OL) sowie zwischen Os lunatum und Os capitatum (OC).

Abb. 3.6d Im dorsalen mittleren LS über dem Handgelenk zeigt sich bei einer 6-jährigen Patientin mit juveniler idiopathischer Arthritis eine deutliche intrasynoviale Hypervaskularisation mit dem Farbdoppler als Zeichen für eine aktive Karpalarthritis.

Abb. 3.6e Im anterioren LS über dem Metatarsophalangealgelenk I zeigen sich bei einer 12-jährigen Patientin mit juveniler idiopathischer Arthritis (serpositive Polyarthritis) eine Ergussbildung und synoviale Hypertrophie mit Hypervaskularisation innerhalb des proximalen Recesssus.

Abb. 3.6f Im anterioren LS über dem Talonaviculargelenk zeigen sich bei einer 13-jährigen Patientin mit juveniler idiopathischer Arthritis eine deutliche Ergussbildung und synoviale Hypertrophie mit Hypervaskularisation in der Farbdopplersonografie. Die Gelenkkapsel ist angehoben.

Fazit

- Rheumatische und septische Arthritiden: Klinik, Sonografie und Labor (Punktion bei Verdacht auf septische Arthritis)
- Sonografie mit Doppler (Aktivität und Verlaufskontrolle)
- MRT bei Verdacht auf knöcherne Beteiligung, Osteomyelitis

Tendinitis und Enthesitis

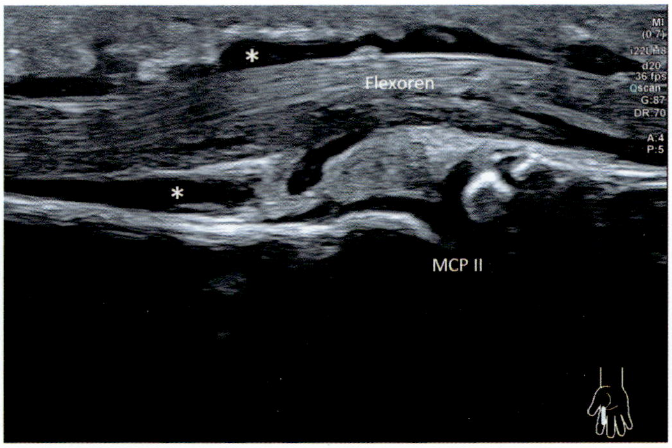

Abb. 3.6g

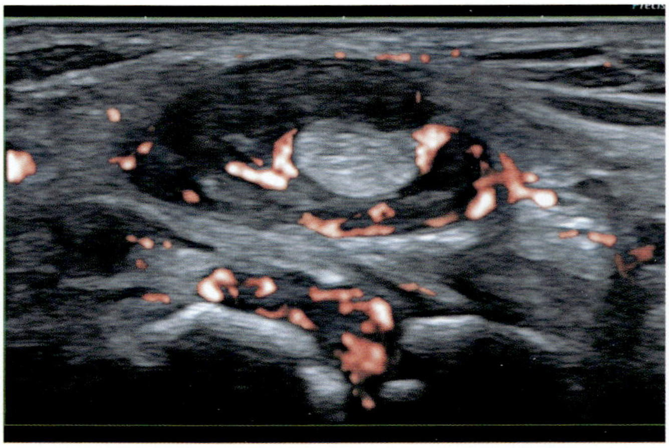

Abb. 3.6h

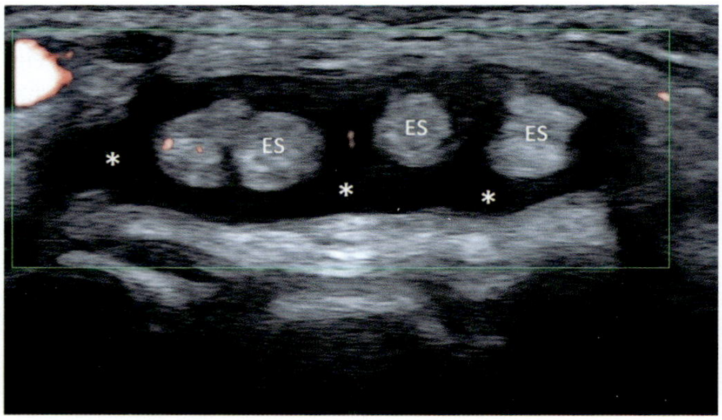

Abb. 3.6i

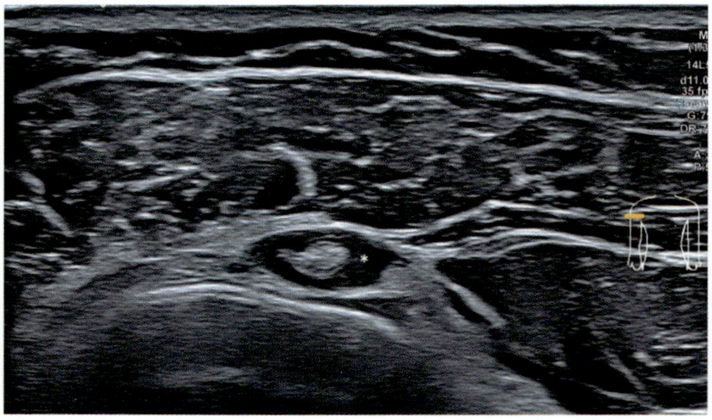

Abb. 3.6j

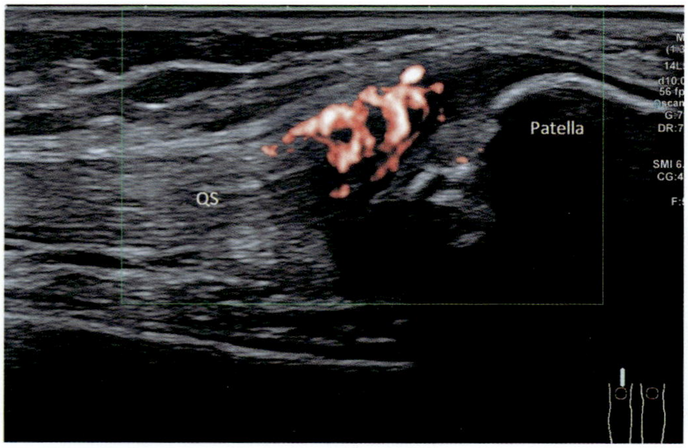

Abb. 3.6k

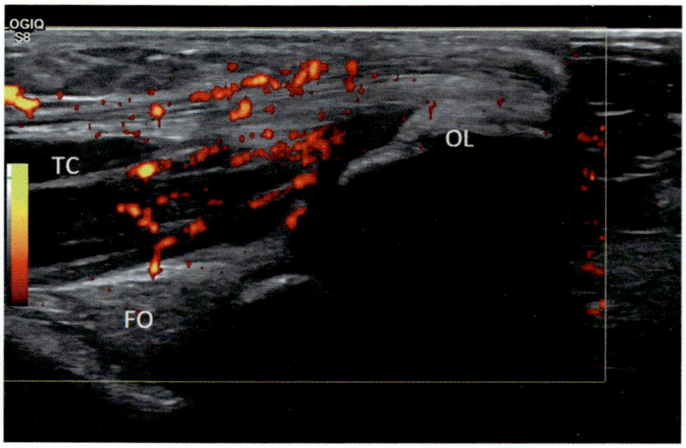

Abb. 3.6l

Fragestellung an die Bildgebung

- Sehnen und Sehnenscheiden: Erguss und synoviale Hypertrophie innerhalb der Sehnenscheide oder im Paratenon, intrasynoviale Hypervaskularisation
- Enthesen: inhomogene Verdickung, Echogenitätsveränderung und Hypervaskularisation der Enthesen

Abb. 3.6g Im palmaren LS zeigt sich bei einem 6-jährigen Patienten mit juveniler idiopathischer Arthritis eine Tenosynovitis der Flexorensehnen mit Flüssigkeit oberhalb und unterhalb der Sehnen (*). Das MCP-II-Gelenk stellt sich unauffällig dar.

Abb. 3.6h Im ulnaren TS über den Flexorensehnen zeigt sich bei einer Patientin mit juveniler idiopathischer Arthritis eine Tenosynovitis der Tibialis-posterior-Sehne mit synovialer Hypertrophie und Hypervaskularisation in der Sehnenscheide. Unterhalb der Sehne zeigt sich eine Arthritis mit synovialer Hypertrophie und Hypervaskularisation im medialen Anteil des Subtalargelenks.

Abb. 3.6i Im dorsalen TS über den Extensorensehnen (ES) des Handgelenks zeigt sich bei einem 8-jährigen Patienten eine deutliche Tenosynovitis der Strecksehnen. Eine wesentliche Hypervaskularisation ist nicht nachzuweisen. Bei dem Patienten liegt eine wichtige Differenzialdiagnose zur JIA, ein CACP-Syndrom, vor.

Abb. 3.6j Im anterioren TS über der Bizepssehne zeigt sich bei einem 15-jährigen Jungen eine Tenosynovitis der Bizepssehne (*) im Rahmen einer juvenilen idiopathischen Arthritis (seronegative Polyarthritis).

Abb. 3.6k Im suprapatellaren LS zeigt sich bei einer 8-jährigen Patientin eine deutliche Enthesitis der distalen Quadrizepssehne. Es kommen eine Hypervaskularisation im Farbdoppler sowie eine inhomogene Verdickung der Enthese zur Darstellung.

Abb. 3.6l Im posterioren LS über der Fossa olecrani am Ellenbogengelenk zeigt sich bei einer 12-jährigen Patientin mit einer HLA-B27-assoziierten Enthesitis und Arthritis eine deutliche Hypervaskularisation der Trizepssehnenenthese als Zeichen für eine aktive Enthesitis.

Fazit

- Rheumatische Tenosynovitis und Enthesitis: Klinik, Sonografie und Labor
- Sonografie mit Doppler (Aktivität und Verlaufskontrolle)
- MRT bei Verdacht auf knöcherne Beteiligung, Osteomyelitis

Bursitis und Erosionen

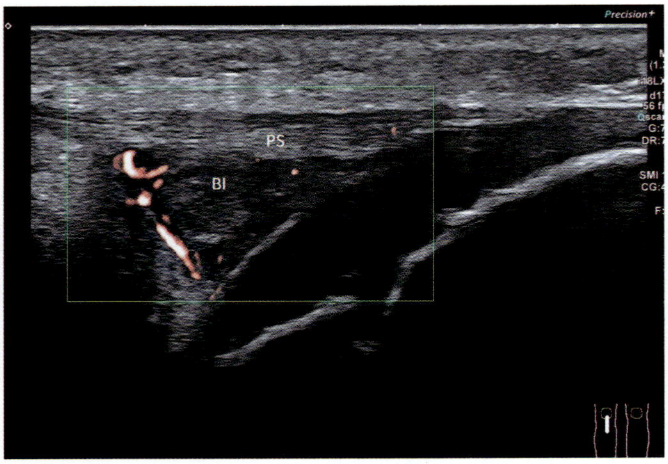

Abb. 3.6m

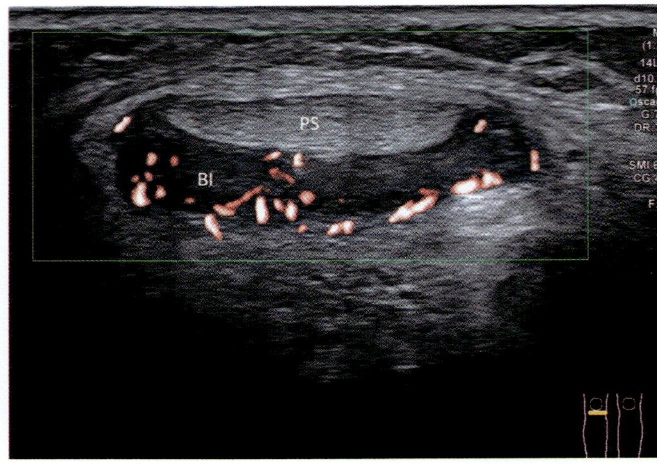

Abb. 3.6n

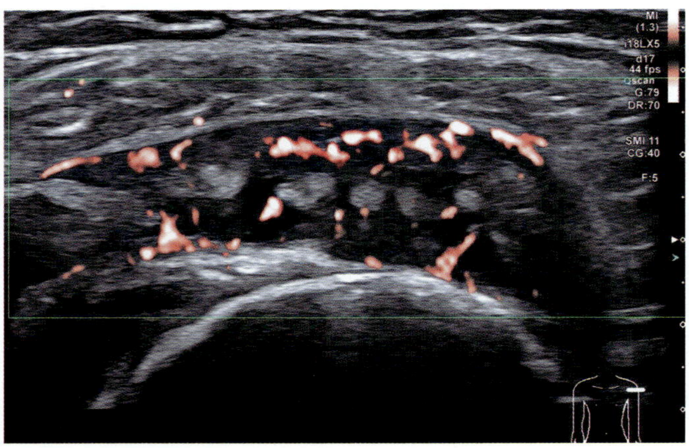

Abb. 3.6o

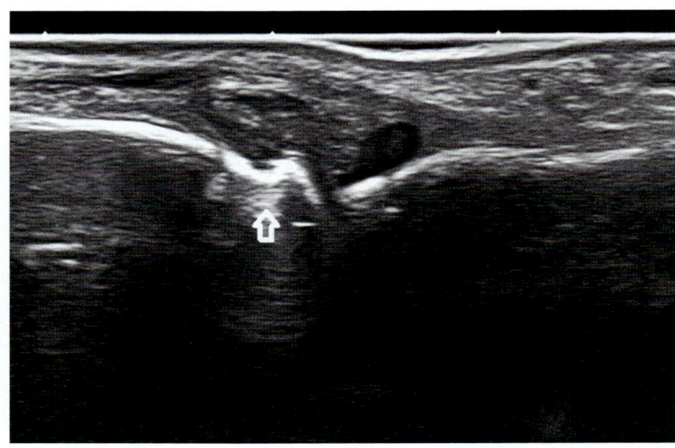

Abb. 3.6p

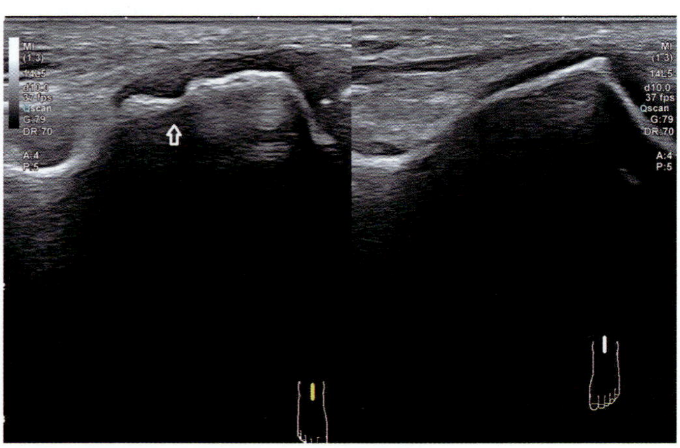

Abb. 3.6q

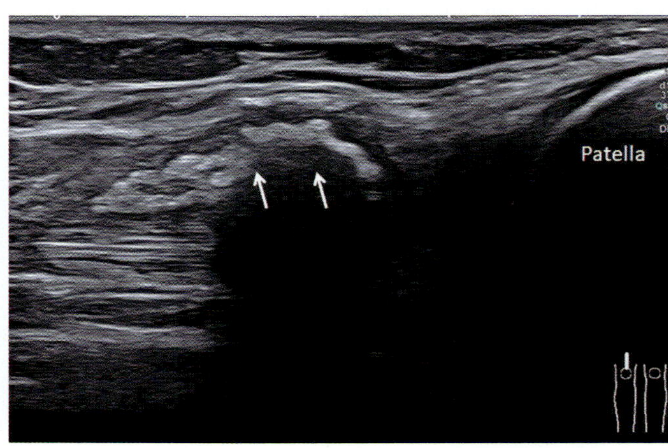

Abb. 3.6r

Fragestellung an die Bildgebung

- Bursitis: echoarmer Erguss, synoviale Hypertrophie, intrasynoviale Hypervaskularisation bei rheumatischer Erkrankung, häufig begleitend zu benachbarter Enthesitis
- Erosion: Unterbrechung der Kortikalis bei chronischer Gelenkentzündung (Minusdefekt), in 2 Ebenen nachweisbar

Abb. 3.6m Im infrapatellaren LS zeigten sich bei einer 4-jährigen Patientin mit Juveniler idiopathischer Arthritis unterhalb der Patellasehne (PS) Ergussbildung und synoviale Hypertrophie mit Hypervaskularisation innerhalb der Bursa infrapatellaris profunda als Zeichen für eine aktive Bursitis.

Abb. 3.6n Im infrapatellaren TS zeigt sich bei der Patientin aus Abb. 13.3m unterhalb der Patellasehne (PS) Ergussbildung und synoviale Hypertrophie mit Hypervaskularisation innerhalb der Bursa infrapatellaris profunda als Zeichen für eine aktive Bursitis.

Abb. 3.6o Im oberen anterioren TS der linken Schulter zeigt sich bei einer 14-jährigen Patientin mit juveniler idiopathischer Arthritis unterhalb des M. deltoideus eine Bursitis subdeltoidea mit Erguss und synovialer Hypertrophie mit Hypervaskularisation als Zeichen für eine aktive Bursitis.

Abb. 3.6p Im dorsalen LS über dem 2. Metakarpophalangealgelenk zeigt sich bei einer 14-jährigen Patientin mit juveniler idiopathischer Arthritis eine erosive Veränderung (Minusdefekt) am Metakarpalköpfchen (Pfeil). Man sieht eine Unterbrechung der Kortikalis.

Abb. 3.6q Im posterioren LS über dem Talus zeigt sich bei einer 14-jährigen Patientin mit seropositiver Polyarthritis eine erosive Veränderung (Minusdefekt) am Caput tali rechtsseitig (Pfeil). Linksseitig im Seitenvergleich unauffälliger Befund.

Abb. 3.6r Im suprapatellaren LS zeigt sich bei einer 7-jährigen Patientin mit juveniler idiopathischer Arthritis innerhalb der Quadrizepssehne eine echoreiche unregelmäßige Struktur mit posteriorer Schallauslöschung. Hierbei handelt es sich um eine Verkalkung innerhalb der Quadrizepssehne nach mehrfacher Injektion.

Fazit

- Bursitis als häufige Begleitmanifestation bei juveniler idiopathischer Arthritis (Klinik, Sonografie, Punktion)
- Erosion in 2 Ebenen im B-Mode (Sonografie sensitiver als Röntgen)
- MRT bei Verdacht auf tiefere knöcherne Beteiligung, ggf. Röntgen

3.7 Kinderorthopädische Eingriffe

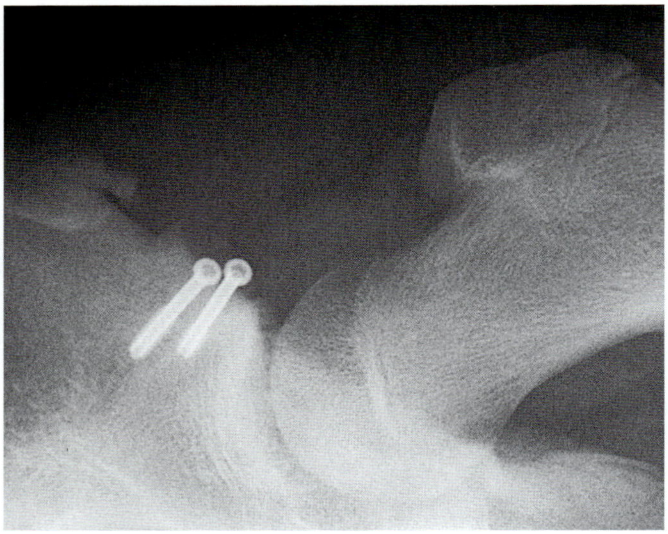

Abb. 3.7a

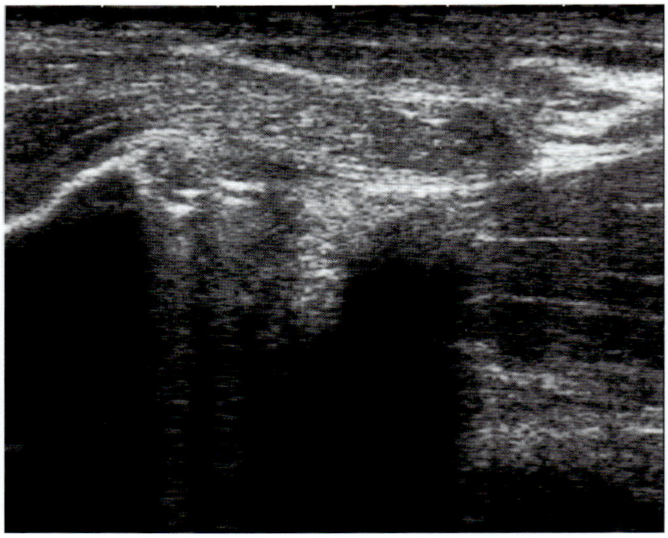

Abb. 3.7b

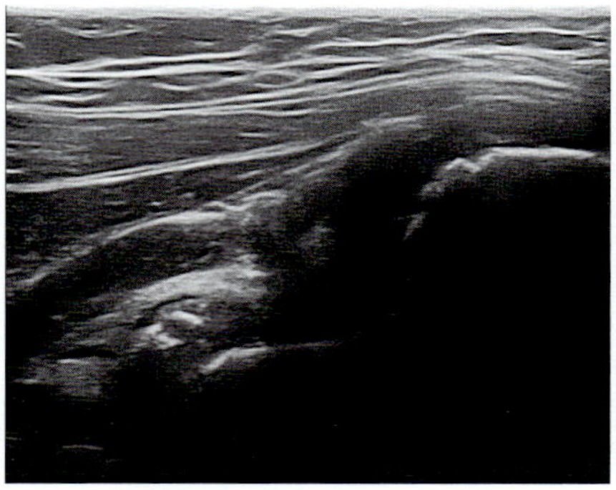

Abb. 3.7c

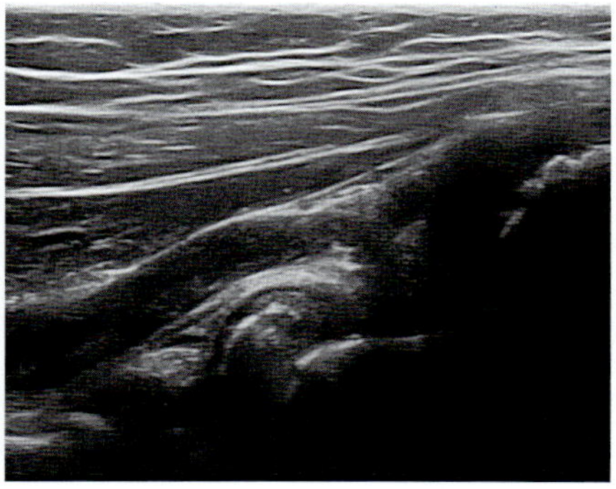

Abb. 3.7d

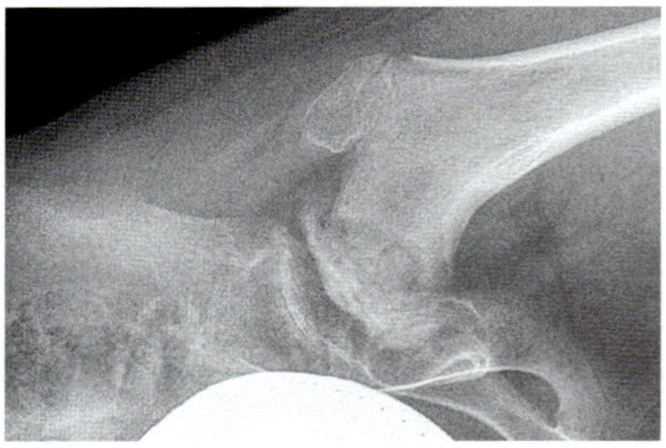

Abb. 3.7e

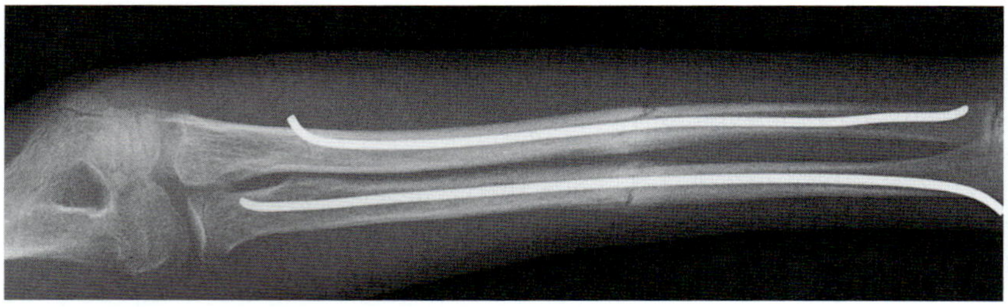

Abb. 3.7f

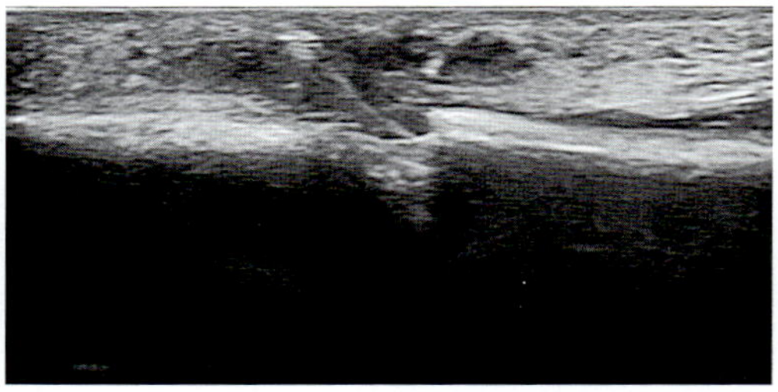

Abb. 3.7g

Fragestellung an die Bildgebung

- Lokalisation von Implantaten
- Pathologische Beweglichkeit oder Instabilität
- Kontrollen nach Band- oder Sehnenrefixation

Abb. 3.7a und Abb. 3.7b Bei diesem 14-jährigenFußballspieler war ein Ausriss der Spina iliaca anterior inferior mit Schrauben refixiert worden. Die Sonokontrolle im anterioren LS nach 3 Wochen zeigt einen regulären Verlauf der refixierten Rectussehne und der Lage der Schraubenköpfe.

Abb. 3.7c, Abb. 3.7d und Abb. 3.7e Bei diesem 6-jährigen Jungen bestand ein Morbus Perthes im Kondensationsstadium, der lange Zeit mit ausreichender Beweglichkeit und minimalem Hinken klinisch mäßig symptomatisch war. Aufgrund zunehmend schmerzhafter Bewegungseinschränkung erfolgte zunächst eine Kontrollsonografie im lateralen LS in Nativposition (Abb. 3.7c) und in maximaler Abduktion (Abb. 3.7d), die pathologische Beweglichkeit über den Hüftkopfdefekt als Hypomochlion demonstrierte. Die daraufhin erfolgte Röntgendiagnostik (Abb. 3.7e) bestätigt den Befund und somit die OP-Indikation zur Verbesserung des Containments.

Abb. 3.7f und Abb. 3.7g Das 7-jährige Mädchen hatte nach kompletter Unterarmfraktur eine transkutane medulläre Stabilisierung mittels ESIN erhalten. Der proximale ulnare Zugang machte dabei subkutan Beschwerden. Sonografisch fand sich im Eintrittsbereich des Nagels eine lokale Pseudobursitis, die sich echoarm um das Nagelende abgrenzt.

Fazit

- Oberflächlich liegende Implantate können meist gut lokalisiert werden und prä- oder intraoperativ sonografisch unterstützt entfernt werden.
- Stabilitäts- und Mobilitätstestung unter Sicht auf den Ultraschallmonitor hilft, pathologische Bewegungsphänomene abzuklären.
- Weichteileingriffe können hinsichtlich Rerupturen abgeklärt werden.

KAPITEL

4 Schulter

4.1 Läsionen der Rotatorenmanschette

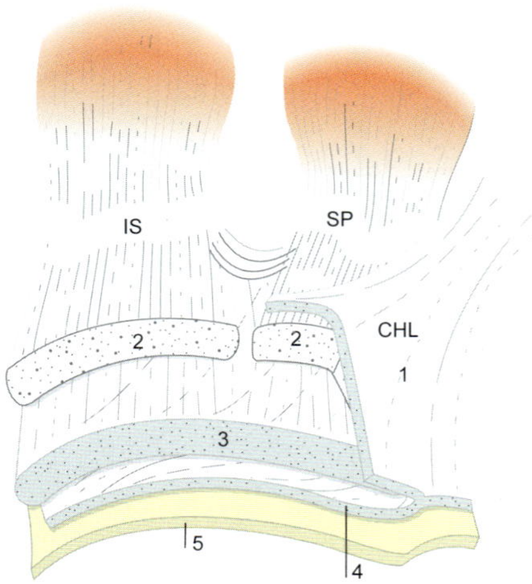

Abb. 4.1a

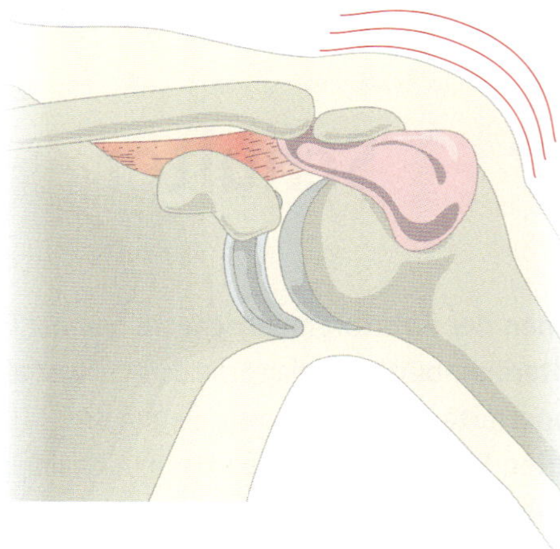

Abb. 4.1b

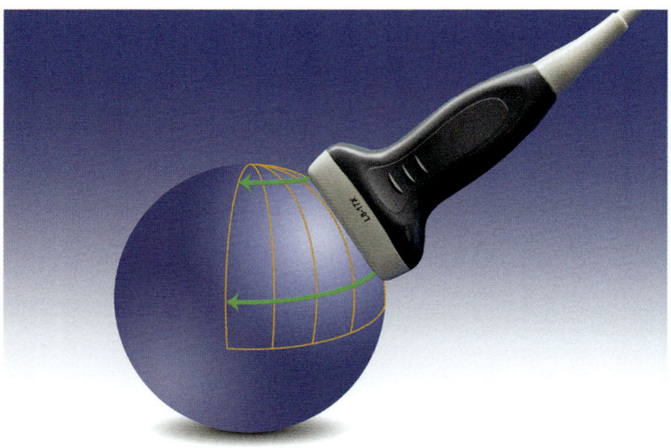

Abb. 4.1c

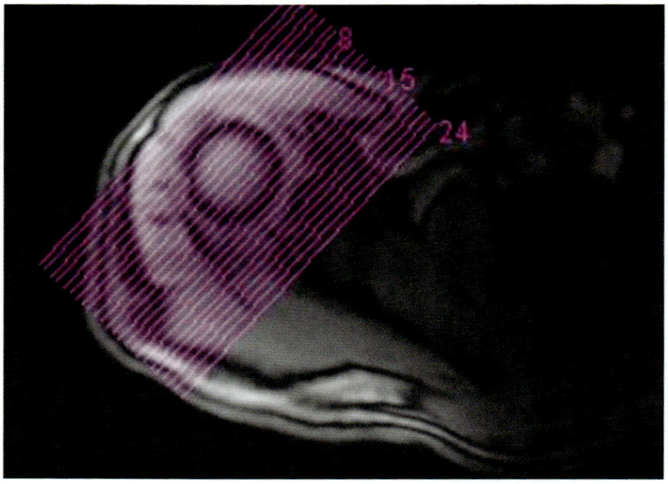

Abb. 4.1d

Tab. 4.1 Klassifikationen von Rotatorenmanschettenläsionen

Ellman	< 1/4 Sehnen-Ø oder < 3 mm, < 1/2 Sehnen-Ø oder 3–6 mm, > 6 mm
Bateman	< 1 cm, 1–3 cm, 3–5 cm, > 5 cm
Patte	< 1 cm, Supraspinatus komplett, mehr als 1 Sehne komplett, + Omarthrose **Grad 1:** kurze Retraktion, **Grad 2:** Retraktion bis zum Scheitel des Humeruskopfes, **Grad 3:** Retraktion bis zur Glenoidkante
Habermeyer	3 Zonen: Subscapularis, Supraspinatus, Infraspinatus + Teres minor
Fox/Romeo	Subscapularis: partiell, obere 25 %, obere 50 %, gesamte Sehne
Snyder	articular, bursal, complete
STAS	Supraspinatus Tendon Articular-Sided but not at footprint
CID	Concealed Intratendinous Delamination
PASTA	Partial Articular-sided Supraspinatus Tendon Avulsion
PAINT	Partial Articular-sided Tear with INTratendinous extension

Fragestellung an die Bildgebung

- Sonografische Differenzierung und Klassifikation von Rotatorenmanschettendefekten
- Lokalisation, Größe, Genese
- Begleitveränderungen, Aktivierung, Prognose?

Schäden der Rotatorenmanschette sind strukturell heterogen. Lokalisiert sind sie am häufigsten in der Ansatzsehne des M. supraspinatus zu finden, seltener anterior im Intervall zwischen Supraspinatussehne und Subscapularissehne bzw. im Bereich der Infraspinatussehne.

Abb. 4.1a Die Gelenkkapsel wird durch Kapselbänder verstärkt, die sich in verschiedenen Schichten mit den Ansatzsehnen der Rotatorenmanschette im subakromialen Komplex vereinigen. Lig. coracohumerale oberflächlicher Anteil (1), gerade (2) und schräge (3) Fasern der Sehnen der Mm. infraspinatus (IS) und supraspinatus (SP), tiefer Anteil Lig. coracohumerale (4), Gelenkkapsel (5).

Abb. 4.1b Durch die große Globalbeweglichkeit des menschlichen glenohumeralen Gelenks kann es sowohl zu extrinsischen, meist subakromial gelegenen, aber auch intrinsischen, also sehneninternen Degenerationen kommen. Initial finden sich meist tendopathische Veränderungen, die mit einer Schwächung biomechanischer Belastbarkeit einhergehen und sich in partielle und komplette (= transmurale) Defekte fortsetzen können. Nicht immer sind diese Veränderungen jedoch klinisch und funktional auffällig.

Abb. 4.1c und Abb. 4.1d Für die Beschreibung von Schäden der Rotatorenmanschette existiert eine Fülle verschiedener Einteilungen, die das intraoperativ vorzufindende pathomorphologische Substrat auch in der präoperativen Bildgebung zur Abbildung kommen lassen sollten. Die hochauflösende Sonografie kann dabei der MRT gleichwertige Sensitivität und Spezifität aufweisen. Der Vorteil der Sonografie liegt in der multiplanaren Detektion der individuellen Pathologie in radiären, also auf die anatomische Lage der Rotatorenmanschette auf dem Humeruskopf zentrierten Schnitten (Abb. 4.1c), während die MRT rein parallele und somit weniger anatomiegerechte Schichten erzeugt (Abb. 4.1d). Die MRT hat Vorteile in der Erfassung tiefer oder hinter dem Knochen liegender Strukturen und in der Differenzierung zwischen soliden Geweben und Ödem oder Fettsignal. Weitere Vorteile der Sonografie sind insbesondere die Möglichkeit dynamischer Untersuchung inklusive Stabilitätstestung und der Seitenvergleich sowie die geringere Artefaktanfälligkeit im Vergleich mit der MRT. Schädigungen der Rotatorenmanschette sollen im Ultraschall wie in der MRT grundsätzlich in zwei Ebenen, also in anterolateralen bzw. sagittalen Longitudinalschnitten sowie anterolateralen TS dargestellt werden.

Tab. 4.1 Die verschiedenen Klassifikationen von Rotatorenmanschettenläsionen variieren nach Lokalisation, Tiefe, Form und Ausdehnung des Defekts. Für die operative Versorgung ist vor allem relevant, welcher Aufwand betrieben werden muss, um eine Rekonstruktion zu erreichen, und welcher operative Zugang dazu gewählt werden muss. Für das postoperative Outcome spielt die Defektgröße die bedeutendste Rolle.

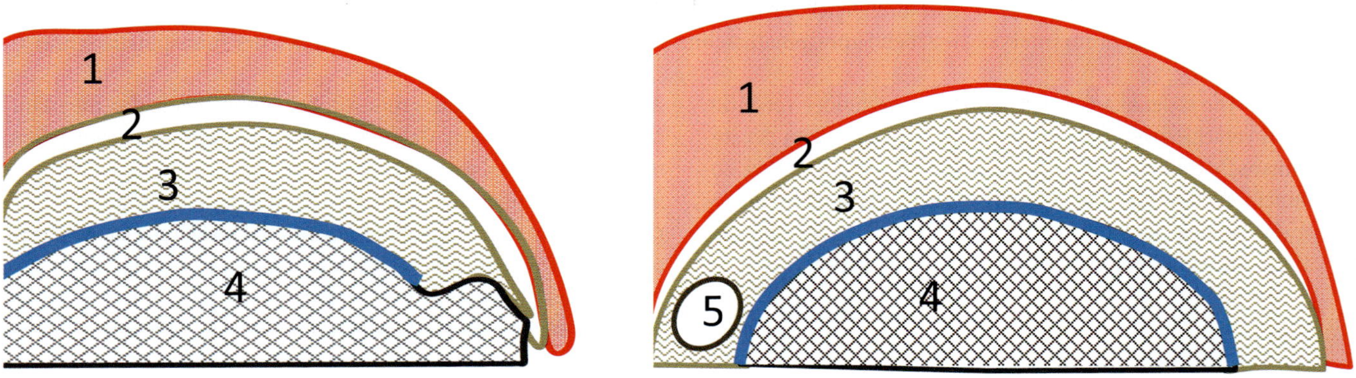

Abb. 4.1e

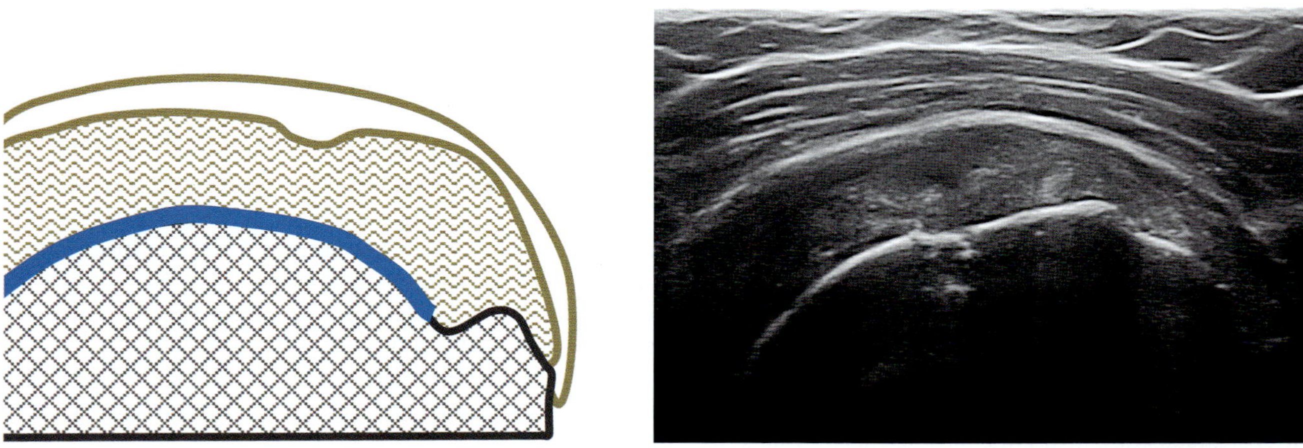

Abb. 4.1f

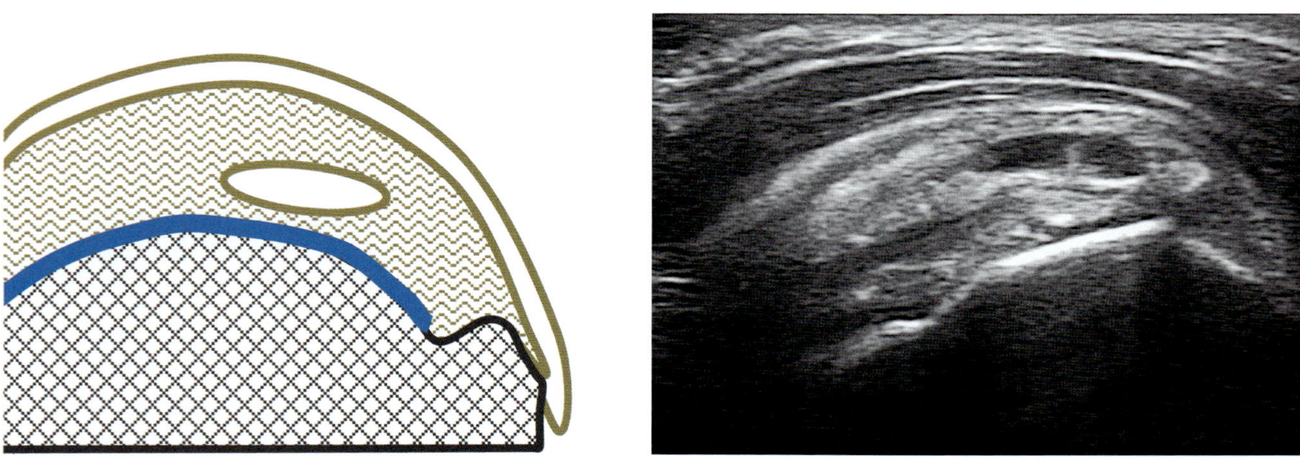

Abb. 4.1g

Abb. 4.1e Normalbefund, der im anterolateralen LS bildlich als „Rabenschnabel" und im anterolateralen TS als „Radmuster" bezeichnet wird. Die Beachtung der Dreischichtung (Deltamuskel [1], Bursa [2], Sehne [3], Humeruskopf [4], lange Bizepssehne [5]) ist der Schlüssel für das Erkennen transmuraler Defekte, da hier die Dreischichtung in einer Ebene zu einer Zweischichtung wird. Klare sonografische Kriterien für Rotatorenmanschettenläsionen sind geografischer bzw. morphologischer Art (Kontur- und Strukturkriterien nach Hedtmann) im Sinne einer Konturumkehr von konvex nach konkav, Kalibersprung, (sub)totaler Abflachung sowie fehlender Darstellbarkeit bzw. Totaldefekt mit Retraktion. Inhomogenität der RM gilt als relevantes Struktur- oder Texturkriterium. Die schematische Einteilung der verschiedenen Defektformen lässt sich am besten im anterolateralen LS erklären. Partialdefekte, meist trotz atraumatischer Genese als „Teilrupturen" bezeichnete Schädigungen, können aus vorbestehenden Tendopathien entstehen. Lokalisation und Ausdehnung sind relevant.

Abb. 4.1f Bursal gelegene Läsionen tragen möglicherweise der Theorie von Neer Rechnung, dass die strukturelle Schädigung initial durch ein extrinsisches mechanisches Impingement verursacht wird. Das sehnenseitige Bursablatt bleibt dabei im Vergleich zu Totaldefekten erhalten. Die als PABST (Partial Anterior Bursal-sided Supraspinatus Tendon) bezeichnete Veränderung stellt eine Variante im Bereich des Rotatorenintervalls dar. Hiervon sind zu ca. 60 % der anteriore Anteil der Supraspinatussehne und zu ca. 40 % derjenige der Subscapularissehne betroffen. Diese Schädigungen sind ebenso wie eine damit einhergehende Instabilität der langen Bizepssehne sonografisch gut darstellbar, während die Pulley-Läsion, also eine Läsion der ringförmigen Umfassung der langen Bizepssehne, schwer differenzierbar ist.

Abb. 4.1g Dieser extrinsischen Genese hat Uhthoff den intrinsischen Primärschaden entgegengesetzt, der blutversorgungsbedingt zwischen druck- und zugbelasteten Sehnenanteilen im Bereich der kritischen Durchblutung ca. 1 cm medial der Sehneninsertion am Tuberculum majus zu lokalisieren sei (CID = Concealed Intratendinous Delamination).

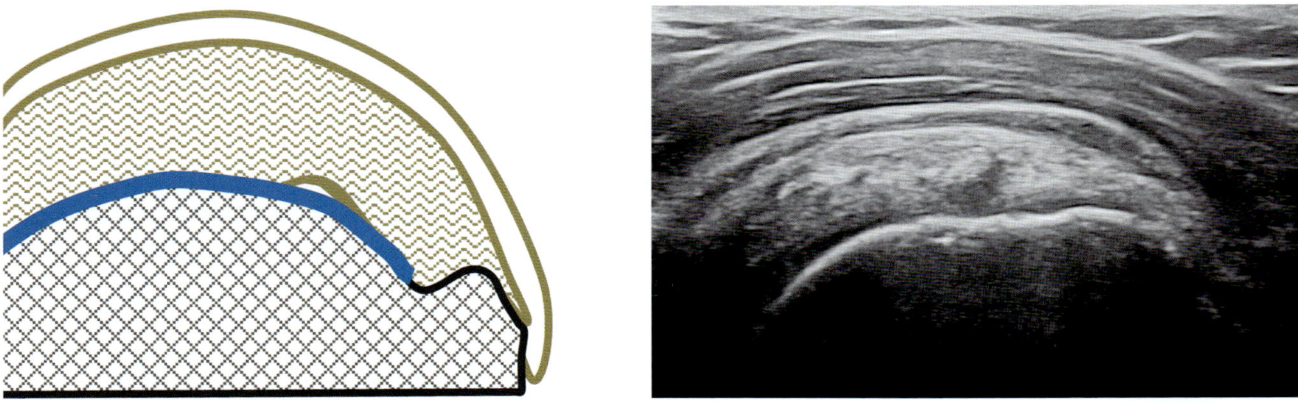

Abb. 4.1h

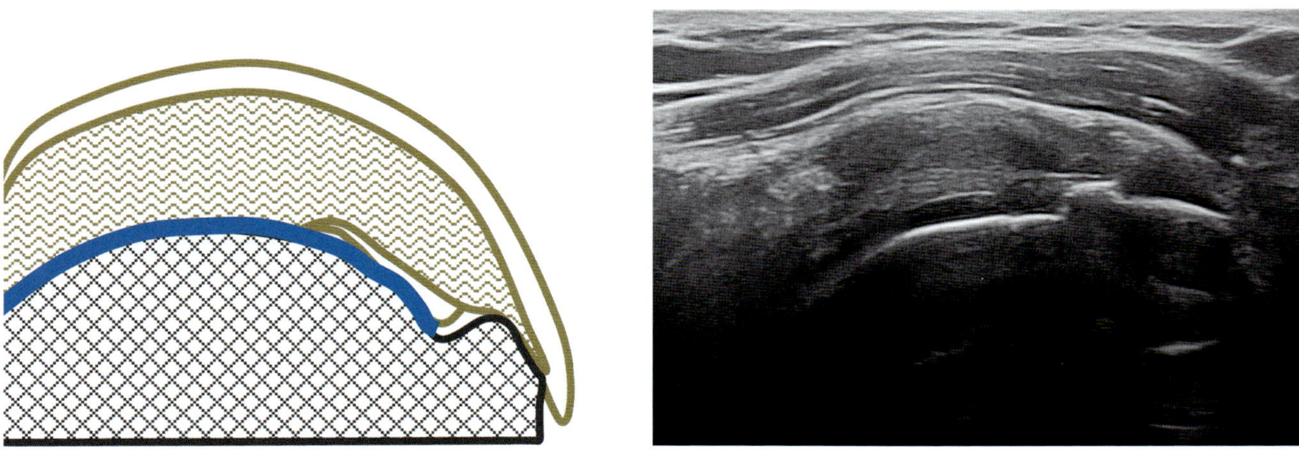

Abb. 4.1i

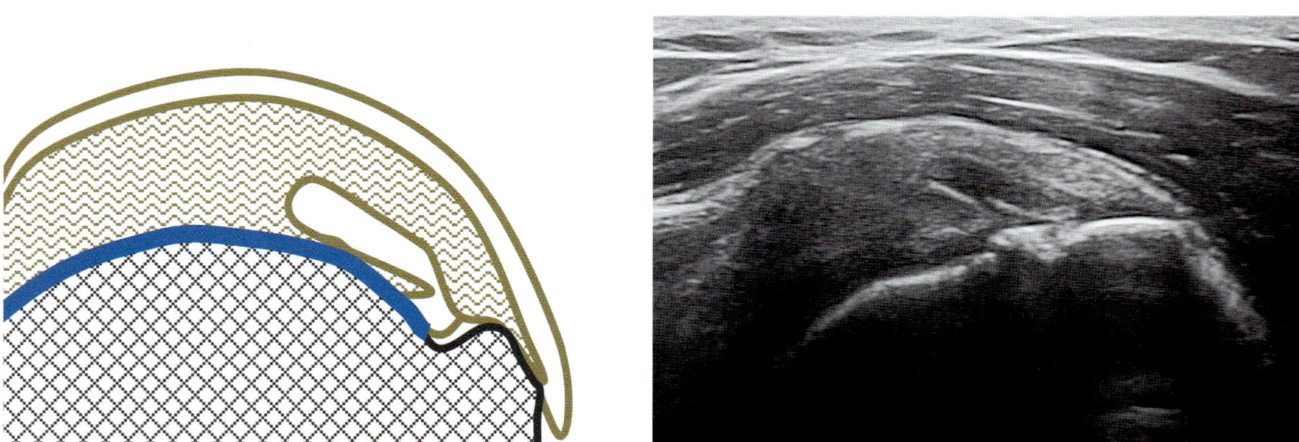

Abb. 4.1j

Abb. 4.1h Arthroskopisch bestätigt, bilden sich die meisten Schäden überwiegend von der Gelenkseite ausgehend. Intraoperative Befunde stellen die Basis für die operative Versorgung dar, sind jedoch in ihrer Komplexität präoperativ bildgebend oft schwer zu erfassen.

Abb. 4.1i Die PASTA-Läsion ist ein gelenkseitiger Partialdefekt mit Beteiligung des tendoossären Übergangs und wird im Sinne eines intrinsischen Impingements häufig bei Überkopfsportarten beobachtet. Es handelt sich um eine gelenkseitige Avulsion der Supraspinatussehne infolge chronisch-repetitiver Abduktion und Außenrotation, die die Unterfläche der Rotatorenmanschette mit dem posterosuperioren Glenoidrand in Kontakt und zur Auffaserung bringt.

Abb. 4.1j Von einer PAINT-Läsion spricht man, wenn sich die PASTA-Läsion in einen größeren intratendinösen Defektteil fortsetzt. Dieser Übergang kann fließend sein, da bei der PASTA-Läsion durch die Delaminierung von tieferen Sehnenanteilen häufig auch kleinere intratendinöse Defektteile vorhanden sind. Weiter nach lateral distal ausgedehnte Läsionen werden als Footprint-Schädigungen bezeichnet.

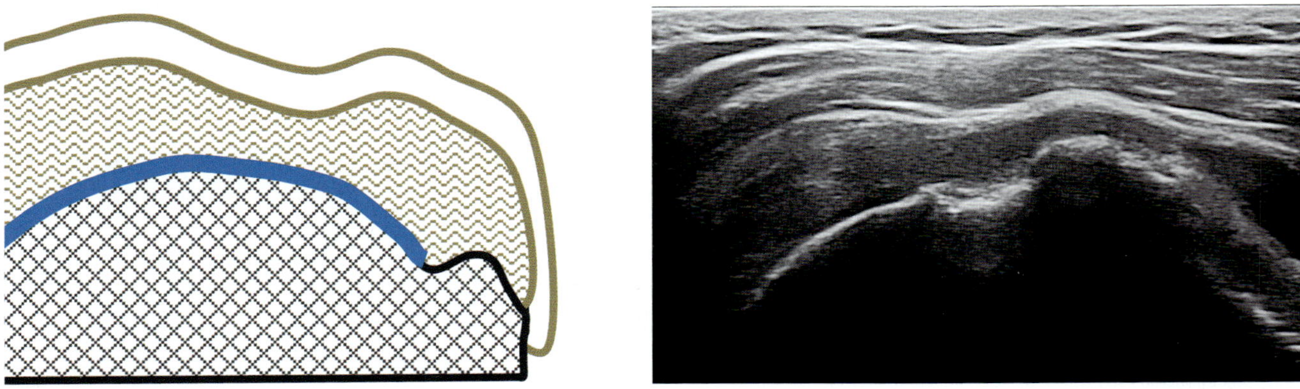

Abb. 4.1k

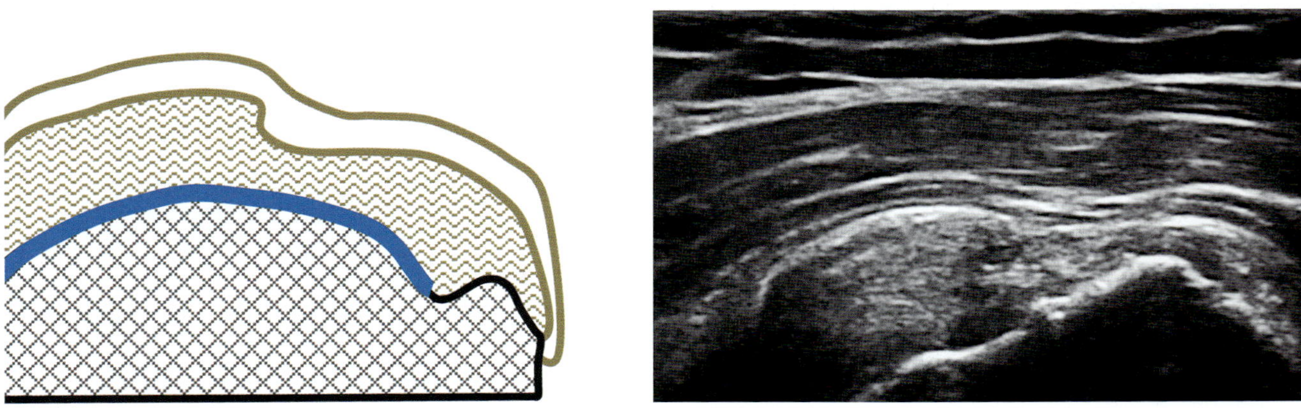

Abb. 4.1l

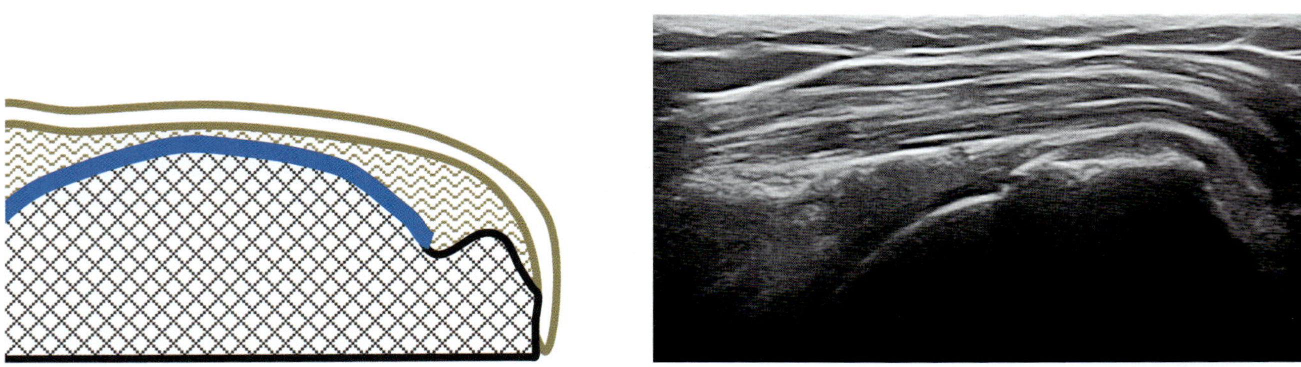

Abb. 4.1m

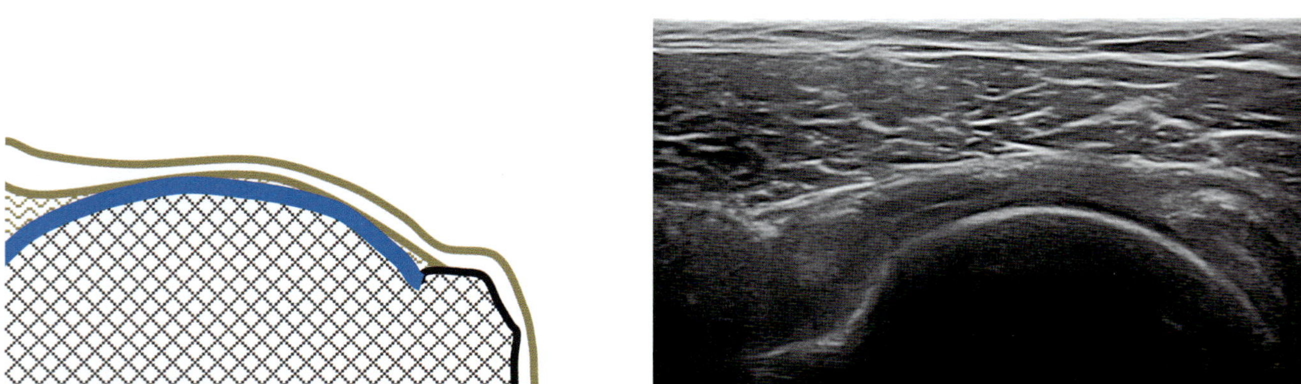

Abb. 4.1n

Bei fortgeschrittenen Fällen werden zunehmend osteoarthrotische Befunde, wie knöcherne Sporne, Aufrauung, Usurierung und Anbauten der Oberfläche des Humeruskopfs etc., auch sonografisch erkennbar. Die zunehmende Sehnenretraktion unter das Akromion, die fettige Degeneration der Sehne sowie die Atrophie des Muskelbauchs der geschädigten Sehnen können fast ausnahmslos nur mittels MRT beurteilt werden. Der Grad der Verfettung spielt vor allem für die operative Versorgung einer Rolle. Er wird üblicherweise nur in der MRT nach Goutallier beurteilt.

Abb. 4.1s Spätfolgen kompletter Rotatorenmanschettenläsionen können sich als Cuff-Arthropathie darstellen, worunter man sekundäre degenerative Veränderungen subsummiert. Dazu gehört die Azetabularisierung, also der direkte knöcherne Kontakt zwischen Humeruskopf und Azetabulumunterrand, arthrotische Veränderungen, reaktive Synovitis mit Ergussbildung und Auffüllung der Bursa subdeltoidea mit Flüssigkeit. Gegebenenfalls werden dann ein Röntgenbild oder eine weiterführende MRT- oder CT-Abklärung erforderlich.

Abb. 4.1t Eine mit wenig Schmerzen einhergehende Form der Kompensation einer chronischen Rotatorenmanschettenläsion lässt sich sonografisch durch ein echogen verdicktes Bursablatt über dem weitgehend glatten Humeruskopf links im anterolateralen TS, rechts im anterolateralen LS, erkennen.

Abb. 4.1u Im Frühstadium (einige Monate) eines transmuralen Supraspinatus-Sehnendefekts (links) ist eine beginnende Volumenreduktion des Muskels im seitenvergleichenden LS (rechts) der Fossa supraspinata noch ohne wesentliche Strukturauflösung der typischen Muskel-Fiederung erkennbar, die dann später aber stattfindet.

Abb. 4.1v Chronische Schädigungen im Bereich des M. infraspinatus können sich als Black Eye Sign zystenartig darstellen, links im posterioren LS, rechts im posterioren TS.

Fazit

Sonografische Kontur- und Strukturkriterien sowie die Begleitkriterien lassen in der Regel bei einer dynamischen Untersuchungstechnik im Seitenvergleich eine sichere Aussage bezüglich Defektlokalisation und -ausmaß zu, häufig sogar unter Berücksichtigung der Anamnese zum Defektalter.

4.2 Schulterinstabilität

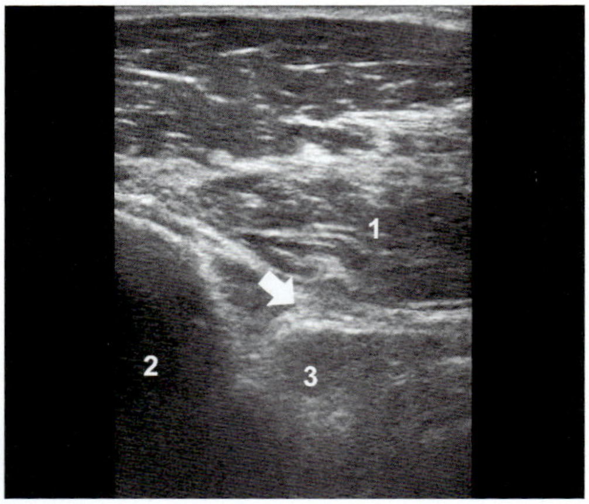

Abb. 4.2a

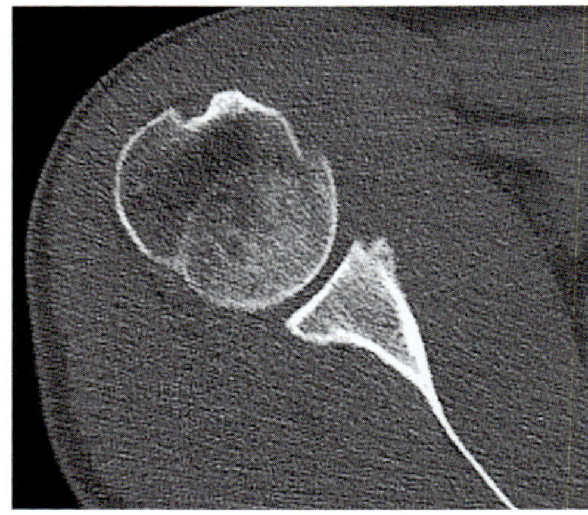

Abb. 4.2b

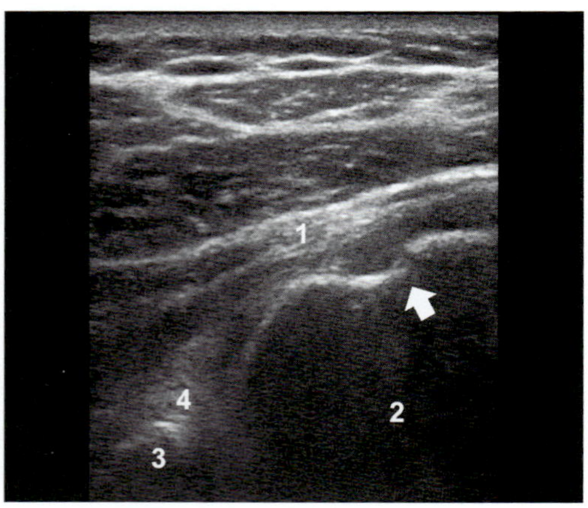

Abb. 4.2c

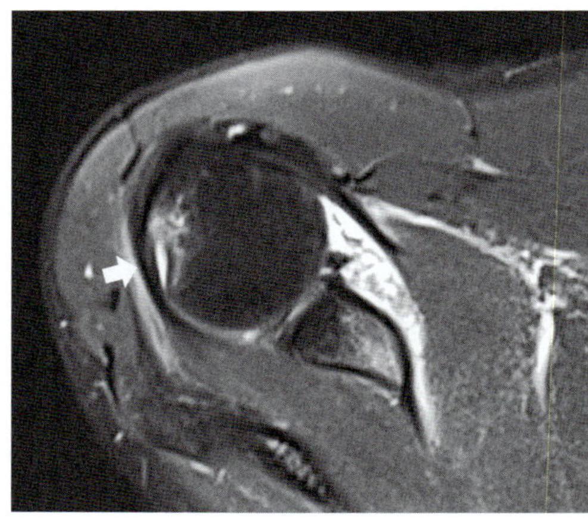

Abb. 4.2d

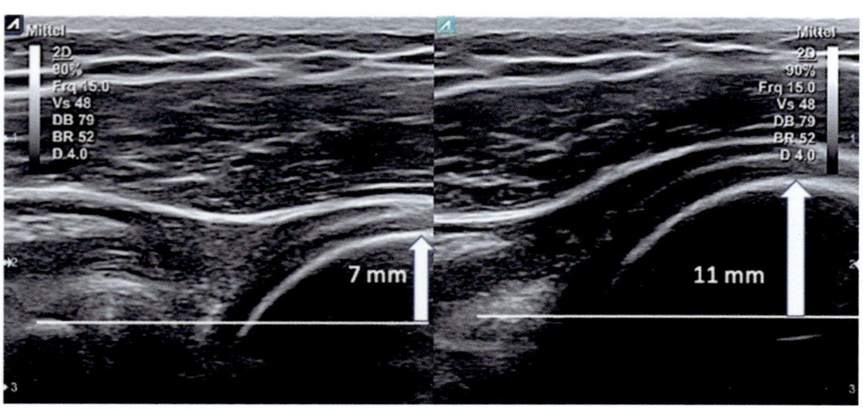

Abb. 4.2e und Abb. 4.2f

Fragestellung an die Bildgebung

- Kapsel-Labrum-Läsion (Bankart-Läsion, Perthes-Läsion, HAGL-Läsion, GLAD-Läsion)
- Knöcherner Defekt am Glenoid (Bony-Bankart-Defekt, Glenoidfraktur, erosiver Defekt)
- Knöcherner Defekt am Humeruskopf (Hill-Sachs-Defekt, inverser Hill-Sachs-Defekt)
- Begleitende Rotatorenmanschettenruptur
- Instabilität: Richtung, Grad

Abb. 4.2a Anteriorer TS 1: Subscapularis, 2: Humeruskopf, 3: anteriorer Glenoidrand, Pfeil: Bony-Bankart-Läsion.

Abb. 4.2b CT-Schulter mit Darstellung einer anteroinferioren Bony-Bankart-Läsion (Pfeil).

Abb. 4.2c Posteriorer TS 1: Infraspinatussehne, 2: Humeruskopf, 3: posteriorer Glenoidrand, 4: posteriores Labrum, Pfeil: Hill-Sachs-Defekt.

Abb. 4.2d MRT-Schulter mit Darstellung eines non-engaging (on-track) Hill-Sachs-Defekts (Pfeil).

Abb. 4.2e und Abb. 4.2f Posteriorer TS bei habitueller Instabilität. Abb. 4.2e nativ: Die Messlinie wird horizonal durch die echogene Linie (mit Schallschatten) der Gleonidoberkante gelegt und der Abstand zur Oberfläche des Humeruskopfs gemessen. Abb. 4.2f: Der Untersucher drückt den Humeruskopf unter sonografischer Kontrolle nach anterior. Es zeigt sich ein Vorschub von 4 mm. Der Seitvergleich ist immer durchzuführen, um eine allgemeine Laxität von einer Instabilität zu unterscheiden.

Fazit

- Akute Luxation: Ausschluss begleitende Rotatorenmanschettenruptur, Hill-Sachs-Delle
- Kapsel-Labrum-Pathologien und knöcherne Defekte an Gelenkpfanne und Humeruskopf Schnittbilddiagnostik überlegen
- Habituelle Instabilitäten: Instabilitätsrichtung und Ausmaß dynamisch erkennbar und ggf. messbar

4.3 Die operierte Schulter

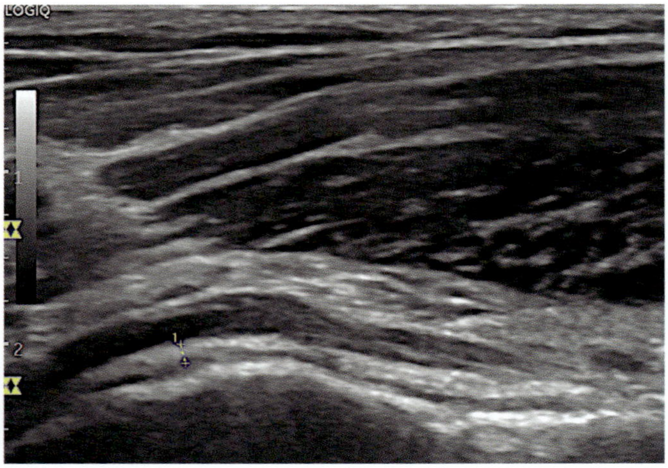

Abb. 4.3a

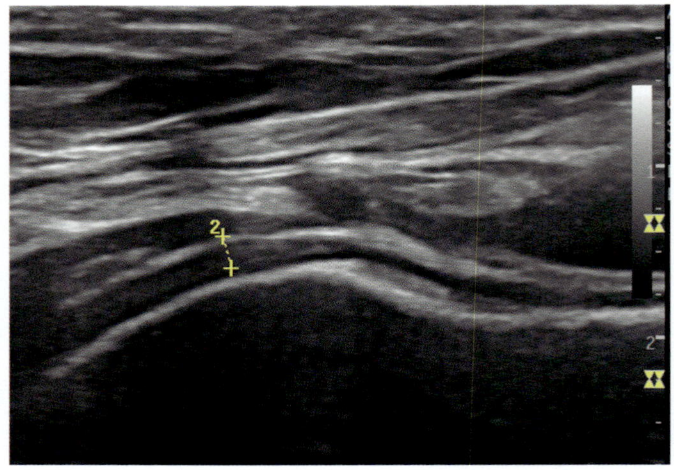

Abb. 4.3b

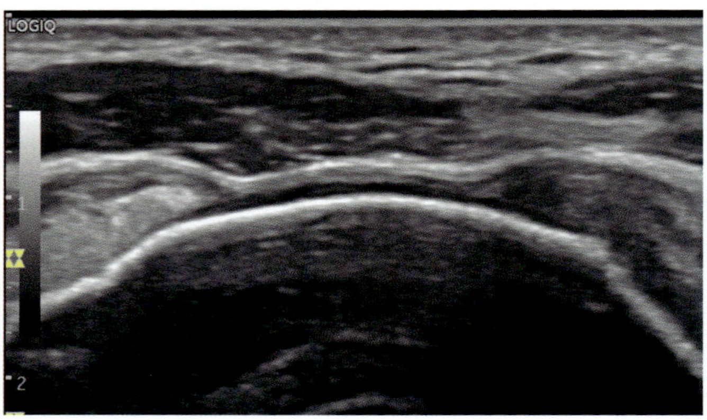

Abb. 4.3c

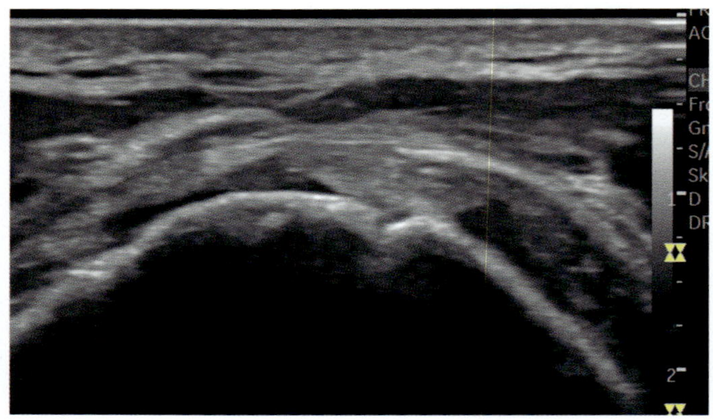

Abb. 4.3d

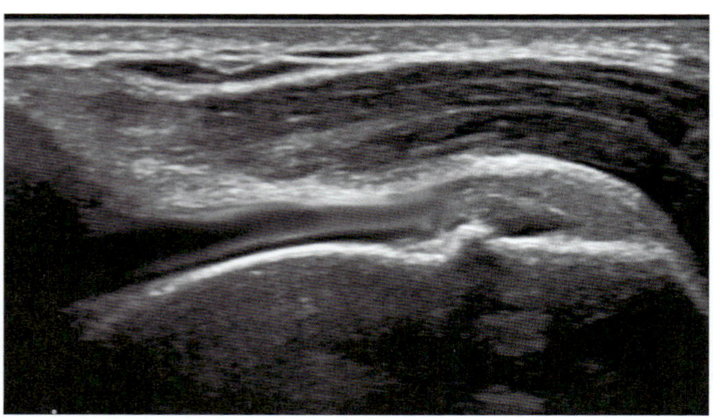

Abb. 4.3e

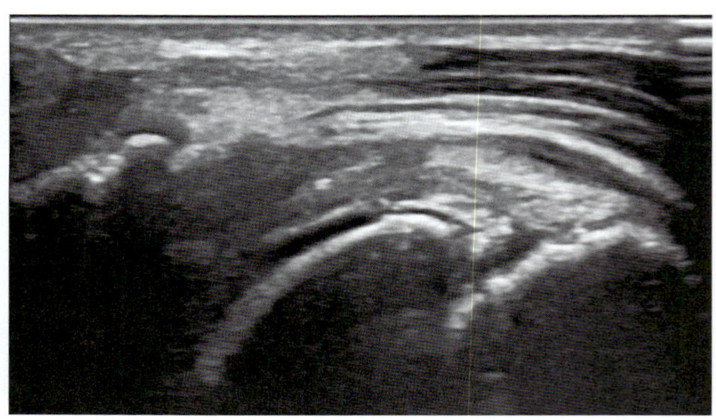

Abb. 4.3f

Abb. 4.3a Im Normalfall reagiert die Kapsel des Glenohumeralgelenks nach einer Operation, beispielsweise der Rotatorenmanschette, kaum und stellt sich in der Sonografie im axillären LS normal dar. Sie ist echoreich und folgt parallel der Kontur des Humerushalses

Abb. 4.3b In der Folge von Operationen, besonders im Bereich der Kapsel des Glenohumeralgelenks, kommt es in den Wochen nach der OP häufig zu einer Capsulitis adhaesiva (Frozen Shoulder). Die typische echoarme Verdickung der Kapsel im axillären Schnitt bei glatter Humeruskopfkontur erleichtert die Diagnosestellung sehr.

Abb. 4.3c Vor operativer Rekonstruktion der Supraspinatussehne (TS) zeigt sich eine echoarme diskontinuierliche Weichteilstruktur (= Bursa) mit Konvexitätsumkehr oder Kalibersprung und im dynamischen Test ist eine pathologische Relativbewegung zwischen Weichteil (Bursa) und Knochen provozierbar.

Abb. 4.3d Zustand nach operativer Rekonstruktion der Rotatorenmanschette mit nun wieder echoreicher und kontinuierlicher, durchgängiger Supraspinatusehne.
Zudem ist im dynamischen Test keinerlei Relativbewegung zwischen Sehne und Knochen provozierbar. Typisch ist die Sehne 6 Monate nach Operation etwas dünner als normal. Inhomogenitäten verbleiben regelhaft.

Abb. 4.3e Vor operativer Rekonstruktion der Supraspinatussehne (LS) zeigt die Abbildung eine echoarme diskontinuierliche Struktur mit Konvexitätsumkehr, Kalibersprung Konkavität und im dynamischen Test ist eine pathologische Relativbewegung zwischen Weichteil (Bursa) und Knochen provozierbar.

Abb. 4.3f Zustand nach operativer Rekonstruktion der Rotatorenmanschette mit nun wieder echoreicher und kontinuierlicher durchgängiger Supraspinatusehne.
Zudem ist im dynamischen Test keinerlei Relativbewegung zwischen Sehne und Knochen provozierbar. Inhomogenitäten verbleiben regelhaft, hier Fadenartefakte. Zudem ist der Ankereingang in den Knochen erkennbar.

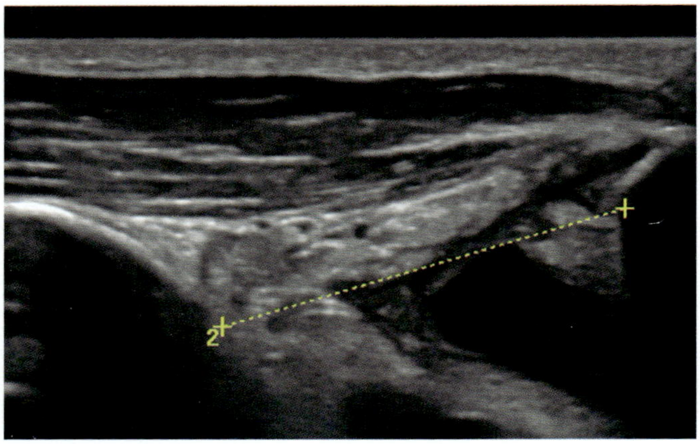

Abb. 4.3g

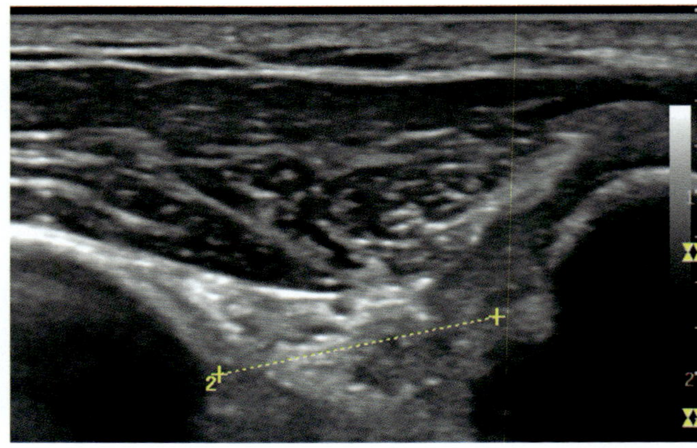

Abb. 4.3h

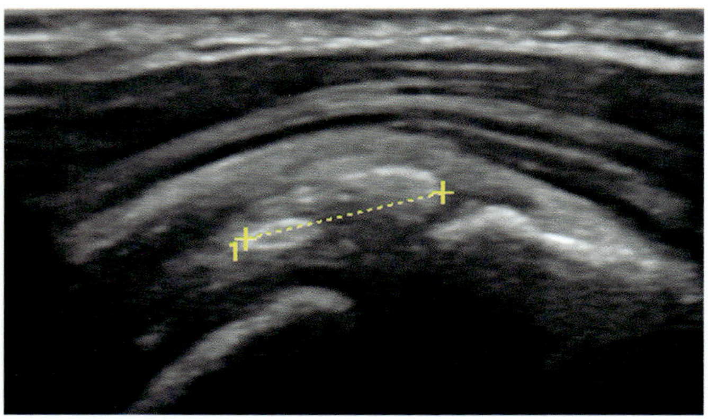

Abb. 4.3i

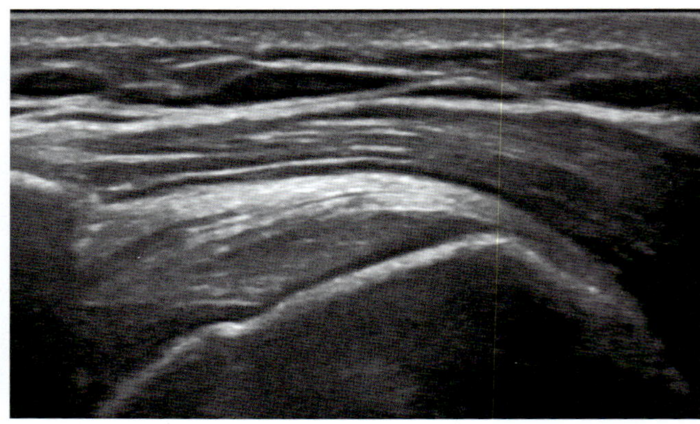

Abb. 4.3j

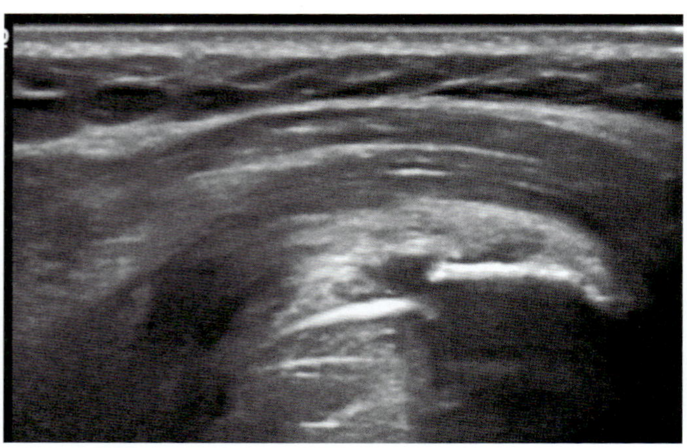

Abb. 4.3k

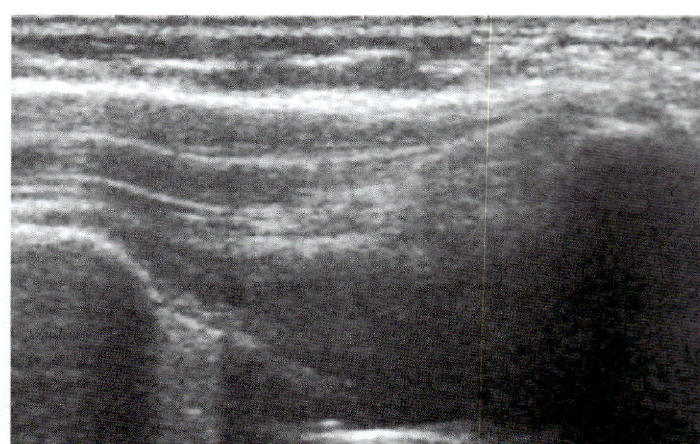

Abb. 4.3l

Fragestellung an die Bildgebung

- Echoarme Kapselverdickung bei glatter Humeruskopfkontur Hinweis auf Capsulitis adhaesiva?
- Kontinuität der operierten Sehne im dynamischen Test, pathologische Relativbewegung zwischen Knochen und Weichteilbelag?
- Korakoklavikulare Distanz nach OP (Schultereckgelenk-Stabilisation) wiederhergestellt?
- Schallschatten unter dem Kalkdepot und die Sehnenverdickung samt Kalkdepot postoperativ verschwunden?

Abb. 4.3g Vor operativer Stabilisation des Schultereckgelenks zeigt die Abbildung im coracoacroialen LS echoarme diskontinuierliche coracoclaviculäre Bänder mit pathologisch vergrößerter coracoclaviculärer Distanz. Es zeigt sich hier ein „Knopflochhämatom".

Abb. 4.3h Die Abbildung zeigt 3 Monate postoperativ wieder echoreiche kontinuierlich durchgängige coracoclaviculare Bänder mit Normalisierung der coracoclaviculären Distanz.
Zudem lässt sich im dynamischen Test diese Distanz postoperativ nicht mehr vergrößern. Vermehrte Flüssigkeit lässt sich im Seitenvergleich dann nicht mehr nachweisen.

Abb. 4.3i LS. Situation vor operativer Ausräumung des Kalkdepots mit Schallschatten und Sehnenverdickung im Abschnitt der Supraspinatussehne.

Abb. 4.3j Ein Jahr nach Operation lassen sich kein Kalkdepot mit Schallschatten und keine echoarme Verdickung der Sehne mehr nachweisen. Kleinere Inhomogenitäten können verbleiben.

Abb. 4.3k Situation nach Implantation einer anatomischen Schulterendoprothese bei Omarthrose (LS). Die Rotatorenmanschette ist in allen Anteilen problemlos nachweisbar. Hier ist die Supraspinatussehne abgebildet.

Abb. 4.3l Hier zeigt sich bei Z. n. Implantation einer anatomischen Schultertotalendoprothese ein transmuraler Rotatorenmanschettendefekt, der für einen schmerzhaften Funktionsverlust verantwortlich ist. Die Sonografie hat hier im Vergleich zu allen anderen bildgebenden Verfahren ein Alleinstellungsmerkmal.

Fazit

- Postoperativ sind Röntgen und Sonografie in der Regel ausreichende bildgebende Verfahren.
- Die Sonografie hat nach Rotatorenmanschetten-OP im Vergleich zur MRT eine wesentlich höhere Aussagekraft, nach TEP bezüglich der Weichteile ein Alleinstellungsmerkmal. Die rekonstruierte Sehne ist erst echoärmer und zeigt Inhomogenitäten, z. B. durch Fadenmaterial, später wird sie wieder echoreich.
- Postoperativ ist die Durchführung einer CT oder MRT additiv zur Sonografie nur sehr selten sinnvoll (Implantatlockerung, Osteonekrose, straffe Pseudarthrose).

4.4 Injektion Bursa subdeltoidea

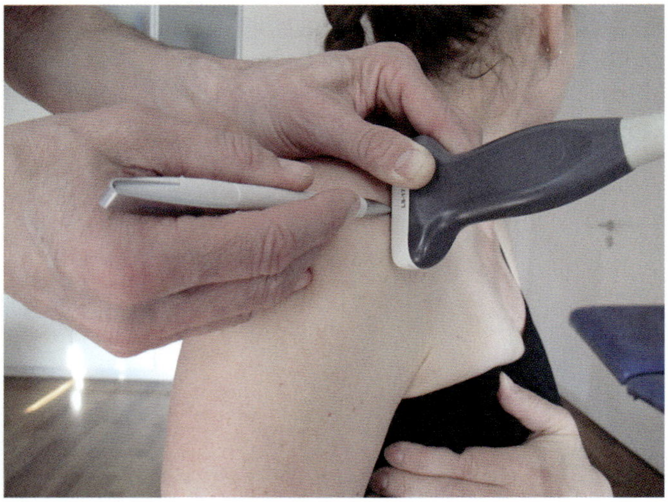
Abb. 4.4a

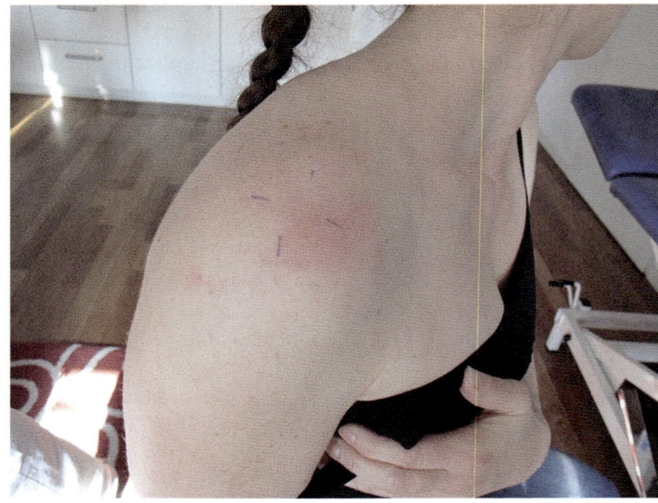
Abb. 4.4b

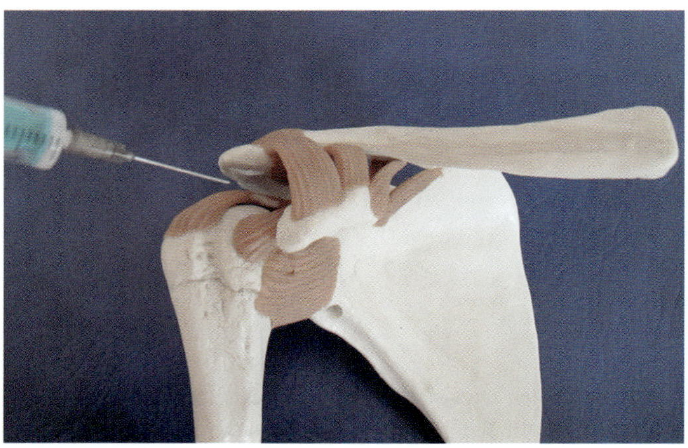
Abb. 4.4c

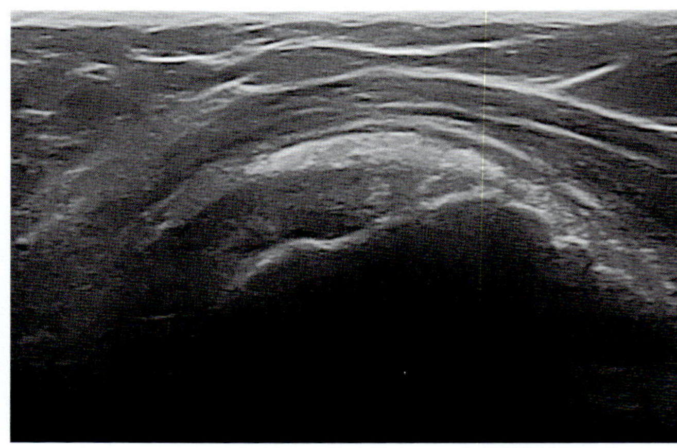
Abb. 4.4d

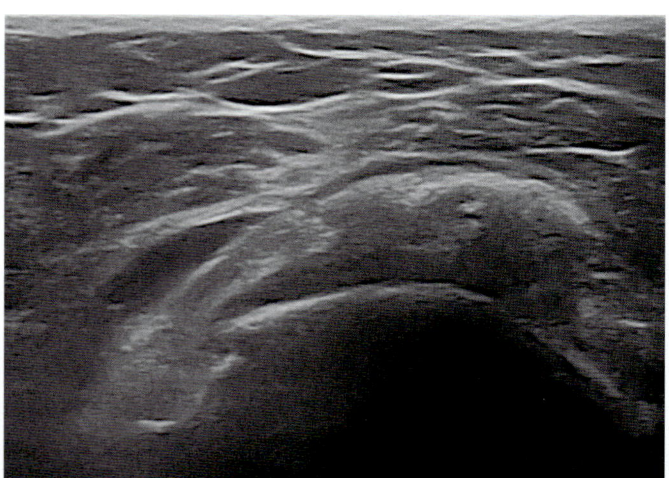
Abb. 4.4e

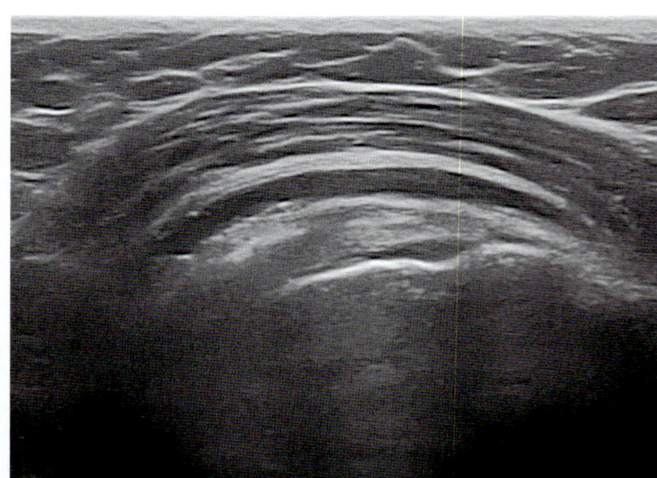
Abb. 4.4f

Abb. 4.4a und Abb. 4.4b Die Injektion in die Bursa subdeltoidea erfolgt bei stark schmerzhaftem blanden Impingement, besonders häufig aber bei Tendinosis calcarea, bei der nur höchst selten eine begleitende Bursitis vorkommt. Dennoch bringt die Injektion in die Bursa häufig Linderung. Im anterolateralen LS wird der subakromiale Spalt lokalisiert und unter Monitorkontrolle mittels einer Büroklammer oder einer Kugelschreibermine am Monitor (Schallauslöschung!) mit einem Fadenkreuz markiert.

Abb. 4.4c Injektion am Anatomiemodell.

Abb. 4.4d Im anterolateralen LS stellt sich hier der große dichte Kalkherd im Bereich der Supraspinatussehne dar.

Abb. 4.4e und Abb. 4.4f Am Monitor lässt sich die erfolgreiche subakromiale Infiltration im TS (Abb. 4.4e) bzw. im LS (Abb. 4.4f) durch die echoarme Flüssigkeitssichel im bursalen Gleitspalt kontrollieren. Dies fördert auch die Compliance für den Patienten.

4.5 Injektion Recessus bicipitalis

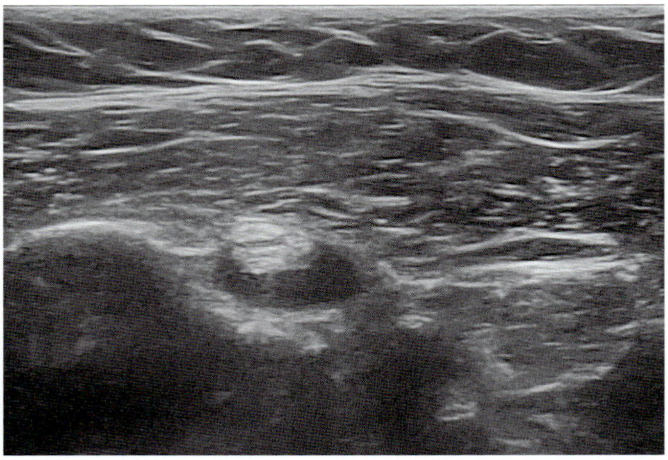

Abb. 4.5a

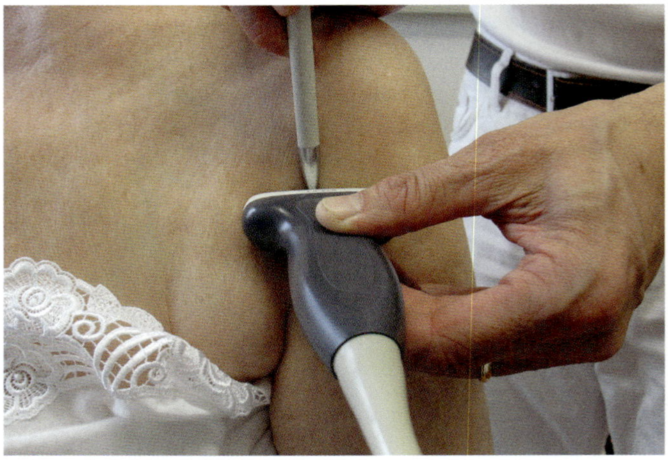

Abb. 4.5b

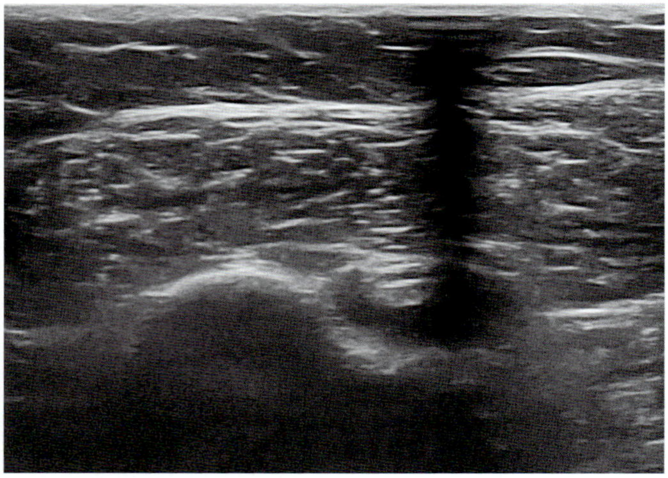

Abb. 4.5c

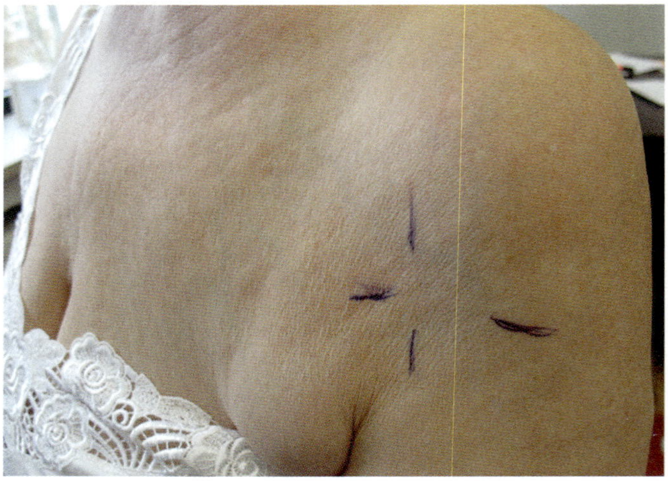

Abb. 4.5d

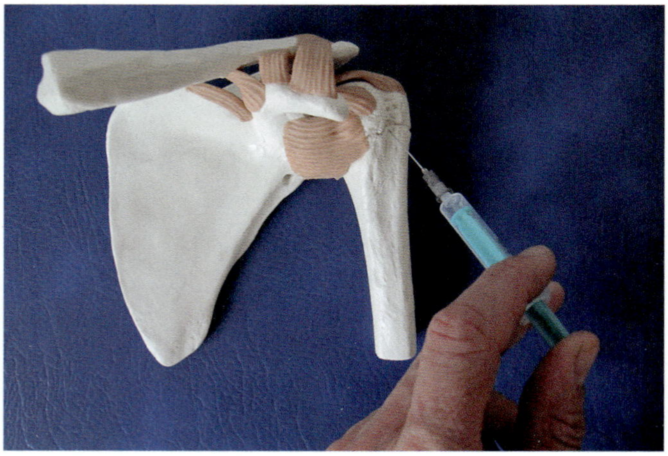

Abb. 4.5e

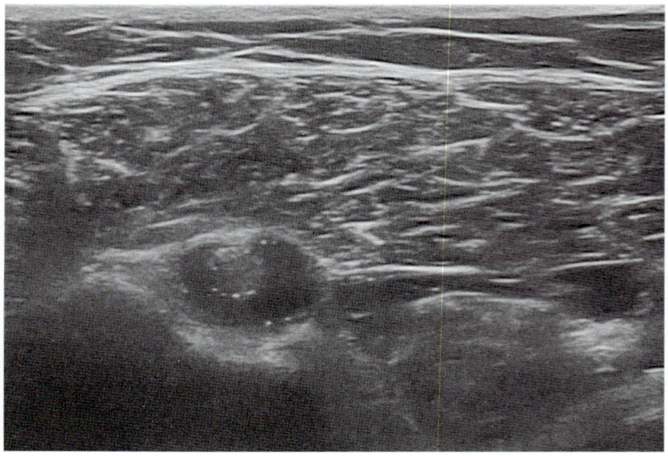

Abb. 4.5f

Abb. 4.7a Sonografie des zervikalen Abschnittes des N. suprascapularis (axial). Abbildungen von links (kranial) nach rechts (kaudal). 1: Zunächst kranial Darstellung der Rami ventrales C5 und C6 in der Scalenuslücke zwischen M. scalenus medius (SM) und M. scalenus anterior (SA). Außerdem ist noch der Ramus ventralis C7 abgebildet. 2: Im weiteren Verlauf nach kaudal kommt es zum Faseraustausch zwischen den Rami ventrales C5 und C6 und es entsteht der Truncus superior (TS). Der Ast, der sich vom Truncus superior separiert und nach lateral über den Oberrand des M. scalenus medius zieht (gelber Pfeil) ist der N. suprascapularis. Im Bild findet sich kaudal davon noch der Truncus medius aus C7. 3: Im weiteren Verlauf nach caudal befindet sich der N. suprascapularis supraclavikulär in Höhe der A. subclavia (AS) und des Plexus brachialis (PB) weiter lateral von diesem (gelber Pfeil) und wird vom Venter inferior des M. omohyoideus überdacht. 4: Von hier zieht er immer weiter nach lateral in Richtung Incisura scapulae.

Abb. 4.7b Sonografie des skapulären Abschnittes des N. suprascapularis (axial). Abbildungen von links (kranial) nach rechts (kaudal) Eintritt über die Inciusra scapulae in die Fossa supraspinata. Der N. suprascapularis (gelb) liegt unter dem M. trapezius und dem M. supraspinatus. Zunächst wird er von der Begleitarterie (A. suprascapularis, rot) durch das Lig. transversum scapulae superius in der Incisura scapulae getrennt (weiße Linie) und liegt unter diesem, die Arterie darüber. Im weiteren Verlauf nach kaudal findet man ihn in der Fossa supraspinata neben dem Gefäß. Darüber liegen die Mm. trapezius und supraspinatus. In Höhe der Spina scapulae zieht er durch die Incisura spinoglenoidalis weiter nach kaudal in die Fossa infraspinata, wo er seine Äste zum M. infraspinatus abgibt. Er wird hier von den Mm. deltoideus und infraspinatus überdacht.

Fazit

Besonders bei Sportlern können brennende Schulterschmerzen in seltenen Fällen Ausdruck einer Neuropathie des N. suprascapularis sein, v.a wenn sich die Symptomatik über Nacht durch eine Schulterabduktion über 90° verstärkt. Im fortgeschrittenen Stadium ist eine Parese/Atrophie des M. infraspinatus oder der Mm. infra- und supraspinatus je nach Schädigungsort möglich. Die Sonografie kann helfen, Schädigungsursachen (z.B. Ganglienzysten) aufzudecken und gleichzeitig einen gezielten ultraschallgestützten Block ermöglichen.

4.8 Needling Tendinosis calcarea

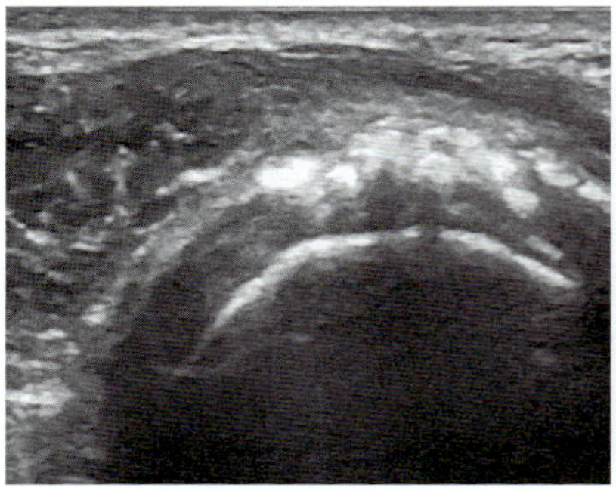
Abb. 4.8a

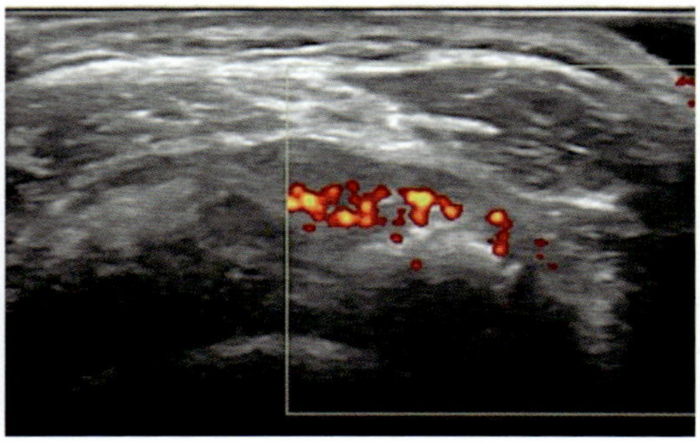
Abb. 4.8b

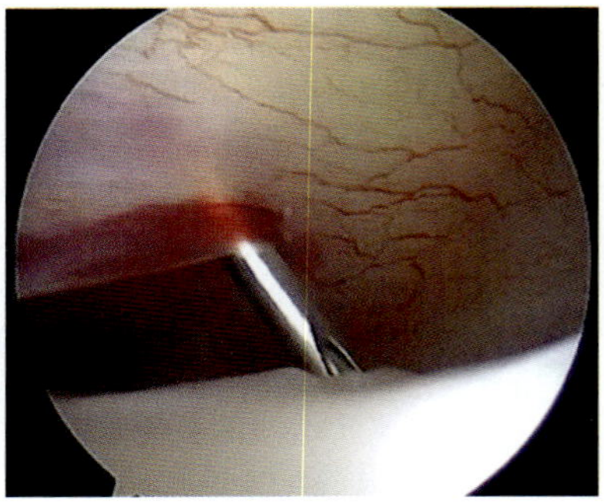
Abb. 4.8c

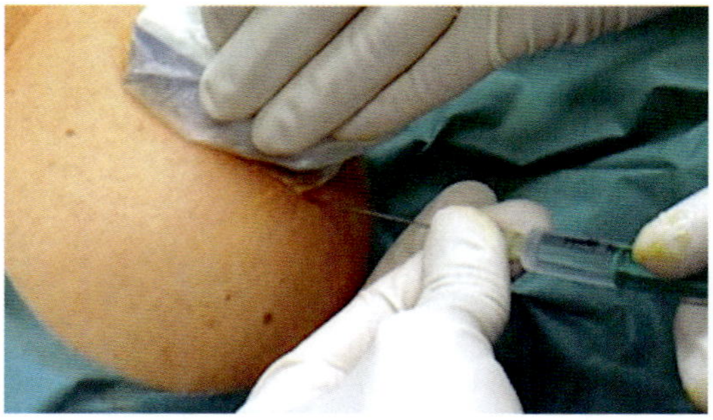
Abb. 4.8d

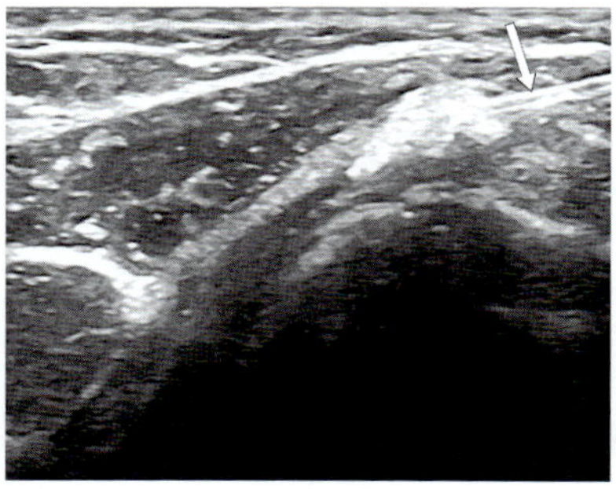
Abb. 4.8e

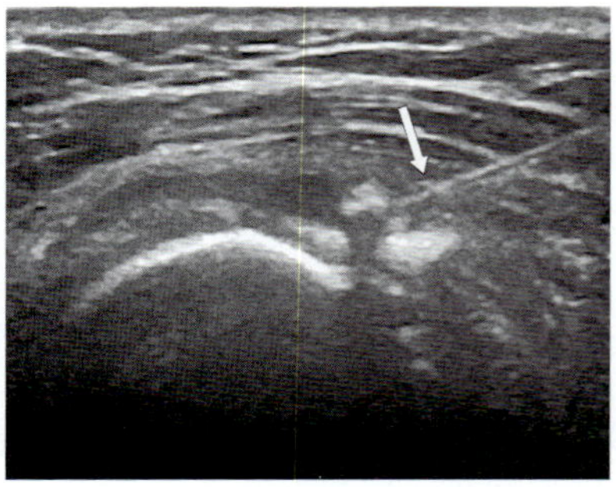
Abb. 4.8f

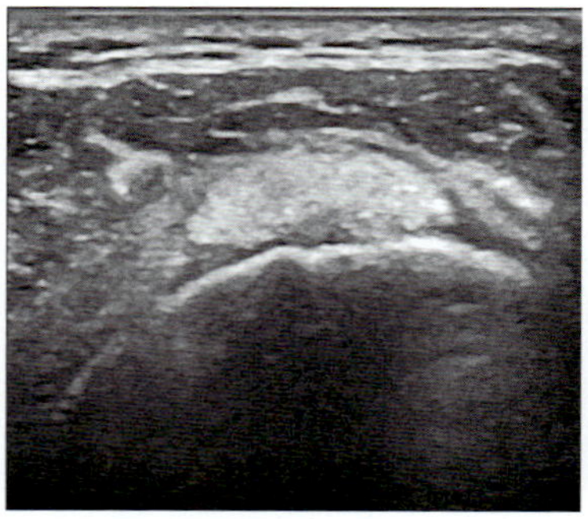
Abb. 4.8g

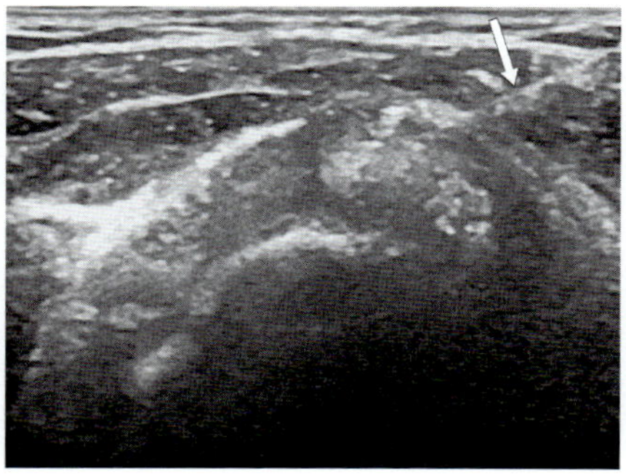
Abb. 4.8h

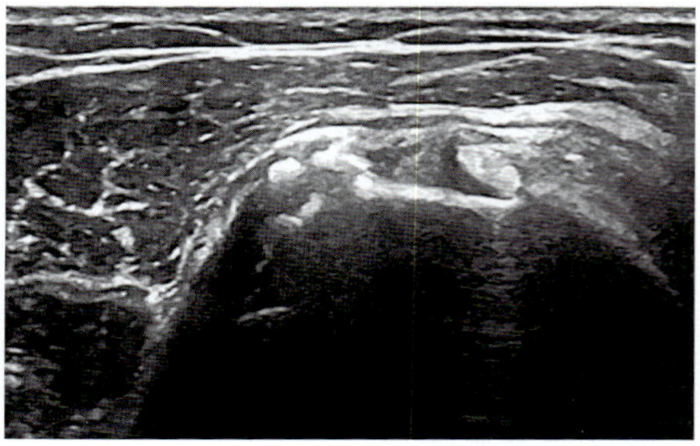
Abb. 4.8i

Fragestellung an die Bildgebung

- Kalkherd: Lokalisation und Größe, Stadium der Tendinopathie. Konsistenz hart, mittel-hart, weich/flüssig. Hypervaskularisation Powerdoppler – Aktivität Grad 1–3
- Begleitpathologie: Bursitis, Gelenkerguss, Kapsulitis, Rotatorenmanschettenläsion
- Indikation: Needling/Lavage/Punktion/Infiltration

Abb. 5.1d Dislozierte subkapitale Humerusfraktur mit Achsknick.

Abb. 5.1e Sonografische Darstellung der gleichen Fraktur mit Messung der Achsabweichung an der Kortikalisoberfläche. Bei primär sonografischem Frakturnachweis erfolgt eine Röntgenkontrolle zum Ausschluss einer pathologischen Fraktur.

Abb. 5.1f Diskrete metaphysäre Fraktur mit Frakturausläufer in die mediale Kortikalis. Alle Frakturen im Kindesalter stellen sich durch Veränderungen der Kortikalisoberfläche dar.

Abb. 5.1g Auch diese Frakturen werden sonografisch sicher dargestellt.

Abb. 5.1h Bei radiologischer Darstellung ist die Messung der Achsabweichung häufig schwierig. Die Darstellung der korrekten Ebene gelingt in vielen Fällen nicht.

Abb. 5.1i Sonografisch kann die Darstellungsebene frei gewählt werden; dies erleichtert die Einschätzung der Dislokation stark.

Fazit

- Anwendung bis zum 12. Lebensjahr: danach Beginn Fugenschluss
- Primäre Röntgendiagnostik z. A. pathologischer Frakturursache (z. B. Knochenzysten). Im Verlauf Sonografie meist ausreichend, da Achsbestimmung wahrscheinlich genauer als im Röntgenbild möglich.

KAPITEL

6 Ellenbogen

6

6.1 Ellenbogeninstabilität

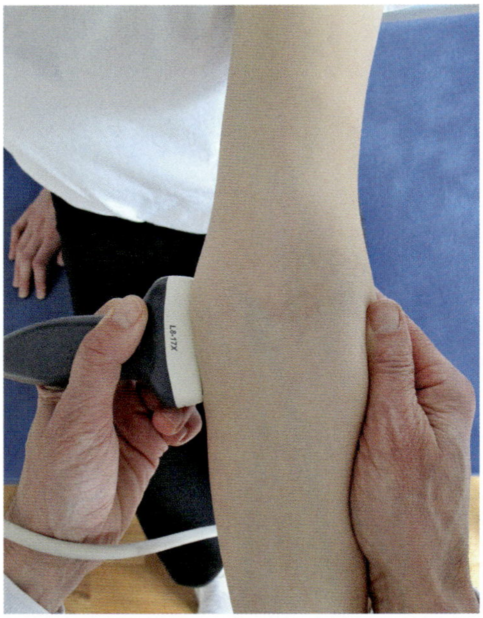

Abb. 6.1a

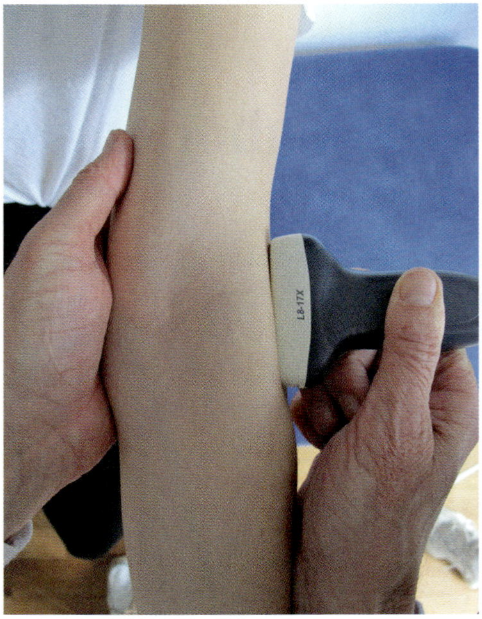

Abb. 6.1b

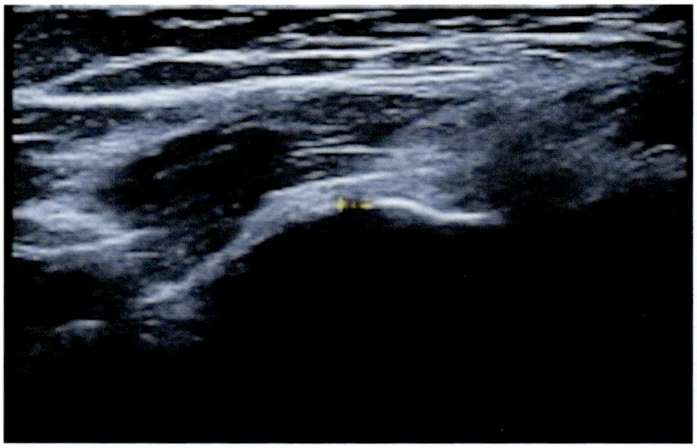

Abb. 6.1c

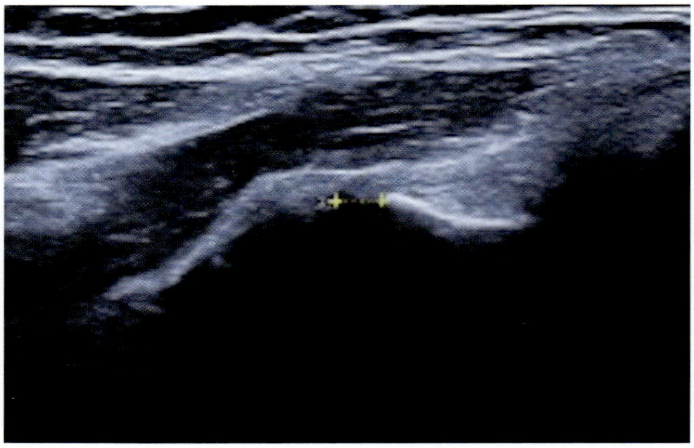

Abb. 6.1d

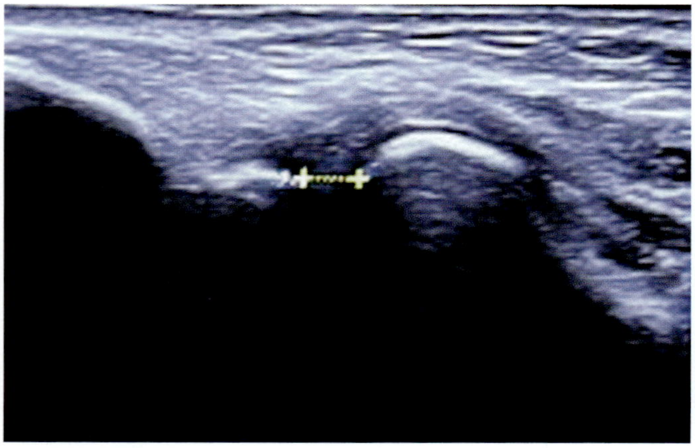

Abb. 6.1e

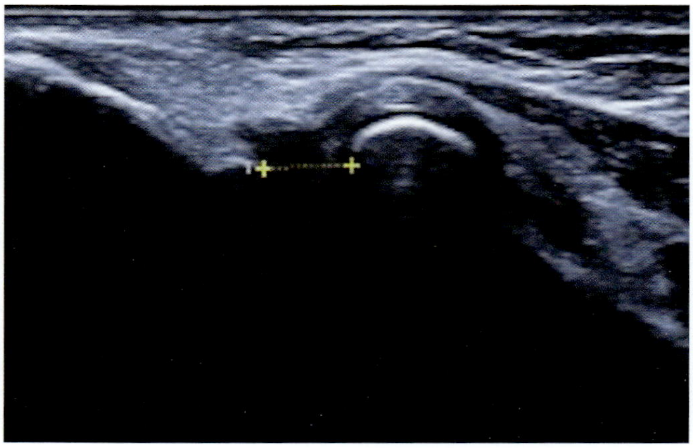

Abb. 6.1f

Abb. 6.1a und Abb. 6.1b Für die sonografische Abklärung der ulnaren Ellenbogeninstabilität wird der Schallkopf im ulnaren koronaren LS am Ellenbogen aufgelegt und mit der Gegenhand ein Valgusstress erzeugt, wobei die Hand der untersuchten Personen zwischen Ellenbogen und Körper des Untersuchers fixiert wird. Zunächst wird der Nativschnitt aufgesucht und dann mit der Gegenhand ein kurzer Druck auf den Schallkopf ausgeübt, sodass eine Valgusinstabilität ausgelöst und am Monitor dargestellt werden kann. Die Untersuchung erfolgt zunächst in Streckstellung, kann aber auch in leichter Beugestellung durchgeführt werden, um alle Bandanteile des ulnaren Kapselbandkomplexes austesten zu können. Die Untersuchung wird immer im Seitenvergleich durchgeführt.
Radial wird entsprechend mit umgekehrter Fixation und Varusstress verfahren.

Abb. 6.1c Ulnarer LS mit Stressausübung in 30° Flexionsstellung. Unter Valgusstress zeigt sich eine zeigt sich eine Aufklappbarkeit des Gelenks (gestrichelte Linien) im Vergleich zur Streckstellung.

Abb. 6.1d Ulnarer LS mit Stressausübung in 60° Beugestellung. Durch Ausübung von Valgusstress zeigt sich eine deutlich vermehrte Aufklappbarkeit des Gelenks (gestrichelte Linien) im Vergleich zur 30° Beugestellung (= mediale Valgusinstabilität).

Abb. 6.1e Radialer LS ohne Stressausübung in Streckstellung. Der laterale Epicondylus (links) und der Radiuskopf (rechts) sind dargestellt mit normaler Gelenkspaltweite (gestrichelte Linien).

Abb. 6.1f Radialer LS mit Stressausübung in Streckstellung. Laterale Varusstabilität: Es zeigt sich eine vermehrte Gelenkspaltweite (gestrichelte Linien) zwischen Epicondylus und Radiuskopf unter Varusstress.

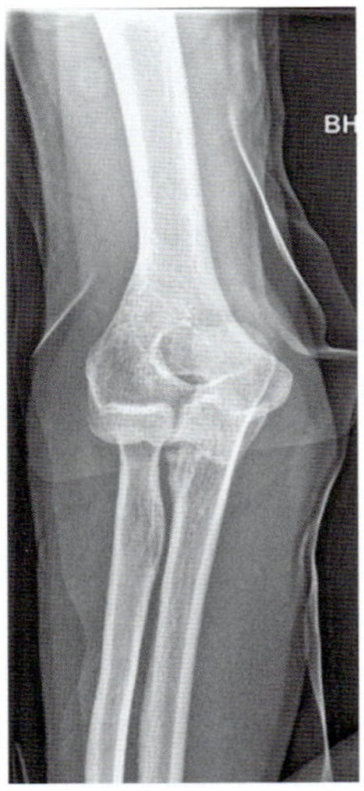

Abb. 6.1g

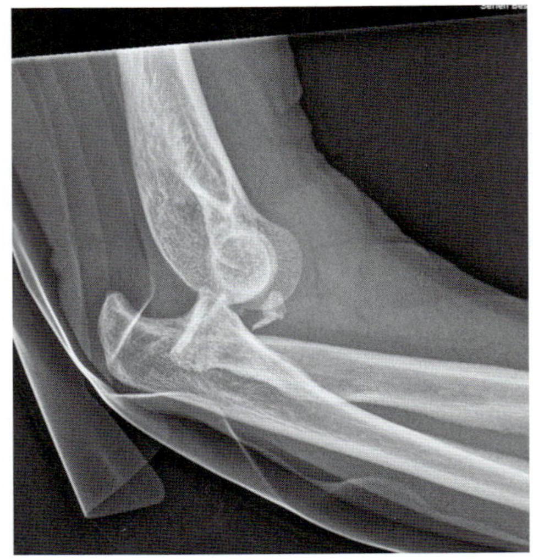

Abb. 6.1h

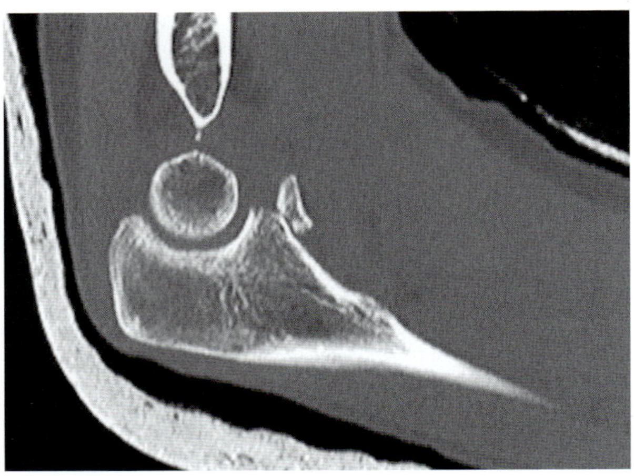

Abb. 6.1i

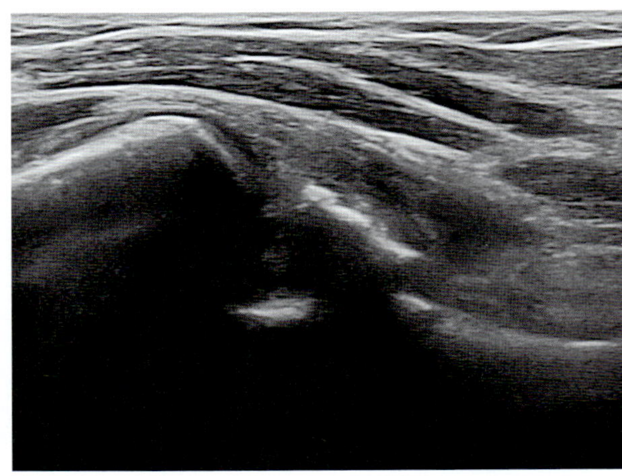

Abb. 6.1j

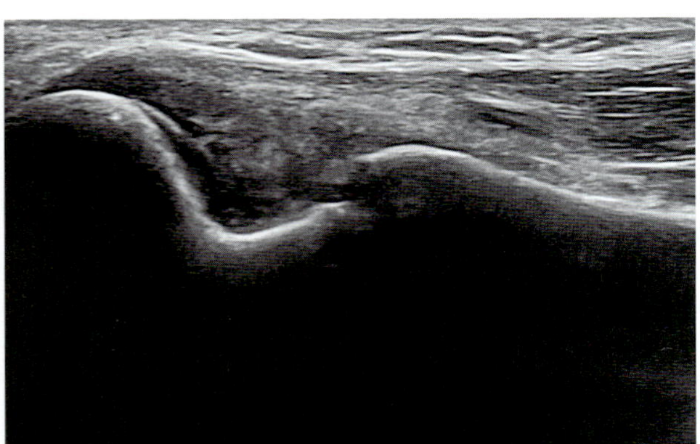

Abb. 6.1k

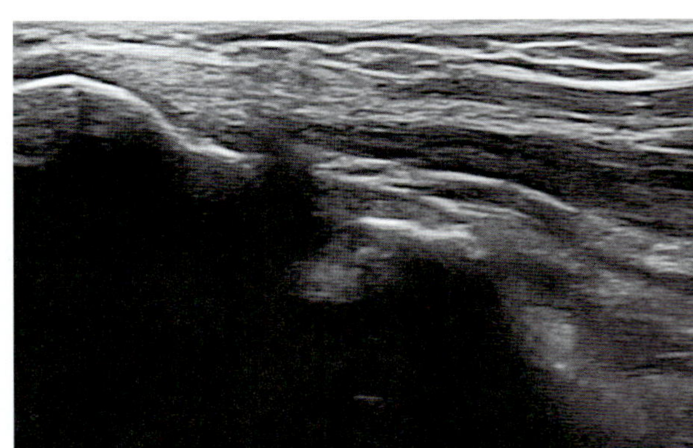

Abb. 6.1l

Fragestellung an die Bildgebung

- Zeigt sich eine Aufklappbarkeit des Gelenkspalts in der Instabilitätsuntersuchung ulnarseitig bzw. radialseitig?
- Vermehrt sich die Aufklappbarkeit in Beugestellung?

Abb. 6.1g 43-jährige Patientin mit Sturz auf Glatteis und posteriorer Ellenbogenluxation. Nach notfallmäßiger Versorgung durch den Rettungssanitäter mittels einer provisorischen Schiene und noch vor Reposition erfolgt das Röntgenbild. In der ap-Projektion ist die pathologische Lage des Radiuskopfes hinter dem Capitulum radii deutlich zu sehen. Die hintere Luxation ist mit etwa 80 % die häufigste Ellenbogenluxation. Nach Schultergelenksluxationen ist die Ellenbogenluxation die zweithäufigste Luxation eines großen Gelenks beim Menschen.

Abb. 6.1h In der seitlichen Aufnahme zeigen sich der nach hinten luxierte proximale Unterarm und der Abriss des Processus coronoideus, der in situ verblieb. Es handelt sich somit um eine komplexe Luxation mit knöcherner Begleitverletzung vom Typ Regan und Morrey I, die grundsätzlich konservativ behandelt werden kann.

Abb. 6.1i Nach Reposition in Kurznarkose erfolgten Röntgenbilder, die das reponierte Gelenk dokumentieren. Wegen des Abrisses des Processus coronoideus und zum Ausschluss weiterer knöcherner Verletzungsfolgen wurde ein CT durchgeführt, das den Abriss der Spitze des Processus coronoideus und dessen leichte Dislokation zeigt. Weitere knöcherne Verletzungen, z. B. am Radiuskopf, konnten nicht festgestellt werden.

Abb. 6.1j Das Ultraschallbild im humeroulnaren sagittalen LS dokumentiert die Lage des abgerissenen Processus coronoideus, der auch eine Woche nach der Verletzung unverändert war. Ein mögliches anteriores Impingement war somit nicht zu befürchten.

Abb. 6.1k und Abb. 6.1l Nach Reposition wurde im ulnaren koronaren LS in Streck- wie in leichter Beugestellung die Stabilität des Ellbogengelenks überprüft. In Streckstellung fand sich unter dem intakten ulnaren Kapselbandkomplex ausgeprägtes Hämarthros, direkt distal des ulnaren Epicondylus. Auch in leichter Beugestellung war keine ulnare Instabilität auszulösen. In Beugestellung ist die Darstellung der knöchernen Referenzstrukturen der proximalen ulnar schwieriger als in Streckstellung. Entscheidend ist hier jedoch die Einstellung der ulnaren Kapselband- und Sehnenansätze.

Fazit

- Die sonografische Stabilitätsuntersuchung des Ellenbogens ist technisch anspruchsvoll und ggf. werden zwei Untersucher benötigt (zur Ausübung von Valgus- oder Varusstress).
- Der Vorteil der Ultraschalluntersuchung liegt in der dynamischen Beurteilung der Stabilität.
- Eine Alternative bietet die Bildverstärkeruntersuchung als dynamische Evaluation.

6.2 Kubitaltunnelsyndrom (KUTS)

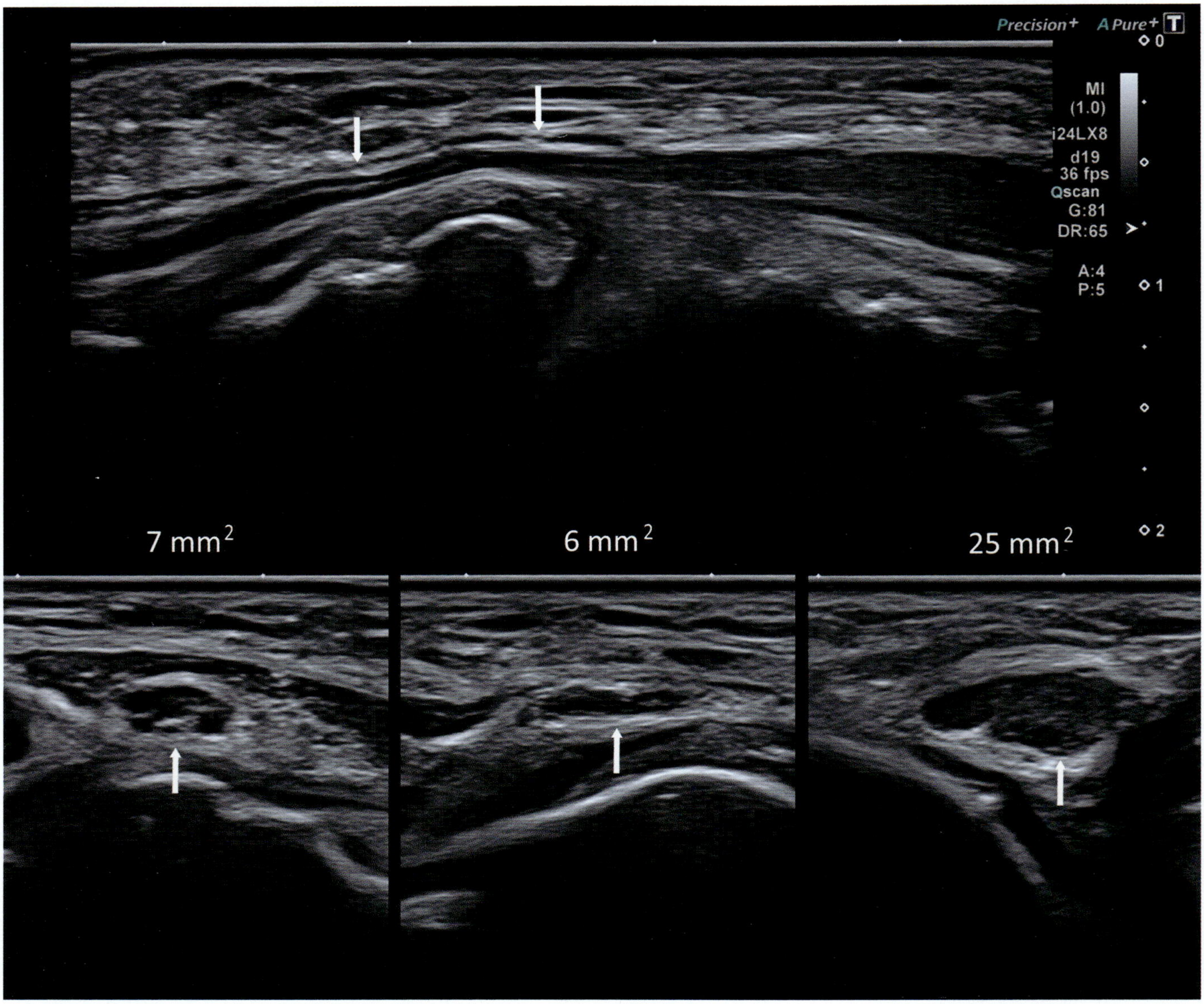

Abb. 6.2a

Fragestellung an die Bildgebung

- Kompressionszeichen und Schweregrad des KUTS (Abb. 6.2a)
- Kompressionsursache (Abb. 6.2b und Abb. 6.2c)

Abb. 6.2a Typische sonografische Befunde beim Kubitaltunnelsyndrom. Im LS (oberer Teil des Bildes) ist der Kalibersprung des N. ulnaris zu erkennen (Pfeile, distal links, proximal rechts). Kompressionsursache ist hier die Zangenwirkung zwischen Kubitaltunnelretinakulum (oben) und Humeroulnargelenk (unten). Andere Ursachen (Narbe, Ganglienzysten, Tumoren usw.) sind ebenfalls sonografisch nachweisbar und werden zum Teil in den Abb. 6.2b und Abb. 6.2c dargestellt. Die in Abb. 6.2a unten dargestellten korrespondierenden Querschnitte zeigen proximal der eigentlichen Kompressionsstelle eine fokale Schwellung des N. ulnaris mit einer Zunahme von dessen Nervenquerschnittsfläche. Anstelle der bienenwabenartigen Echotextur tritt jetzt ein homogen hypoechogen veränderter Nerv (rechtes Bild, Pfeil). An der eigentlichen Kompressionsstelle sind die Abflachung und die Einengung zwischen Kubitaltunnelretinakulum und Humeroulnargelenk gut zu erkennen (mittleres Bild, Pfeil). Im linken Bild nimmt der Nervus ulnaris (Pfeil) unter den Köpfen des M. flexor carpi ulnaris langsam wieder eine normale Echotextur und Nervenquerschnittsfläche an. Die Diagnose muss zusätzlich durch quantitative Messungen abgesichert werden: Cut-Off Wert der Nervenquerschnittsfläche proximal der Kompression > 0,10 cm^2. Ratio Nervenquerschnittsfläche oberhalb der Kompressionsstelle und am Oberarm > 1,4.

6

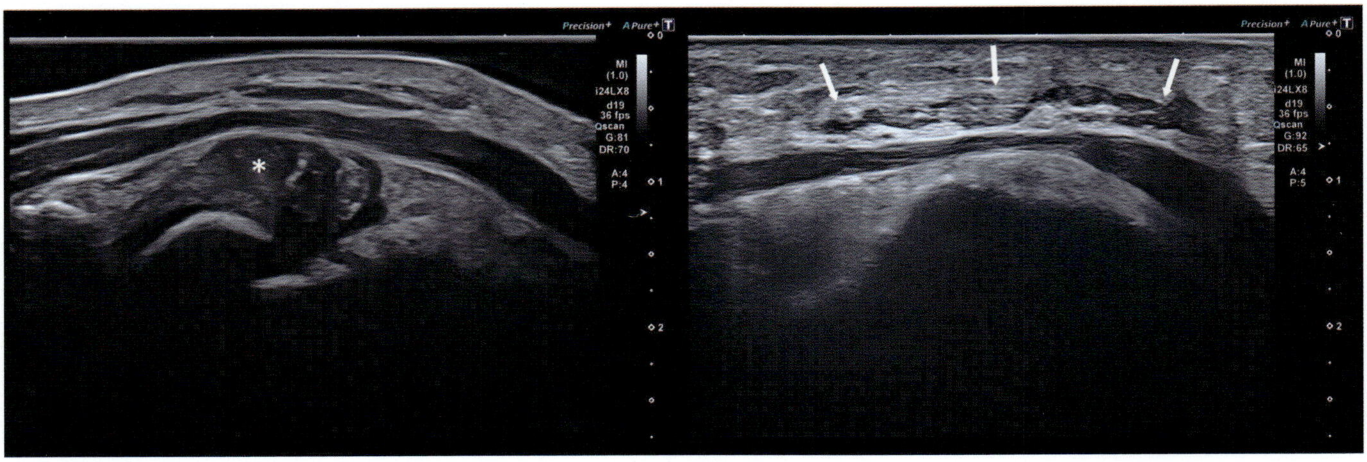

Abb. 6.2b

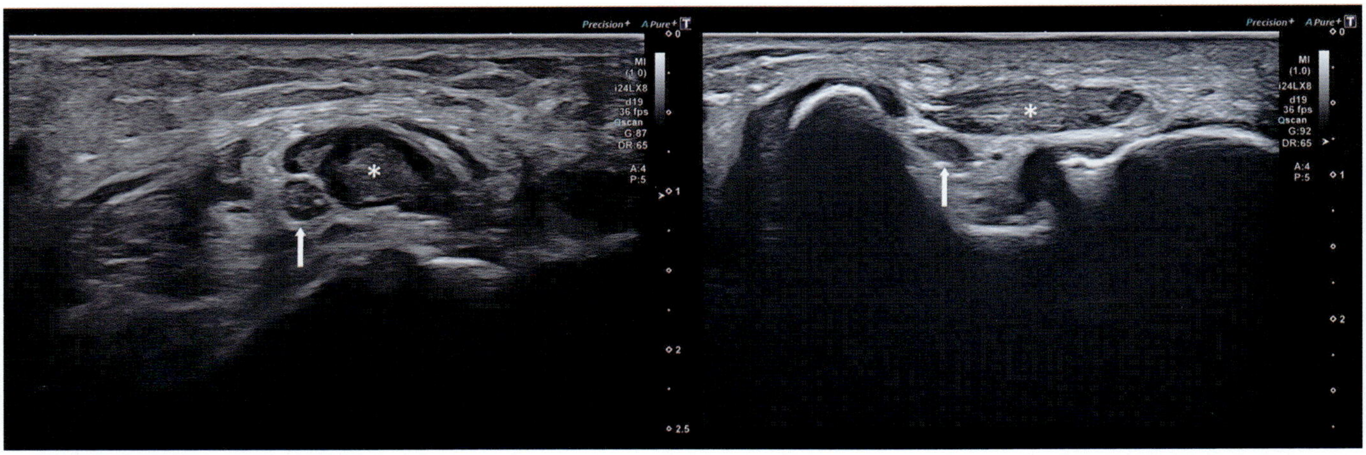

Abb. 6.2c

Abb. 6.2b Gelegentlich lassen sich sonografisch weitere Kompressionsursachen bei der Ulnarisneuropathie am Ellenbogen ermitteln: Der linke Teil der Abbildung zeigt eine erhebliche Schwellung der Kapsel des Humeroulnargelenks mit Kompression von unten (Stern). Im rechten Teil liegt oberhalb des N. ulnaris ein akzessorischer Muskel mit Band (M. anconaeus epitrochlearis, Pfeile), der zu einer zusätzlichen Einengung führen kann.

Abb. 6.2c In der Abbildung sind nochmals sekundäre Kompressionsursachen abgebildet. Im linken Teil der Abbildung ist neben dem N. ulnaris (Pfeil) im Kubitaltunnel eine Ganglienzyste zu erkennen (Stern). Der rechte Teil der Abbildung zeigt den korrespondierenden TS zur Abb. 6.2b rechts. Hier spannt sich zwischen Epicondylus medialis und Olecranon ein akzessorischer Muskel (Stern) mit Band auf. Der N. ulnaris (Pfeil) liegt darunter.

Fazit

- Sonografie ermöglicht mit etwas geringerer Sensitivität im Vergleich zur Elektrodiagnostik die Diagnose eines Kubitaltunnelsyndroms.
- Sollte als ergänzende Untersuchung zur Elektrophysiologie oder primär bei Kindern oder stromempfindlichen Personen angewendet werden.
- Liefert wichtige Zusatzinformationen über die Kompressionsursache, anatomische Varianten und Gründe für persistierende Beschwerden nach KUTS-OP.
- Die 3- MRT ist ergänzend nur bei V. a. Tumor oder Entzündung erforderlich (Kontrastmittelgabe).

6.3 Das operierte Ellenbogengelenk

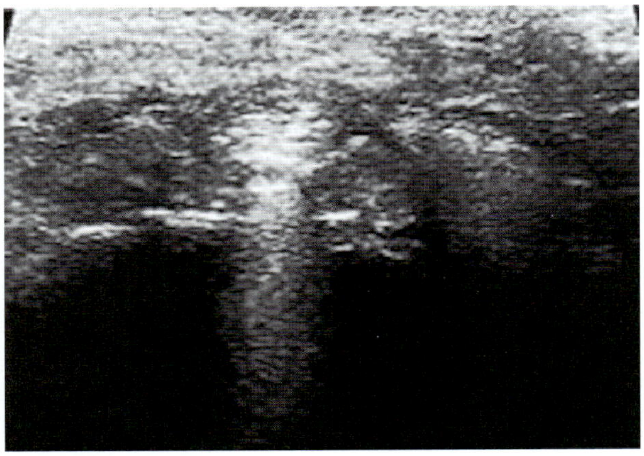

Abb. 6.3a

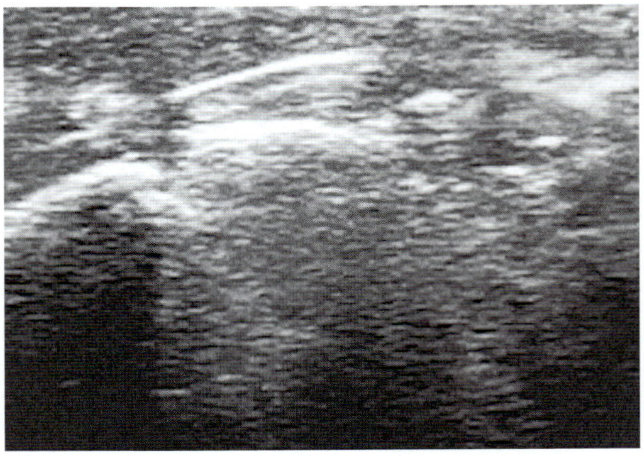

Abb. 6.3b

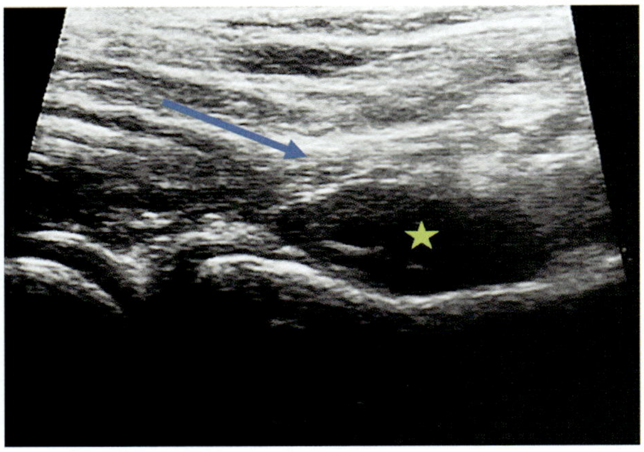

Abb. 6.3c

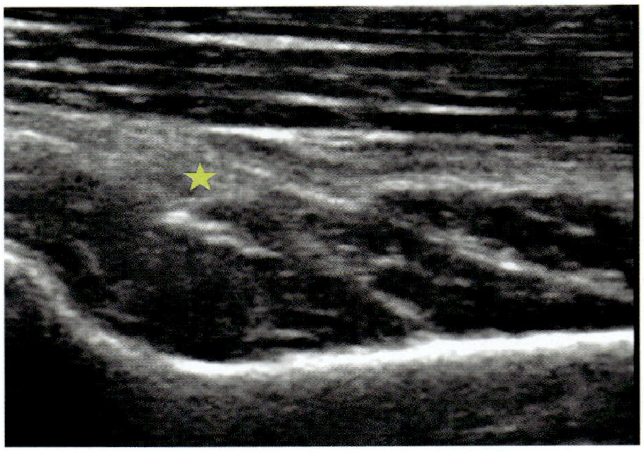

Abb. 6.3d

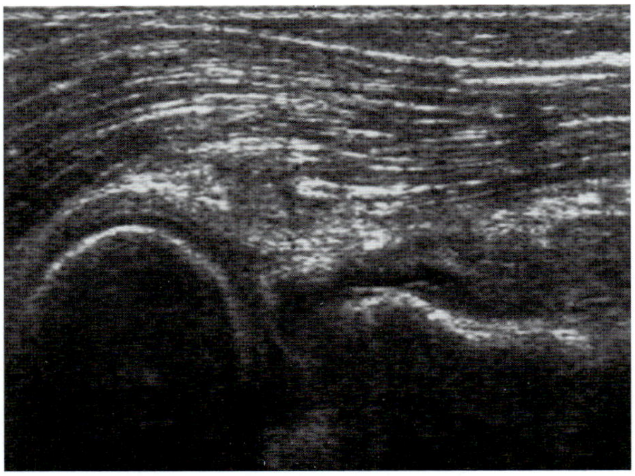

Abb. 6.3e

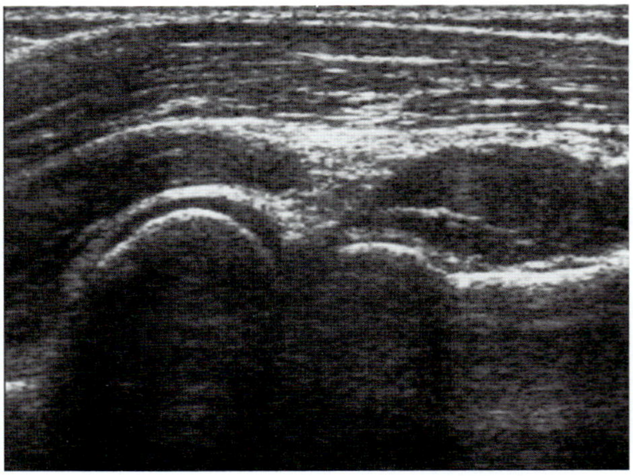

Abb. 6.3f

Fragestellung an die Bildgebung

- Lagekontrolle von Implantaten, Schrauben und Ankern
- Kontrolle postoperativer Schwellungen und Hämatome
- Kontrolle refixierter Sehnen und Bänder

Abb. 6.3a Anteriorer TS: Nach Schraubenosteosynthese im Bereich der proximalen Ulna (Tuberculum subliminus) lässt sich die implantierte Schraube in ihrer gesamten Länge darstellen. Es zeigt sich kein Hinweis auf eine Lockerung oder Dislokation.

Abb. 6.3b Posteriorer TS: Nach Plattenosteosynthese einer Olekranonfraktur lassen sich die Lage des Implantats und die Osteosyntheseschrauben im TS kontrollieren.

Abb. 6.3c Anteriorer LS: Nach Refixation der distalen Bizepssehne (Pfeil) zeigt sich am zweiten postoperativen Tag unmittelbar an das Operationsgebiet angrenzend eine lokalisierte Flüssigkeitsansammlung DD: Hämatom (Stern).

Abb. 6.3d Anteriorer LS: Nach erneutem Verhebetrauma bei Z. n. Refixation der distalen Bizepssehne ist die rerupturierte Sehne (Stern) innerhalb des Epitendineums mit deutlicher Retraktion zu erkennen.

Abb. 6.3e und Abb. 6.3f 33-jähriger Radkurier nach axialem Sturz linker Arm mit Riss des radialen Kapselbandapparats (Abb. 6.3e). 4 Monate nach operativer Refixation zeigt sich im Seitvergleich (Abb. 6.3f) bei Varusstress im radialen LS eine Rezidivinstabilität (Pfeil).

Fazit

- Die Sonografie kann als unterstützende diagnostische Maßnahme bei postoperativen Kontrollen hilfreich sein.
- Zur genaueren Kontrolle von Fremdmaterial sollte additiv ein Röntgenbild durchgeführt werden.
- Sollte sich im Ultraschall der Verdacht auf eine Verletzung von Weichteilstrukturen zeigen, ist eine ergänzende MRT-Bildgebung anzuraten.

6.4 Injektion Bursa olecrani

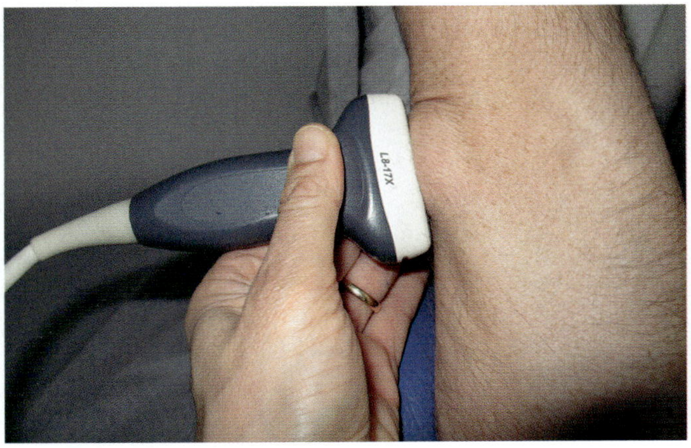

Abb. 6.4a

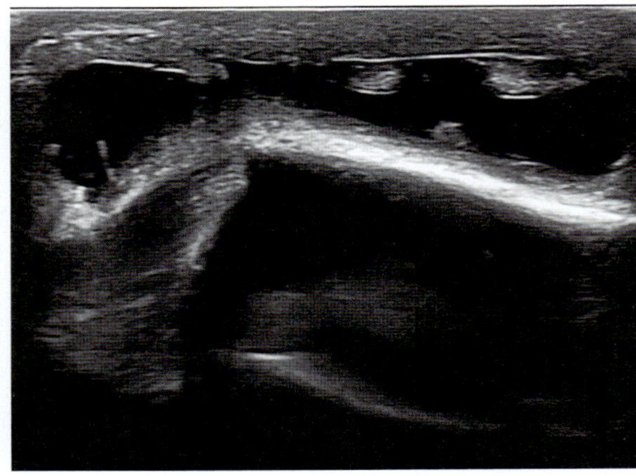

Abb. 6.4b

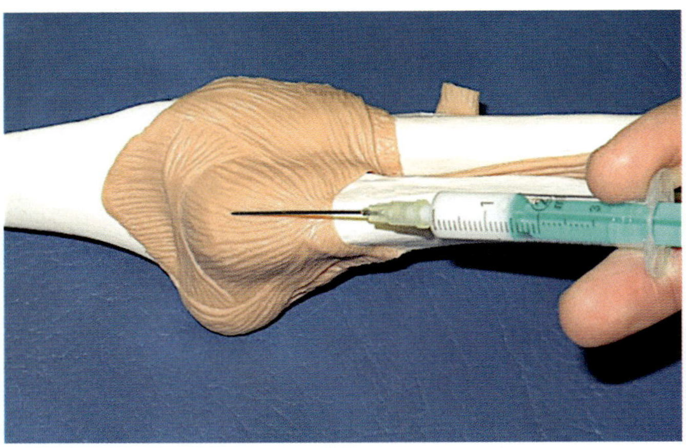

Abb. 6.4c

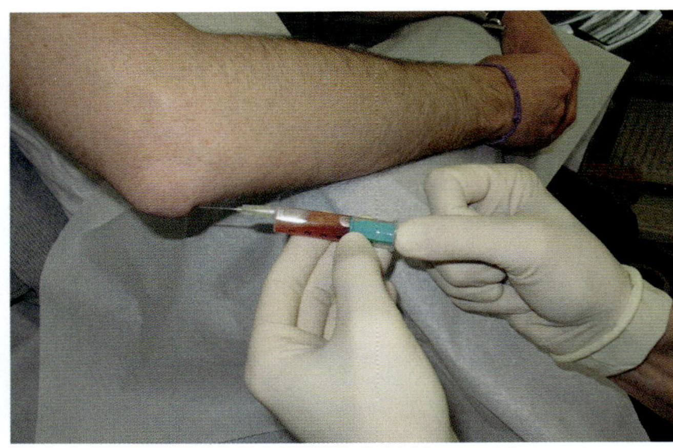

Abb. 6.4d

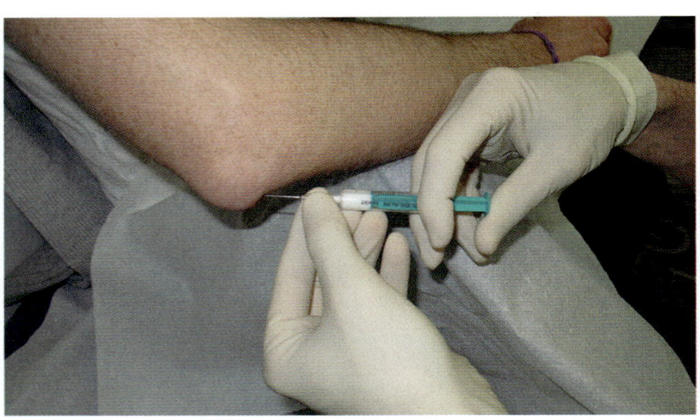

Abb. 6.4e

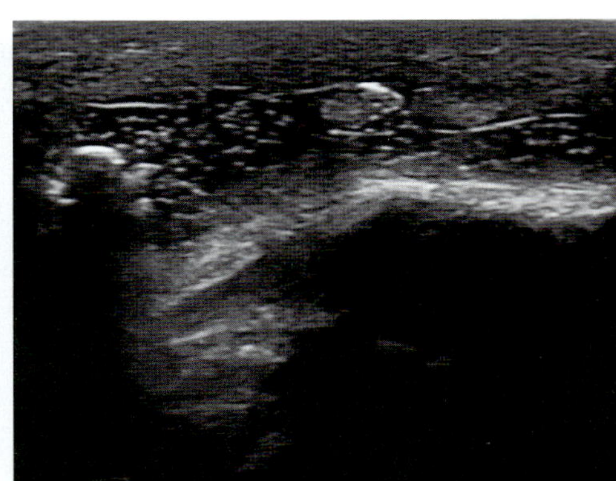

Abb. 6.4f

Abb. 6.4a Verletzungen oder Erkrankungen der Bursa olecrani werden in Extension des Ellbogengelenks untersucht, wobei der Untersucher mit seiner freien Hand die Bursa unter dem Schallkopf komprimieren kann, damit möglichst viel der ansonsten komprimierten Struktur und insbesondere darin befindlicher Flüssigkeit am Monitor zur Darstellung kommen kann.

Abb. 6.4b Zeigt freie echoarme Flüssigkeit innerhalb der Bursa olecrani, deren synoviale Wand gut abzugrenzen ist. Im inneren der Bursa finden sich echogene synovialitische Zotten quer dargestellt. Eine Punktion erscheint somit erfolgversprechend.

Abb. 6.4c Injektion am anatomischen Modell

Abb. 6.4d Es lassen sich 4 ml blutigen Exsudates abpunktieren.

Abb. 6.4e und Abb. 6.4f Nach der therapeutischen Injektion eines Kortikosteroidoids kann sonografisch die korrekte Instillation intrabursal überprüft werden.

6.5 Injektion Fossa olecrani

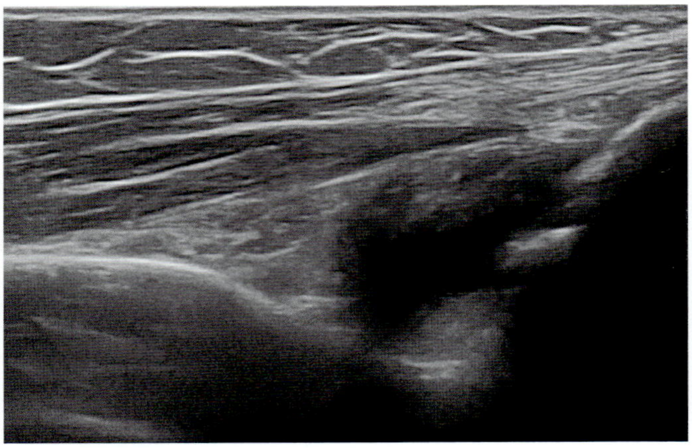
Abb. 6.5a

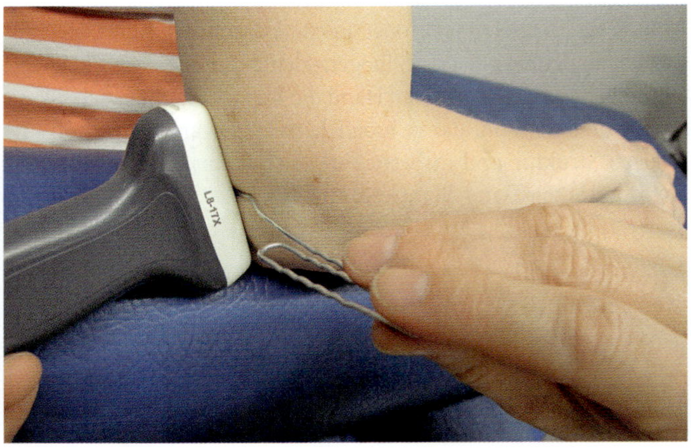

Abb. 6.5b

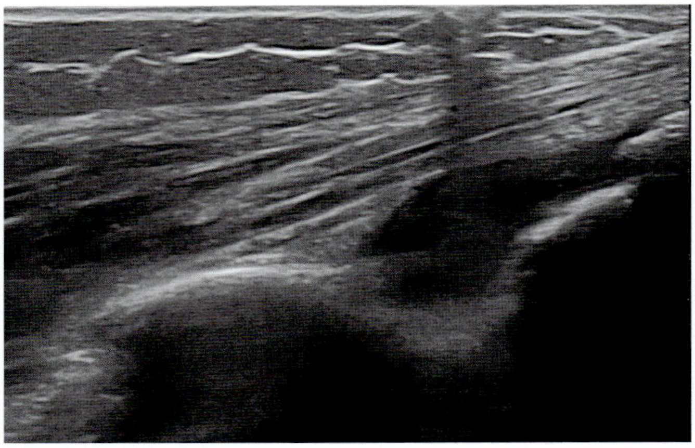
Abb. 6.5c

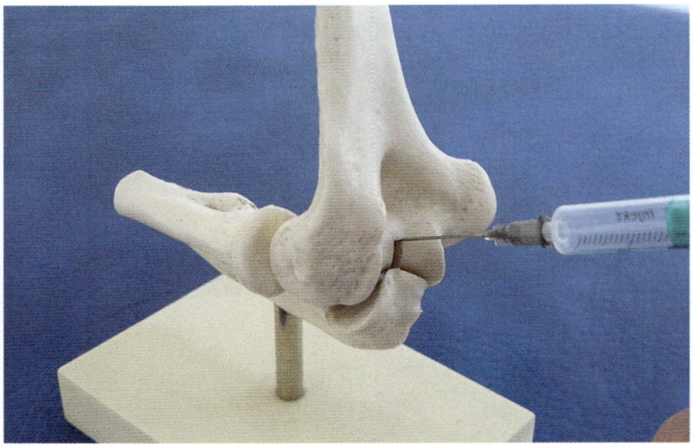
Abb. 6.5d

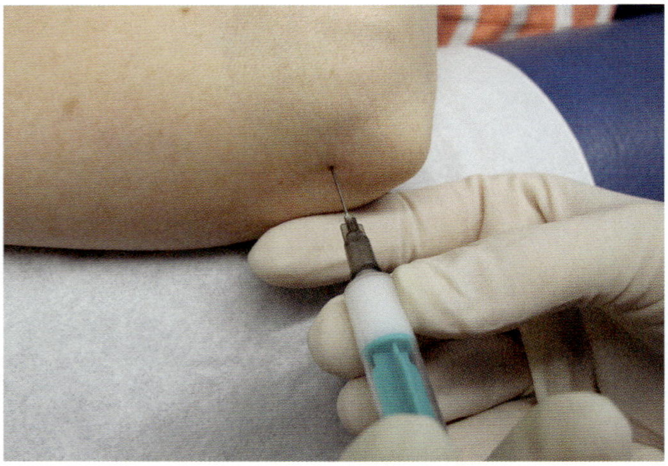
Abb. 6.5e

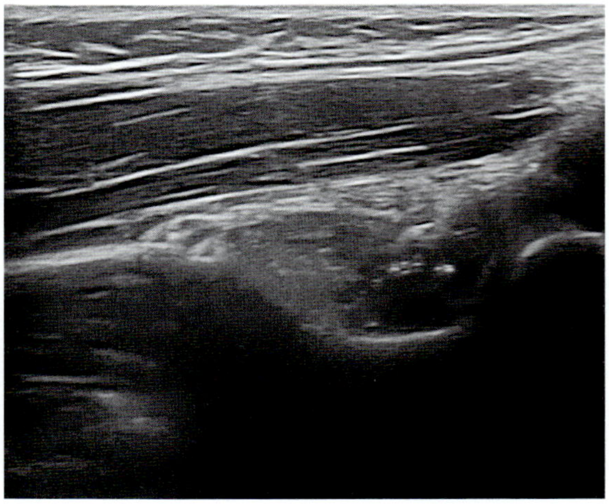
Abb. 6.5f

Abb. 6.5a Im posterioren LS Ergussbildung im Bereich der Fossa olecrani bei einem Patienten mit rheumatoider Arthritis.

Abb. 6.5b Im posterioren LS wird mittels einer Büroklammer oder einer Kugelschreibermine am Monitor die gewünschte Injektionsstelle markiert.

Abb. 6.5c Die Schallauslöschung über dem echoarm erweiteren Recessus olecrani zeigt die richtige Punktionsstelle an.

Abb. 6.5d Injektion am Anatomiemodell.

Abb. 6.5e Durchführung der Injektion unter sterilen Bedingungen.

Abb. 6.5f Intraartikuläre Artefakte nach erfolgter Kortikosteroidinjektion.

KAPITEL

7 Unterarm

Ole Ackermann

7.1 Distale Unterarmfraktur beim Kind

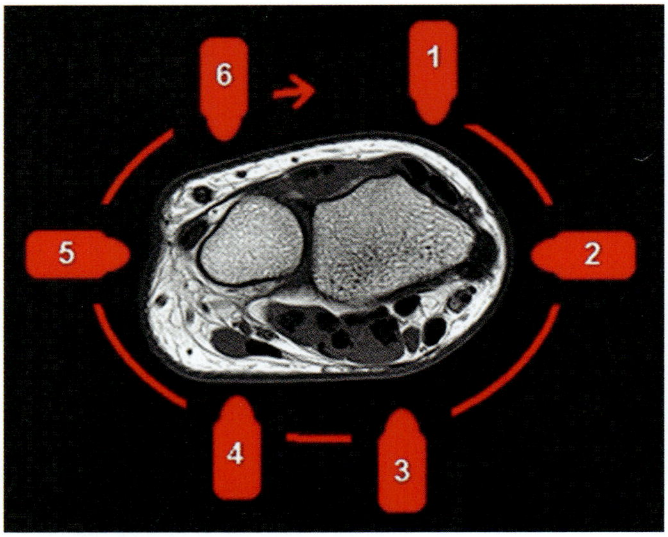

Abb. 7.1a

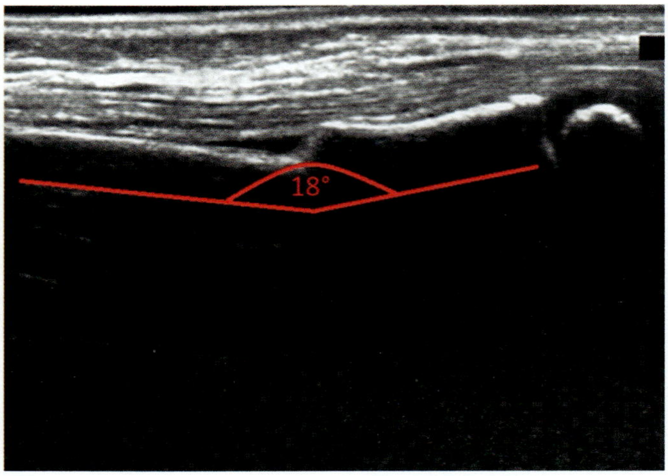

Abb. 7.1b

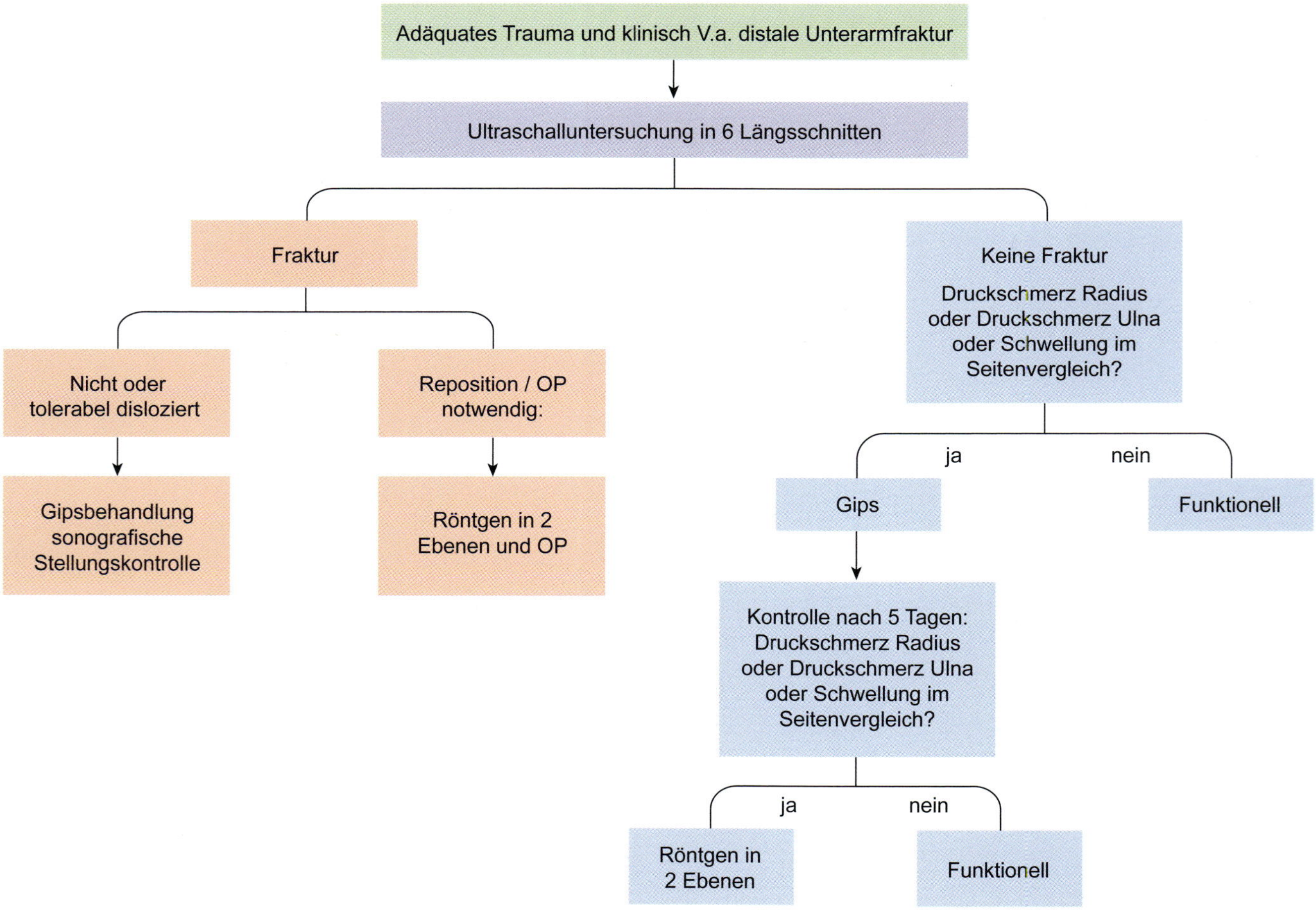

Abb. 7.1c

Abb. 7.1a Untersuchungsgang bei Verdacht auf handgelenksnahe Fraktur. Beginn am dorsalen Radius mit der anterioren Projektion; dann Umfahren des gesamten Handgelenks, sodass beide Knochen in 3 Projektionen im LS dargestellt werden. Der korrekte LS ist erreicht, wenn sich die Kortikalis auf ganzer Bildschirmbreite darstellt.

Abb. 7.1b Distaler Radius, dorsale Projektion; metaphysäre Radiusfraktur mit leichtem Versatz und Achsknick nach dorsal. Gut sichtbares Hämatom am Frakturspalt; rechts im Bild die Epiphysenfuge mit Epiphysenkern. Der kleine sichtbare Haken an der Epiphyse ist keine Fraktur, sondern ein häufig zu beobachtendes Phänomen nahe der Fuge.

Abb. 7.1c Wrist SAFE-Algorithmus

- Unfallhergang (V. a. pathologische Fraktur? Refraktur? Begleiterkrankungen wie Ostegenesis imperfecta?)
- Klinische Eingrenzung der ROI, Palpation vom schmerzarmen zum druckdolenten Bereich, klinischer Ausschluss von Schaft- und Handwurzelfrakturen
- Sonografische Untersuchung in 6 Ebenen; eine exakte Dokumentation von Region (Handgelenk), Seite (rechts/links) und Schnittebene (dorsal, radial, volar etc.) ist wichtig, weil anhand der Bilder allein eine sichere Zuordnung nicht möglich ist.
- Zur Messung der Achsabweichung wird die Schnittebene mit der größten Achsabweichung gesucht:
- Bei konservativem Vorgehen werden die Stellungskontrollen sonografisch durchgeführt.
- Bei operativem Vorgehen präoperative Röntgendiagnostik in 2 Ebenen
- Ohne Frakturnachweis: schmerzadaptierte Behandlung (Verband oder Ruhigstellung), Kontrolle nach 5 Tagen; bei weiter bestehenden Schmerzen: Röntgenkontrolle. Eine erneute sonografische Kontrolle ist nicht sinnvoll, der Befund ist identisch zur Erstuntersuchung.

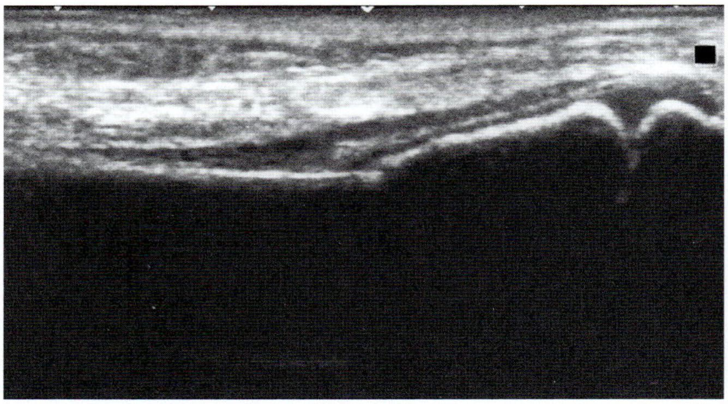

Abb. 7.1d

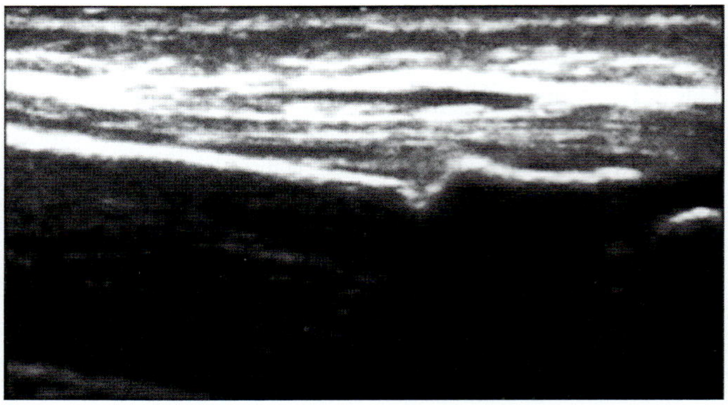

Abb. 7.1e

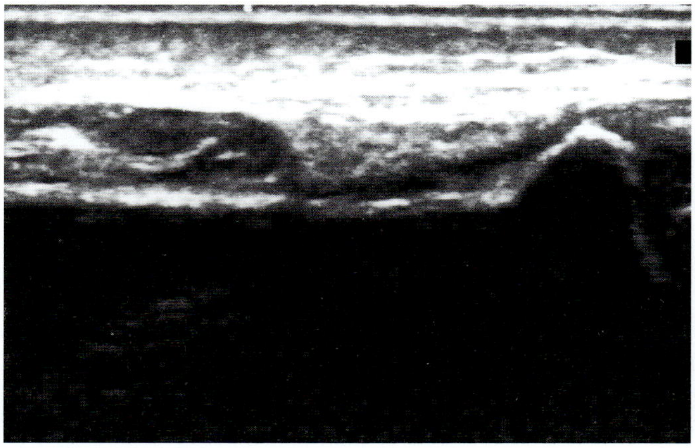

Abb. 7.1f

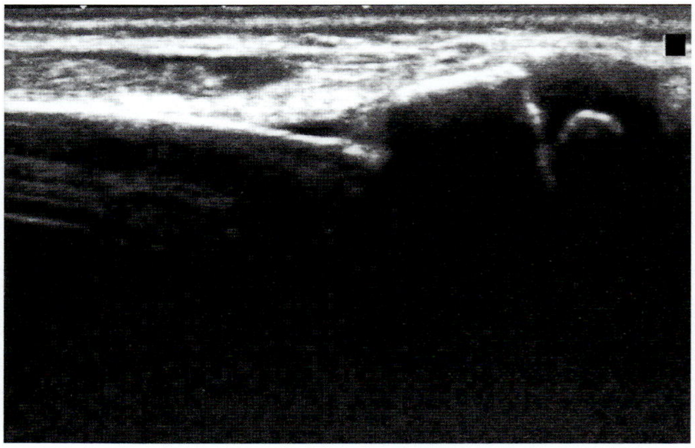

Abb. 7.1g

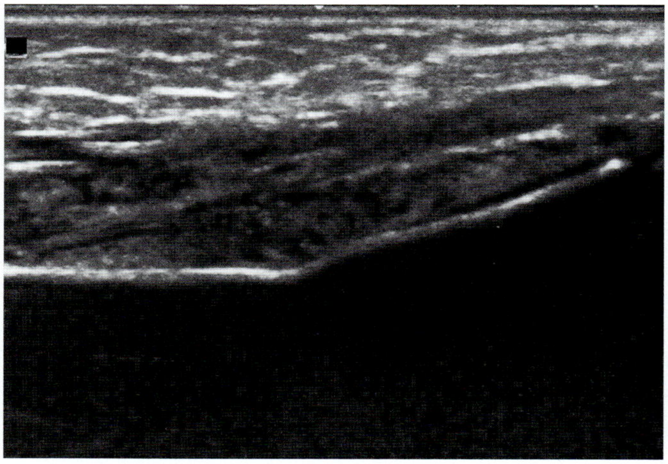

Abb. 7.1h

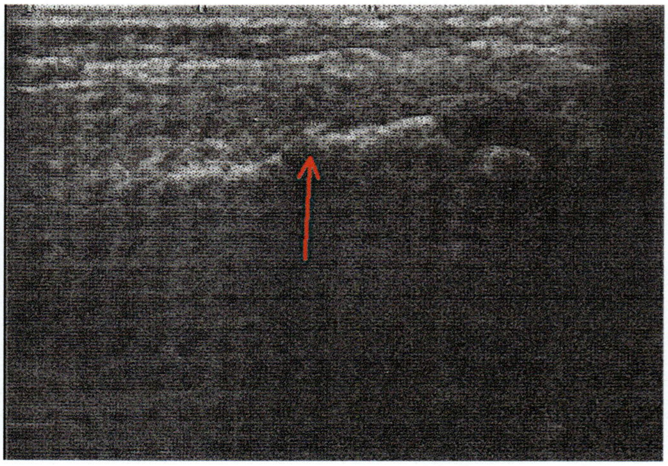

Abb. 7.1i

Fragestellung an die Bildgebung

- Nachweis oder Ausschluss Fraktur: Kortikalisunterbrechung, Achsknick, Frakturspalt?
- Bei nachgewiesener Fraktur: Achsknick, Versatz, klaffender Frakturspalt?
- Verletzungen der Weichteile: Hämatome, Nerven-, Sehnen- oder Gefäßschäden

Abb. 7.1d Zur Messung der Achsabweichung wird stets die Ebene genutzt, in der sich die größte Achsabweichung darstellt. Zur Messung wird die kortikale Oberfläche verwendet.

Abb. 7.1e Frakturspalt mit leichtem Versatz nach dorsal. Ein Frakturhämatom ist nicht in jedem Fall vorhanden.

Abb. 7.1f Stauchungsfraktur mit dorsaler Kompression.

Abb. 7.1g Dorsalversatz bei metaphysärer Fraktur, sichtbarer Frakturspalt.

Abb. 7.1h Eine Kontrolle der Achsabweichung kann sonografisch erfolgen. Der Vergleich wird hier immer mit dem ersten erhobenen Befund (meist vom Unfalltag) durchgeführt, nicht mit der letzten Kontrolle. Dadurch werden auch schleichende Dislokationen nicht übersehen.

Abb. 7.1i Auch bei technisch minderwertigen Aufnahmen ist, analog zum Röntgenbild, häufig eine Diagnose möglich; das Bild ist nicht korrekt eingestellt (Kortikalis ist nicht auf ganzer Bildschirmbreite dargestellt), kontrastarm und zu dunkel; trotzdem ist die Wulstfraktur (Pfeil) eindeutig zu erkennen.

Fazit

- Anwendung bis zum 12. Lebensjahr: danach Beginn Fugenschluss
- Primäre Röntgendiagnostik zum Ausschluss pathologischer Frakturursache (z. B. Osteitis), im Verlauf Sonografie meist ausreichend, da Achsbestimmung wahrscheinlich genauer als im Röntgenbild möglich.

KAPITEL

8 Hand

8.1 Skidaumen

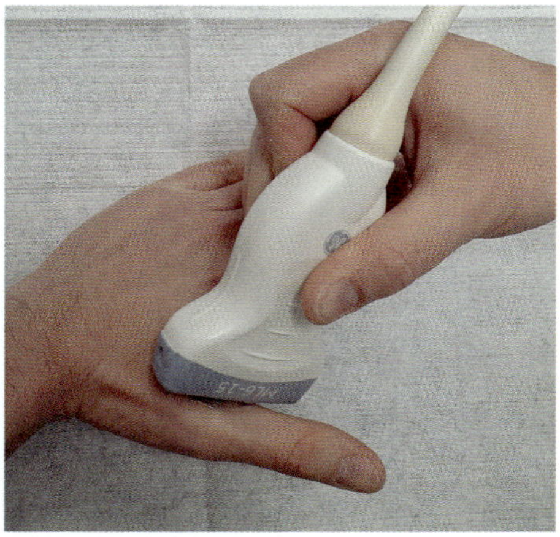

Abb. 8.1a

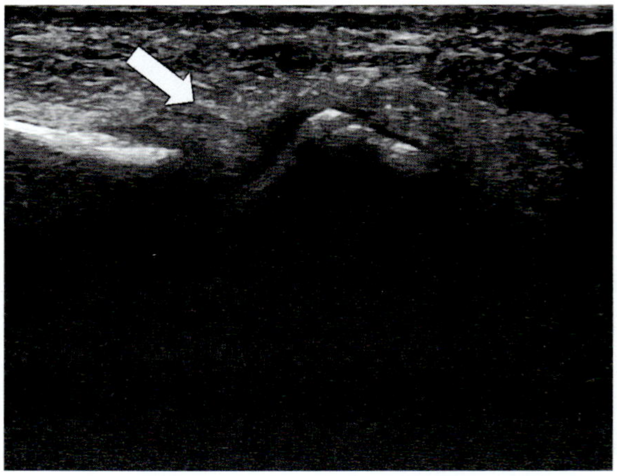

Abb. 8.1b

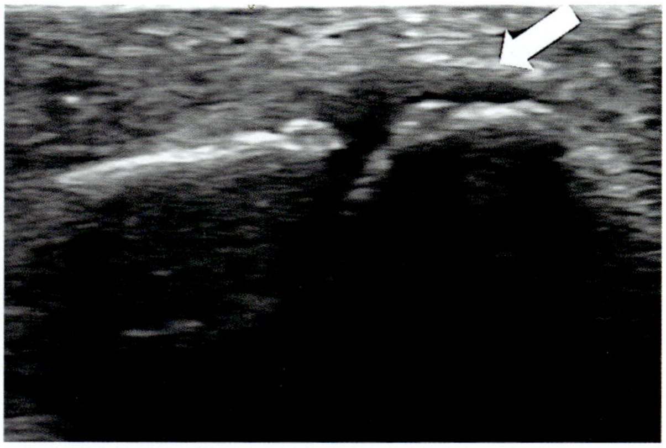

Abb. 8.1c

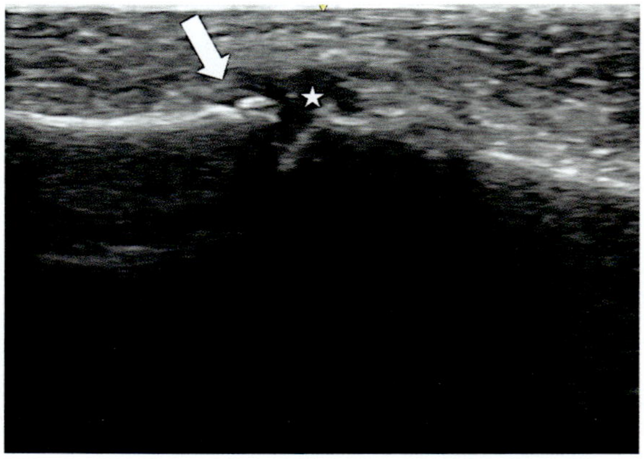

Abb. 8.1d

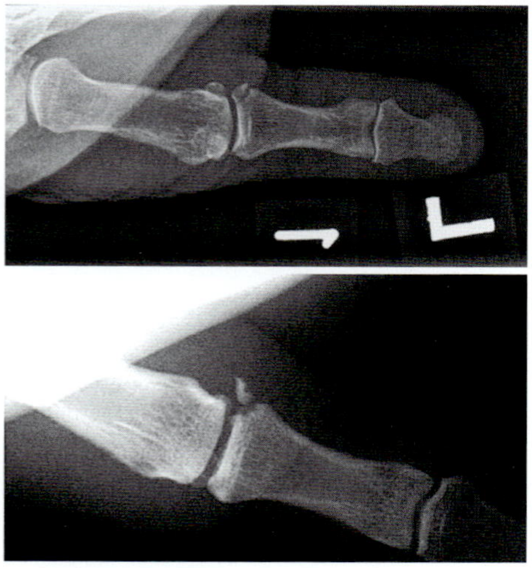

Abb. 8.1e

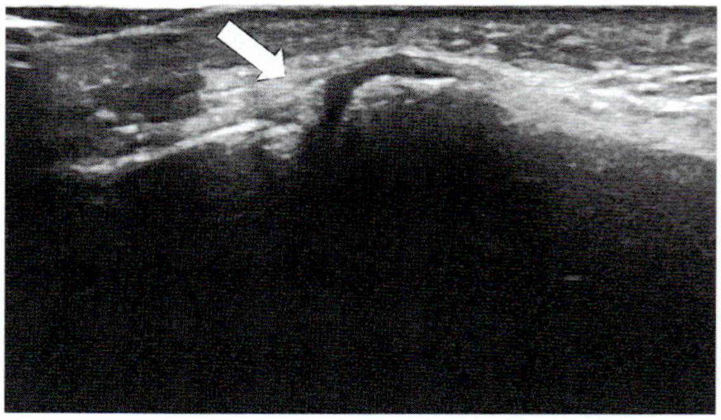

Abb. 8.1f

Fragestellung an die Bildgebung

- Kontinuität/Stabilität des ulnaren Seitenbandes
- Ruptur, Stener-Läsion, Einschlagung des distalen Bandanteils ins Gelenk
- Knöcherner Abriss des ulnaren Seitenbandes

Abb. 8.1a Haltung des Schallkopfes bei Untersuchung des ulnaren Seitenbandes des Daumens (Ligg. collaterale proprium et accessorium): LS am ulnaren Daumengrundgelenk von proximal dorsal nach distal palmar. Die Verwendung einer Wasservorlaufstrecke kann eine bessere Auflage des Schallkopfes ermöglichen.

Abb. 8.1b Komplette Ruptur des ulnaren Seitenbandes. Das distale Ende ist in das Gelenk eingeschlagen (Pfeil), das proximale Ende ist über die Aponeurose des M. adductor pollicis gerutscht (Stener-Läsion).

Abb. 8.1c Intaktes akzessorisches ulnares Seitenband, das sich unter Radialabduktion anspannt (Pfeil) bei gleichzeitigem knöcherner Ausriss des Lig. collaterale proprium. Klinisch nur geringe ulnare Aufklappbarkeit des Gelenks.

Abb. 8.1d Knöcherner Abriss des Lig. collaterale proprium ohne relevante Dislokation des knöchernen Fragments (Pfeil). Leichtes Hämatom der Gelenkkapsel des Daumengrundgliedes (Stern).

Abb. 8.1e Röntgendiagnostik im dorsopalmaren Strahlengang bei V. a. knöchernen Bandriss.
Oben: undislozierter knöcherner Abriss mit Indikation zur konservativen Therapie.
Unten: aufgrund der Dislokation und Fehlrotation des knöchernen Fragments operative Refixation indiziert.

Abb. 8.1f Intakt aufgespanntes ulnares Seitenband 6 Wochen nach konservativer Therapie mittels Ruhigstellung im Daumengrundglied-Cast. Der Pfeil markiert die narbig verheilte Läsion.

Fazit

- Sonografie zur Stresstestung und Nachweis eines kapsulären Hämatoms
- Röntgen zum Ausschluss eines knöchernen Bandausrisses
- MRT bei spezieller Fragestellung z. B. fragliche Stener-Läsion

8.2 Phlegmone, Abszesse

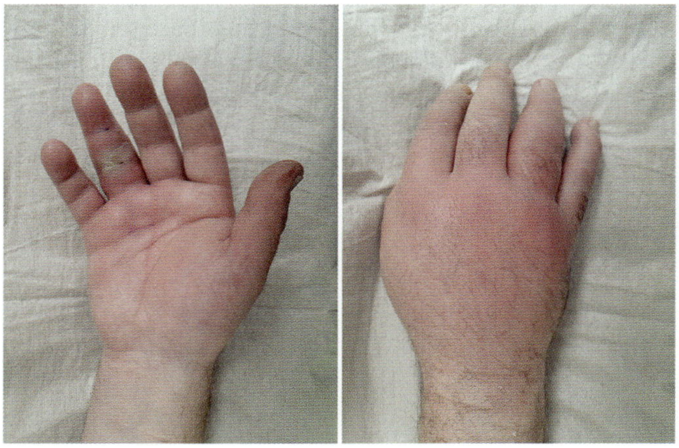

Abb. 8.2a

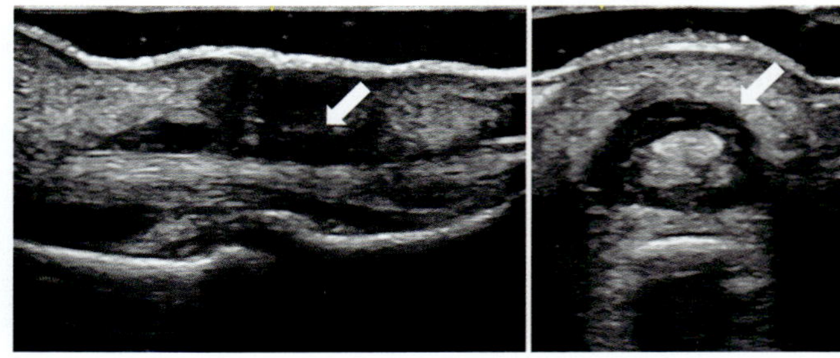

Abb. 8.2b

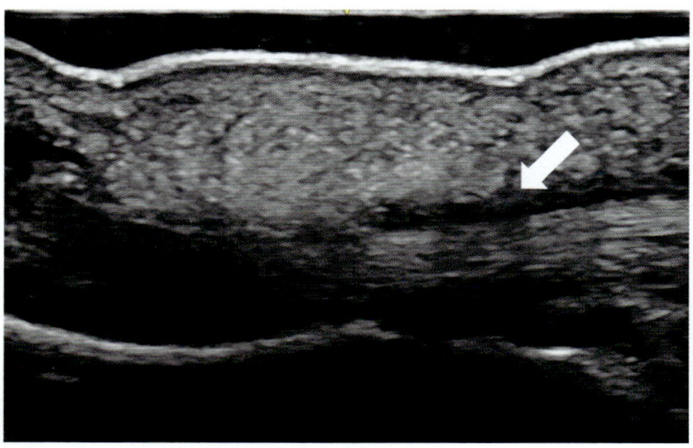

Abb. 8.2c

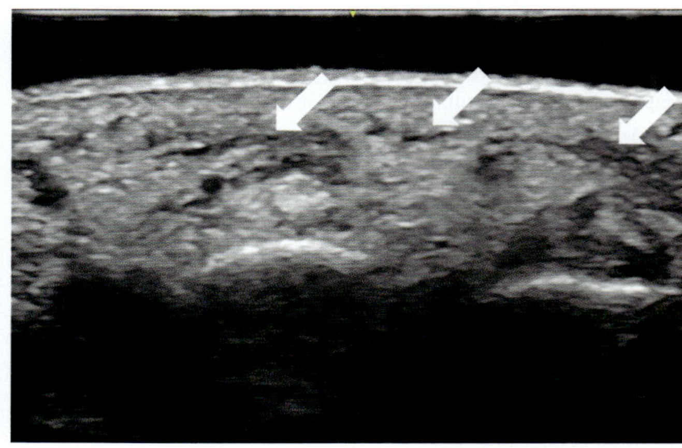

Abb. 8.2d

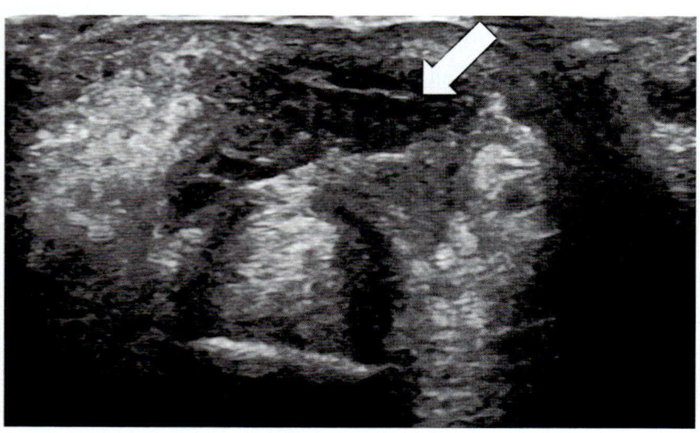

Abb. 8.2e

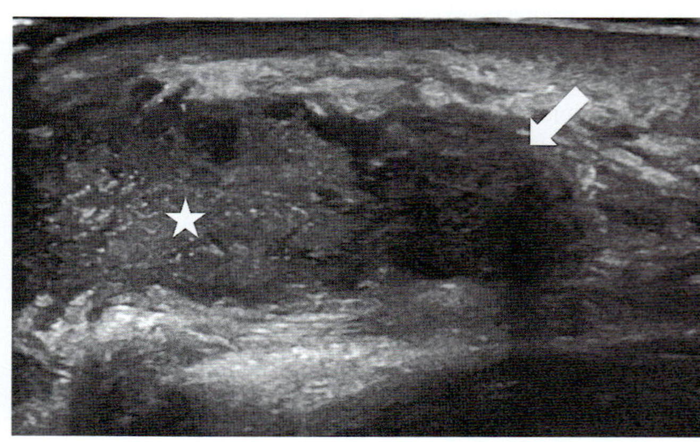

Abb. 8.2f

Fragestellung an die Bildgebung

Abgrenzbarer Verhalt, Fremdkörper, Beteiligung der Sehnenscheiden, Ausdehnung des Infekts entlang der Sehnenscheiden nach proximal

Abb. 8.2a Hohlhandphlegmone, ausgehend von einer älteren Verletzung am D4 beugeseitig auf Höhe des PIP-Gelenks. Typische Infektzeichen: Rubor, Calor, Tumor, Dolor und Functio laesa.

Abb. 8.2b Im LS auf Höhe des Grundgliedes D4 sichtbarer Flüssigkeitssaum palmar der Beugesehnen (Pfeil). Im TS auf gleicher Höhe Umspülung der Beugesehnen (radial und ulnar Zügel des M. flexor digitorum superficialis und M. flexor digitorum profundus) und Ballonierung der Sehnenscheide.

Abb. 8.2c Fortleitung des Infekts entlang der Beugesehne des D4. (Pfeil: Flüssigkeitssaum palmar der Beugesehnen). Cave: Verbindung der Sehnenscheiden von D1 und D5 und Infektüberleitung i. S. einer V-Phlegmone möglich.

Abb. 8.2d Reaktive dorsale Schwellung bei beugeseitigem Infekt mit diffuser Auflockerung des subkutanen Fettgewebes ohne manifesten Verhalt (Pfeile).

Abb. 8.2e Lokaler Abszess an der Basis des D3 palmar ohne Beteiligung der Sehnenscheide.

Abb. 8.2f Abszess auf Höhe MHK5 dorsal nach i. v. Injektion von verunreinigtem Kokain. Sichtbar sind die Reste des Streckmittels als Fremdkörper (*) und proximal davon die Abszesshöhle.

Fazit

- Sonografie für Nachweis eines Flüssigkeitsverhalts (Infekt)
- Röntgen zum Ausschluss Fraktur bei unklarer Ursache/Anamnese oder V. a. röntgendichten Fremdkörpern
- MRT bei V. a. chronischen Infekt und/oder knöcherner Beteiligung

8.3 Karpaltunnelsyndrom (KTS)

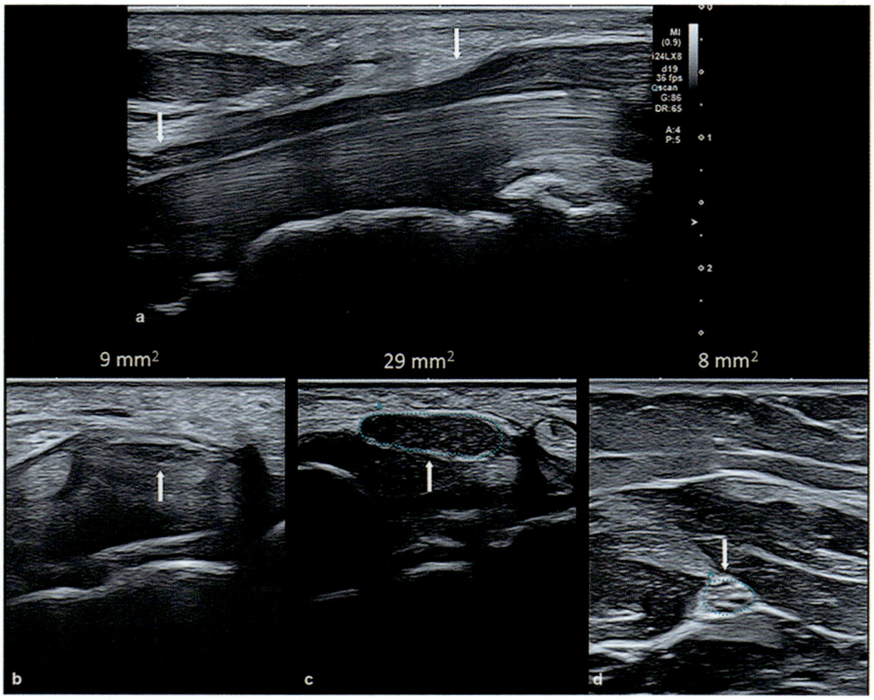

Abb. 8.3a

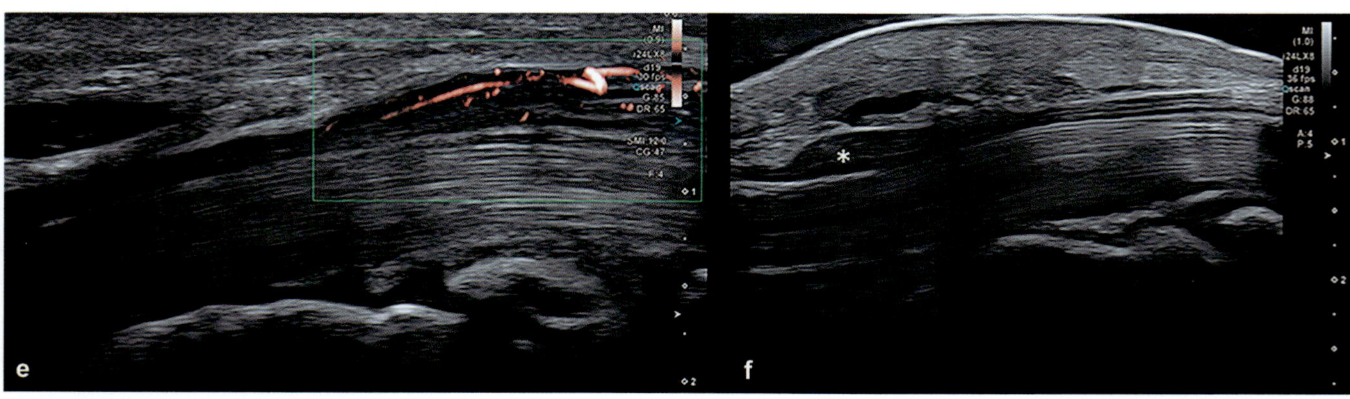

Abb. 8.3b

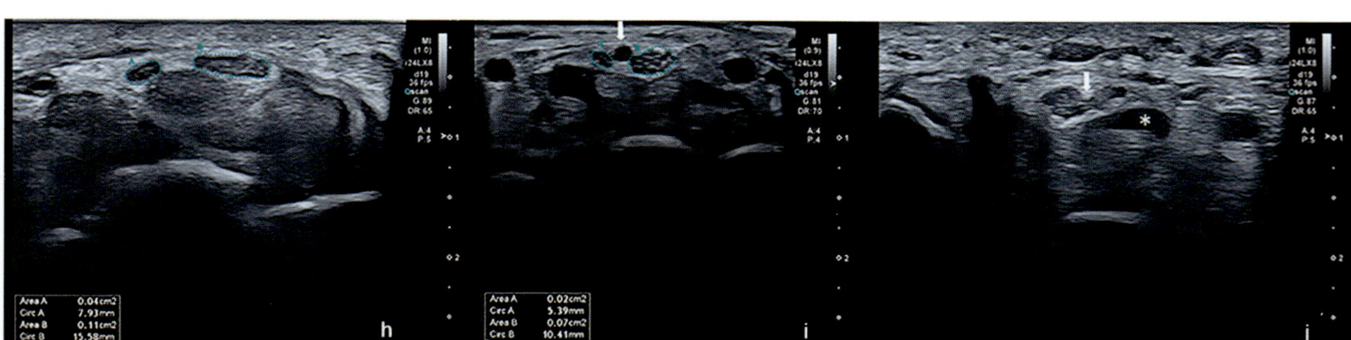

Abb. 8.3c

Fragestellung an die Bildgebung

- Kompressionszeichen und Schweregrad des KTS (Abb. 8.3a)
- Kompressionsursache

Abb. 8.3a Typische sonografische Befunde beim Karpaltunnelsyndrom. Im LS oben ist der Kalibersprung des N. medianus am Karpaltunneleingang zu erkennen (Pfeile), der sich durch den gesamten Karpalkanal fortsetzt (distal links, proximal rechts). Kompressionsursache ist hier das darüber gelegene Retinaculum flexorum. Andere Ursachen (Narbe, Ganglienzysten, Tumore usw.) sind ebenfalls sonografisch nachweisbar. Die korrespondierenden Querschnitte darunter zeigen einen unauffälligen N. medianus oberhalb der Kompressionsstelle am Unterarm mit normaler bienenwabenartiger Echotextur und normaler Nervenquerschnittsfläche (Bild rechts, Pfeil). Proximal der eigentlichen Kompressionsstelle nimmt die Nervenquerschnittsfläche zu und die normale Echotextur verschwindet. Der Nerv erscheint jetzt homogen hypoechogen (mittleres Bild, Pfeil). An der eigentlichen Kompressionsstelle sind die Abflachung und das darüber gelegene Retinaculum flexorum sehr schön zu erkennen (Bild links, Pfeil). Die Diagnose muss zusätzlich durch quantitative Messungen abgesichert werden: Cut-Off-Wert der Nervenquerschnittsfläche proximal der Kompression $> 0{,}11\ cm^2$. Ratio Nervenquerschnittsfläche oberhalb der Kompressionsstelle und am Unterarm > 1,4.

Abb. 8.3b Oberhalb der Kompressionsstelle kann mit den modernen Farbdopplerverfahren (z. B. SMI, Superb Vascular Imaging® Canon) gelegentlich eine fokale Hypervaskularisation in den epi- und perineuralen Gefäßen detektiert werden (linkes Bild). Beim Karpaltunnelsyndrom gibt es auch Fälle, in denen sich keine fokale Schwellung des N. medianus proximal des Engpasses, sondern nur eine isolierte fokale Verdickung am distalen Karpaltunnel-ausgang findet (rechtes Bild, Stern). Hier müssen dann ggf. andere Werte für die quantitative Diagnostik herangezogen werden.

Abb. 8.3c Anatomische Varianten des N. medianus im Karpaltunnel. Das linke Bild zeigt eine hohe Teilung in zwei Portionen am Karpaltunneleingang (grüne Einkreisung). In der Mitte ist ebenfalls eine hohe Teilung (grüne Einkreisung) mit zusätzlich angelegter A. mediana zu erkennen (Pfeil). Rechts ist neben dem N. medianus (Pfeil) ein verlängerter Muskelbauch des III. Fingerflexors im proximalen Karpaltunnel zu erkennen (Stern).

Fazit

- Die Sonografie ermöglicht mit etwas geringerer Sensitivität im Vergleich zur Elektrodiagnostik die Diagnose eines Karpaltunnelsyndroms. Sie sollte als ergänzende Untersuchung zur Elektrophysiologie oder primär bei Kindern oder stromempfindlichen Personen angewendet werden. Dabei liefert sie wichtige Zusatzinformationen über die Kompressionsursache, anatomische Varianten und Gründe für persistierende Beschwerden nach KTS-OP.
- Eine 3T MRT ist ergänzend nur bei V. a. Tumor oder Entzündung erforderlich (Kontrastmittelgabe).

8.4 Injektion Handgelenk

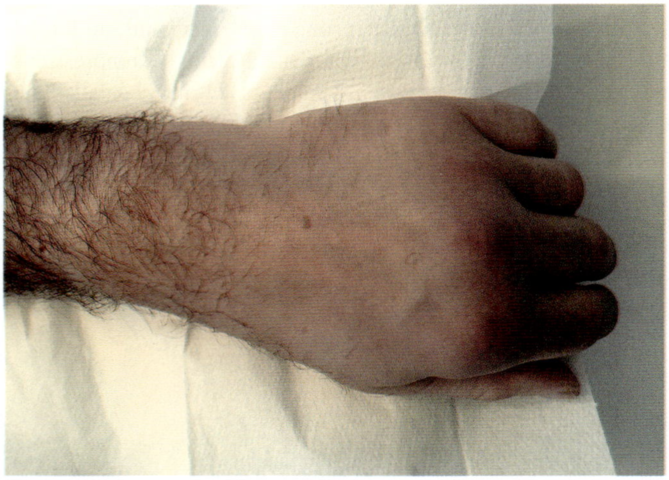

Abb. 8.4a

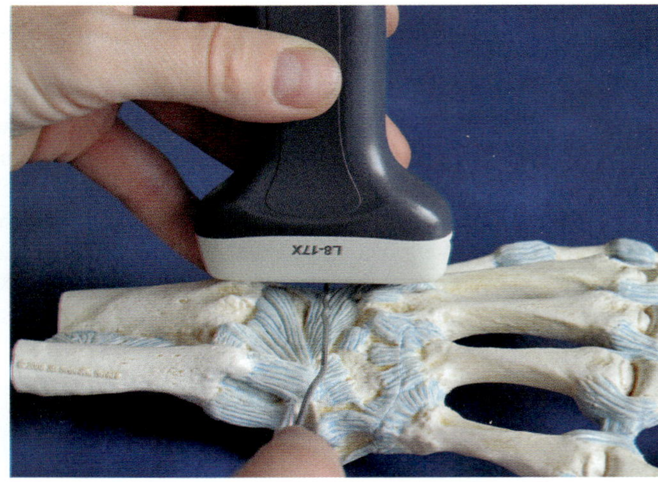

Abb. 8.4b

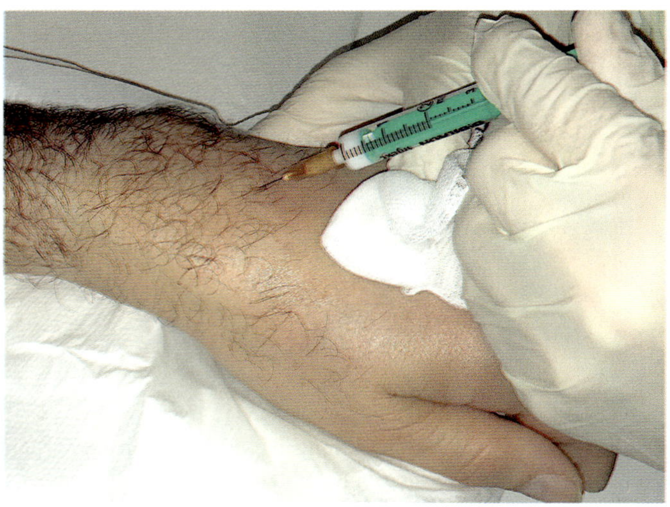

Abb. 8.4c

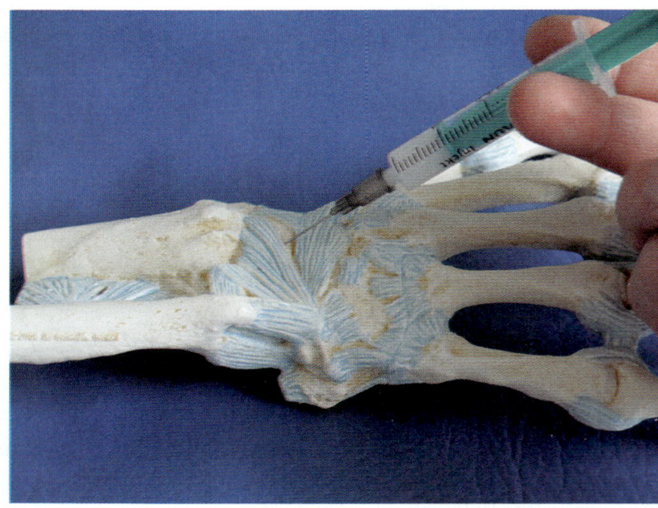

Abb. 8.4d

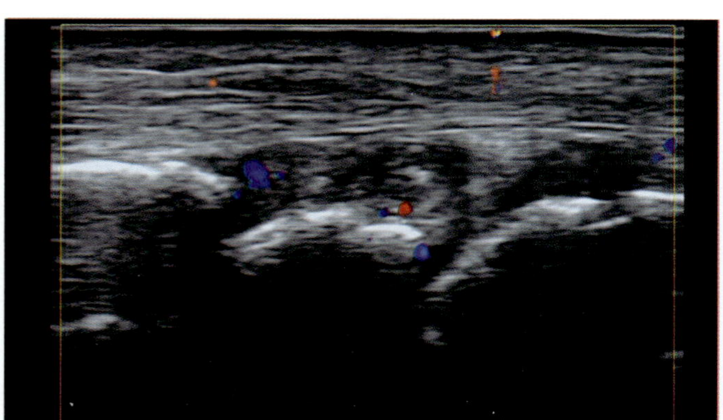

Abb. 8.4e

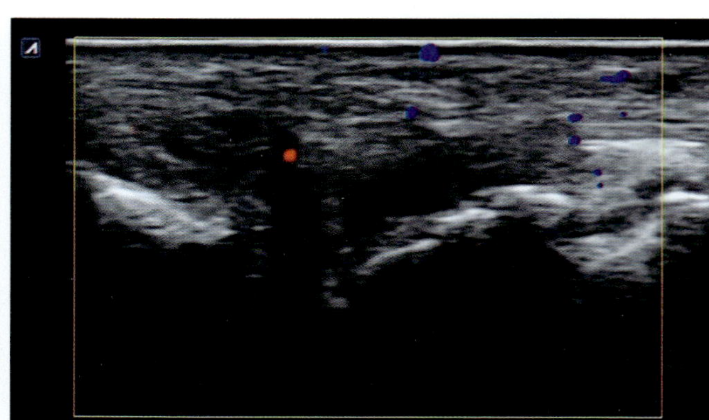

Abb. 8.4f

Abb. 8.4a und Abb. 8.4b Das Handgelenk wird von dorsal im LS und TS untersucht, Erguss und Synovitis sind meistens im proximalen Gelenkabschnitt carporadial zwischen distalem Radius und Os scaphoideum zu finden. Der Gelenkspalt ist in leichter Beugestellung radial vom 4. SSF gut zu tasten. Auch bei palmarar Synovitis oder synovialer Zyste wird das Handgelenk von dorsal injiziert. Insbesondere bei Gelenkpunktionen (Indikation v. a. septische Arthritis oder zum Beweis einer Harnsäure- oder CPPD-Kristall-induzierten Arthritis) empfiehlt es sich mittels Büroklammer die Stelle mit der weitesten Kapseldistension vorher mit einem Fadenkreuz zu markieren.

Abb. 8.4c und Abb. 8.4d Nach sorgfältiger Desinfektion erfolgt unter sterilen Bedingungen die Punktion der zuvor markierten Stelle von dorsal. Bei Injektion ohne vorheriger Punktion wird der carporadiale Gelenkspalt in leichter Beugestellung getastet, die Kanüle wird in einem Winkel von ca. 30° aufgesetzt.

Abb. 8.4e und Abb. 8.4f Dorsaler LS der in Abb. 8.4a abgebildeten Hand bei Gichtarthritis mit Kapseldistension über dem proximalen und distalen Gelenkspalt, echogener Synovitis und Hypervaskularisierung Grad 1. Nach erfolgter Injektion von Triamcinolon/Mepivacain ist die Kapsel über den distalen Radius abgehoben, die eingebrachte Flüssigkeit intraartikulär echofrei. Nach der Injektion sollte die Hand ruhiggestellt werden.

8.5 Injektion Daumensattelgelenk

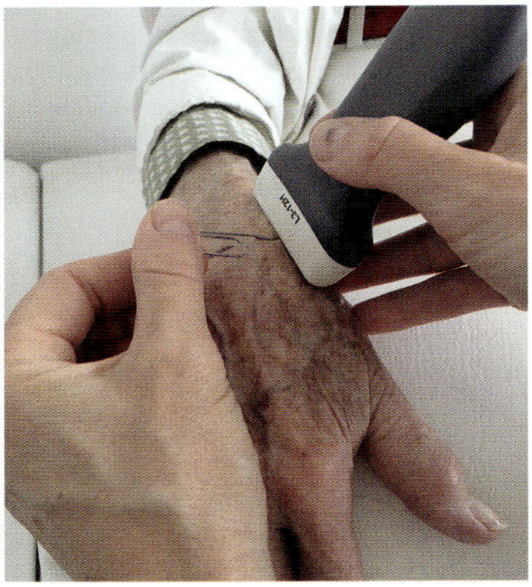

Abb. 8.5a

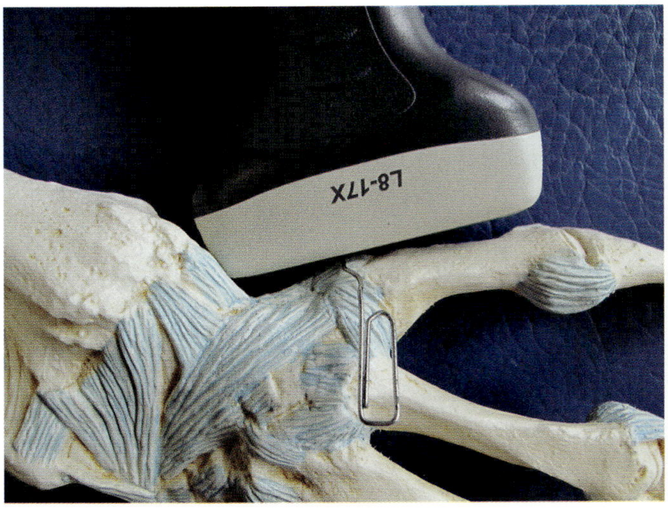

Abb. 8.5b

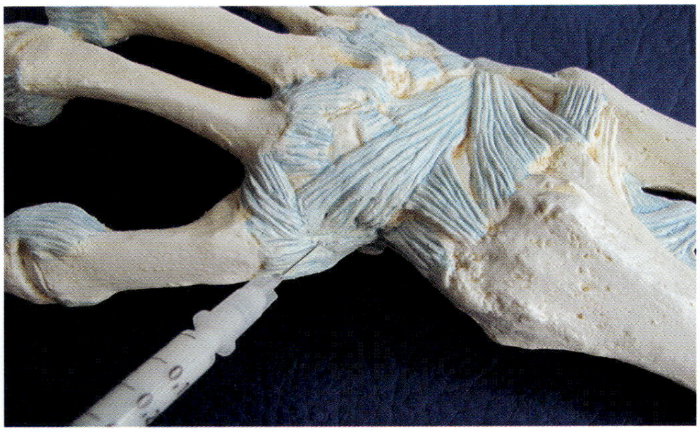

Abb. 8.5c

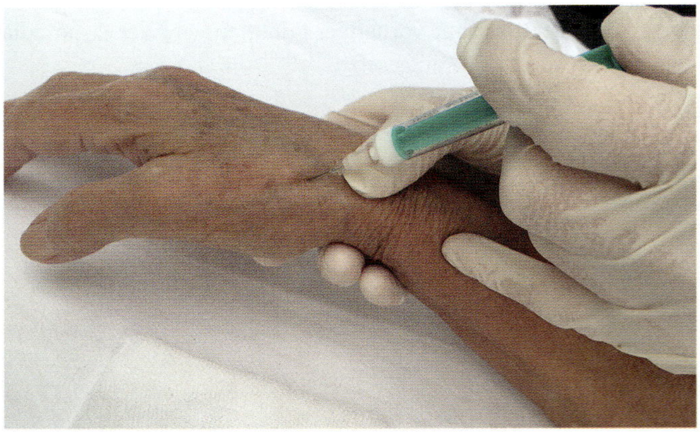

Abb. 8.5d

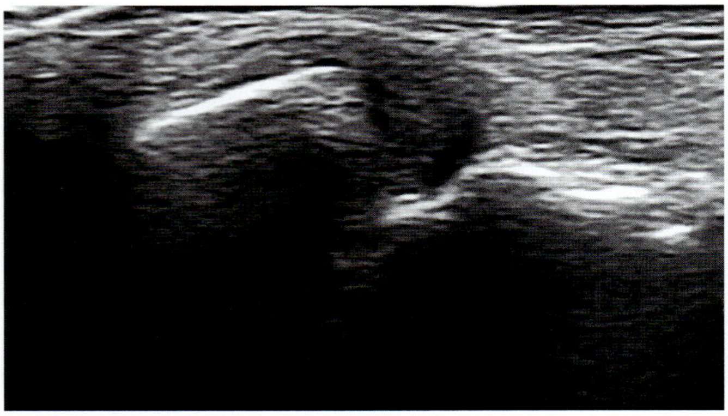

Abb. 8.5e

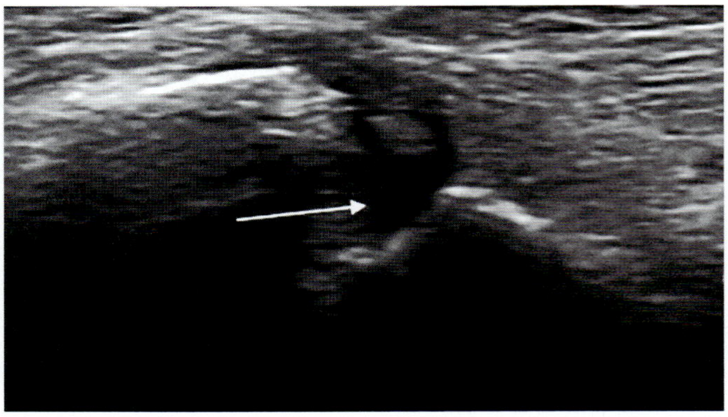

Abb. 8.5f

Abb. 8.5a und Abb. 8.5b Die Injektion eines Kortikoids ins Daumensattelgelenk ist bei aktivierter Rhizarthrose indiziert. Das CMC-Gelenk wird von dorsal im LS über der Tabatière untersucht. Um nicht die A. radialis, die in der Tabatière unmittelbar medial/ulnar vom Gelenk auf dem Os scaphoideum in Richtung Os trapezoideum verläuft, zu punktieren, kann die vorherige Markierung der Injektionsstelle mittels Fadenkreuz sinnvoll sein.

Abb. 8.5c und Abb. 8.5d Injektionstechnik: Der Daumen wird leicht abduziert, der Einstich erfolgt am distalen Ende der Tabatière zwischen den Sehnen der Mm. extensor pollicis brevis und longus. Der Einstichwinkel ist steil und liegt bei 60–90 °. Die Kanüle wird von proximal nach distal kommend geführt.

Abb. 8.5e Dorsaler LS über dem CMC-Gelenk, die Gelenkkapsel ist leicht abgehoben mit intraartikulärer echogener Synovitis und wenig Erguss. In dieser Ebene ist die Subluxationsstellung des Gelenks gut zu erkennen, osteophytäre Appositionen eher von palmar.

Abb. 8.5f Nach erfolgter Injektion ist das Injektat (in diesem Fall Triamcinolon und Mepivacain) im Gelenkspalt als echofreie Flüssigkeit zu erkennen.

8.6 Injektion Fingergrundgelenk

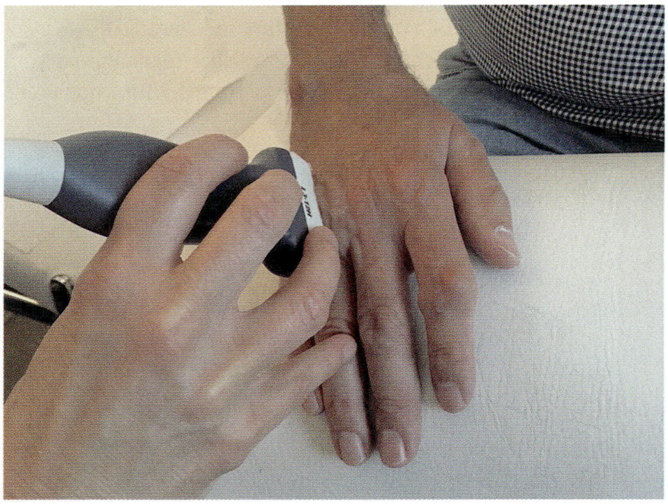

Abb. 8.6a

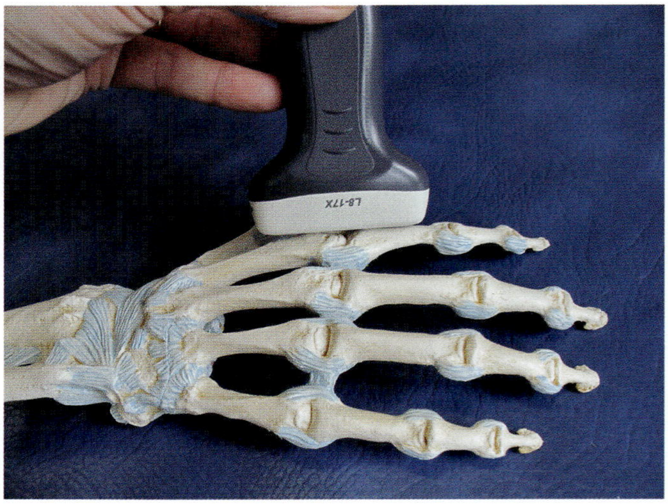

Abb. 8.6b

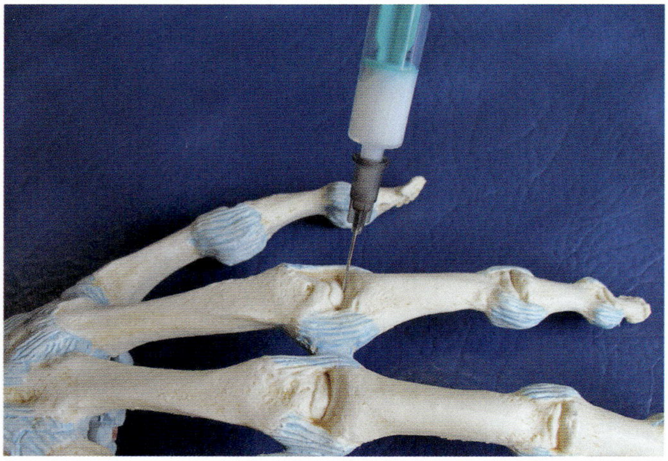

Abb. 8.6c

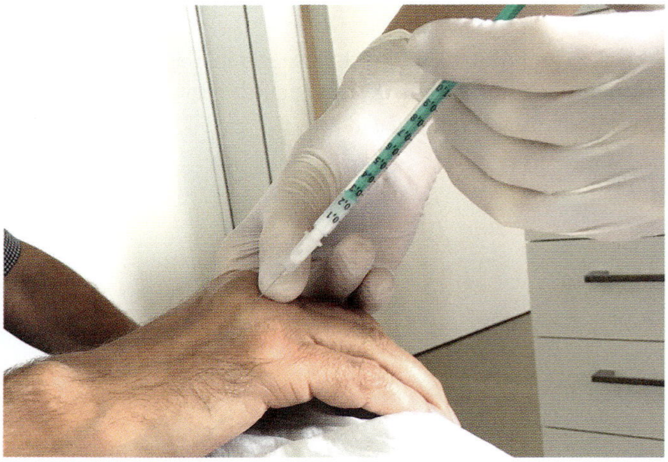

Abb. 8.6d

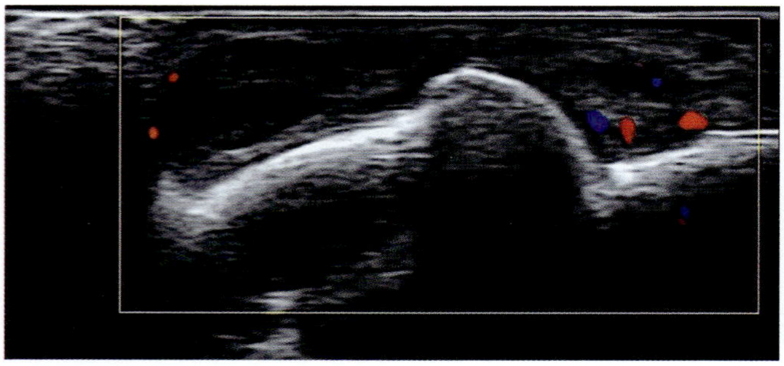

Abb. 8.6e

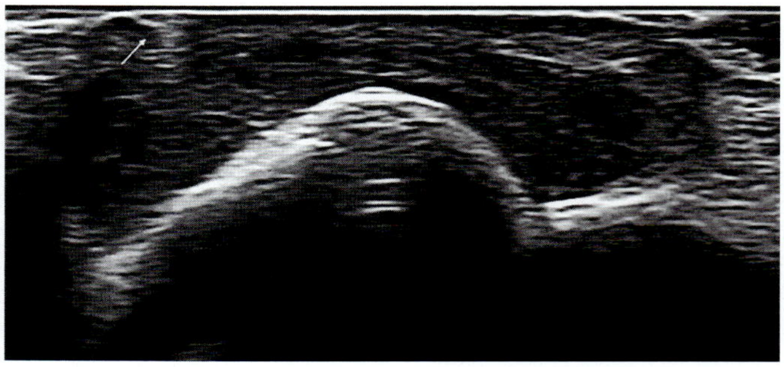

Abb. 8.6f

Abb. 8.6a und Abb. 8.6b Injektionen können in alle Fingergelenke (MCP, PIP und DIP) erfolgen. Die Untersuchung erfolgt von dorsal im LS direkt über dem Gelenk, in diesem Fall über dem MCP-IV-Gelenk. Flüssigkeit und Synovitis sind im proximalen Recessus am besten darzustellen. Der Schallkopf sollte leicht aufgesetzt werden, Kompression ist zu vermeiden.

Abb. 8.6c und Abb. 8.6d Die Hand wird so gelagert, dass die Finger entspannt in leichter Beugestellung liegen. Bei geringer Kapseldistension oder ausgeprägten Osteophyten auf Gelenkspalthöhe ist die sichere intraartikuläre Platzierung der Kanülenspitze bei lateralem Zugang erschwert. Zu empfehlen ist, den Zugang dorsolateral von der Strecksehne zu wählen und die Kanüle in einem Winkel von 30–60° von distal nach proximal einzuführen. Ein kurzer Knochenkontakt ist hilfreich, um die intraartikuläre Lage im proximalen Recessus zu prüfen.

Abb. 8.6e Der dorsale LS über dem MCP-IV-Gelenk zeigt ausgeprägte Synovitis mit Grad-1-Hypervaskularisierung. Die Gelenkkapsel ist konvex abgehoben.

Abb. 8.6f Mithilfe einer Büroklammer kann die Injektionsstelle vor der Injektion markiert werden. Am proximalen Bildrand ist der Metallartefakt mit Schallschatten dargestellt.

KAPITEL

9 Hüfte

9

9.1 Die Sonografie in der Abklärung der schmerzhaften Kinderhüfte

Tab. 9.1a Anamnese bei kindlichem Hüftschmerz
Trauma, Überlastung
Schmerzen
Hinken
Schwellung
Allgemeinsymptomatik

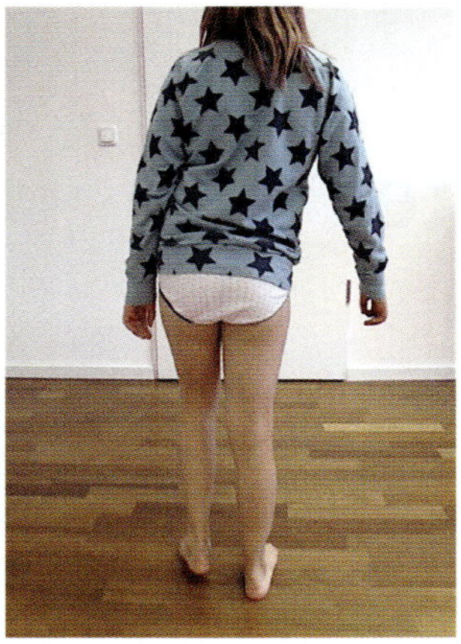

Abb. 9.1a

Tab. 9.1b Anamnese bei kindlichem Hüftschmerz
Hinken
Trendelenburg
Schwellung
Beweglichkeit
Druckschmerz

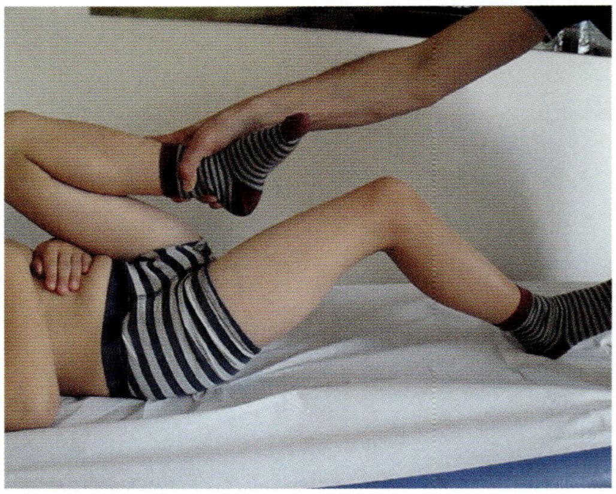

Abb. 9.1b

Tab. 9.1c Anamnese bei kindlichem Hüftschmerz
Schonhinken
Insuffizienzhinken
Verkürzungshinken
Lähmungshinken
Versteifungshinken

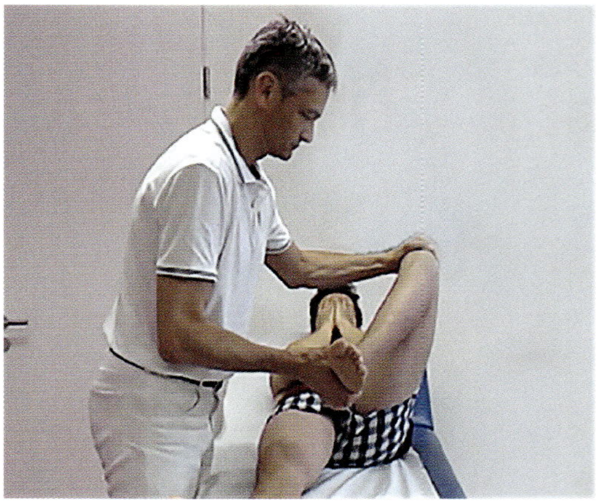

Abb. 9.1c

Die Abklärung der schmerzhaften Kinderhüfte

Schmerzen im Bereich der Hüftgelenke führen sehr häufig zur Vorstellung von Kindern oder Jugendlichen in der kinderorthopädischen Sprechstunde. Zunächst ist eine differenzierte Anamnese notwendig, ob die beklagten Beschwerden infolge eines akuten Traumas oder chronischer Überlastungen, nicht selten sportbedingt, aufgetreten sind, an welchem Körperteil Schmerzen bei welcher Tätigkeit und welcher Tageszeit auftreten und ob diese im Verlauf intermittierend oder dauerhaft sind. Bei Schwellungen ist im Hinblick auf mögliche Systemerkrankungen nachzufragen, ob und welche anderen Gelenke oder Lymphknoten betroffen sind. Relevante Allgemeinsymptome sind erhöhte Temperatur, allgemeines Schwächegefühl, Appetitlosigkeit und Durchfälle.

Abgestimmt auf die zuvor erhobene Krankengeschichte werden zunächst Gangbild und Statik (Abb. 9.1a) untersucht und den beklagten Beschwerden zugeordnet. Falls Hinken berichtet wird, muss dieses als schmerzbedingtes Schonhinken zu klassifizieren sein.

Die Beweglichkeit beider Hüftgelenke, der Iliosakralgelenke und der angrenzenden Lendenwirbelsäule sowie der Kniegelenke wird untersucht, wobei der Thomas-Handgriff (Abb. 9.1b) und das Drehmann-Zeichen (Abb. 9.1c) auf eingeschränkte Beweglichkeit verweisen können, die Folge einer Hüftgelenksinstabilität/Dislokation, struktureller Kontrakturen der Gelenkkapsel beziehungsweise des Muskelsehnenapparats sein können oder Ausdruck eines schmerzbedingten sogenannten Kapselmusters. Druckschmerzen können die Gelenkkapsel, die Knochenhaut und die Enthesen, also die knöchernen Sehneninsertionen, betreffen. Hier ist zu klären, ob das Hüftgelenk selbst oder periartikuläre Strukturen betroffen sind.

Die Sonografie folgt nach der klinischen Untersuchung als unmittelbar bed-side mögliche klinische Bildgebung. Sie ist in der Lage, über die Darstellung eines Gelenkergusses oder veränderter Weichteilstrukturen sofort darüber Aufschluss zu geben, ob eine artikuläre Erkrankung vorliegt oder ob es sich um periartikuläre Veränderungen handelt. Erste darüber hinausgehende Fragestellungen bedürfen eines Röntgenbild oder einer Kernspintomografie.

Die nachstehende Tabelle zeigt, welche typischen schmerzhaften Hüftgelenkserkrankungen in welcher Altersstufe am häufigsten auftreten.

0–2 Jahre	3–9 Jahre	10–16 Jahre
Hüftluxation Trauma Septische Coxitis Osteomyelitis Leistenbruch	Coxitis fugax Morbus Perthes Septische Coxitis Juvenile idiopathische Coxitis Hüftluxation (ICP) Osteomyelitis Leistenbruch Tumore Hodentorsion	Apophysenläsionen Epiphysiolysis capitis femoris Osteitis pubis Juvenile idiopathische Coxitis Schenkelhalsfraktur Tumore Hüftluxation (ICP)

Die Coxitis fugax steht in der Häufigkeit dabei weit an erster Stelle (Abb. 9.1d).

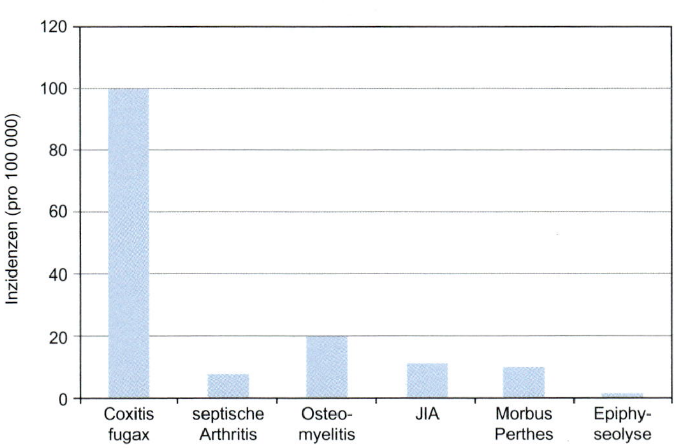

Abb. 9.1d

9

9.2 Femoroazetabuläres Impingement

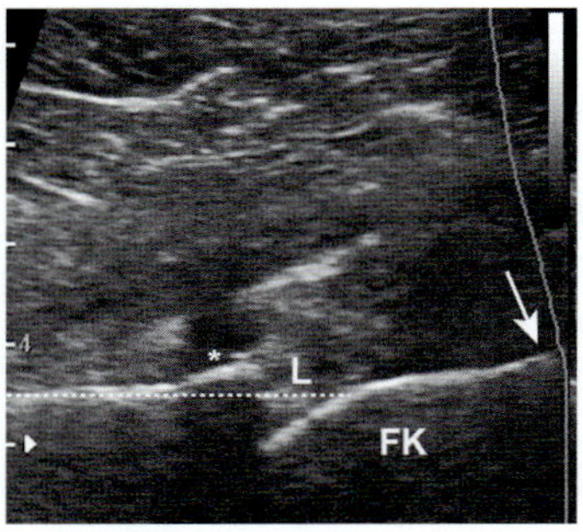

Abb. 9.2a

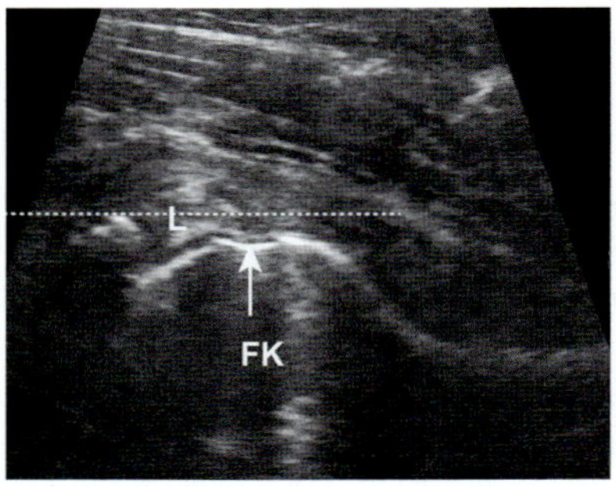

Abb. 9.2b

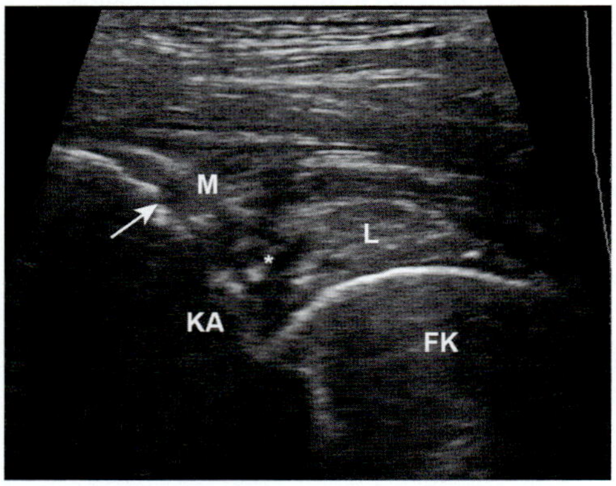

Abb. 9.2c

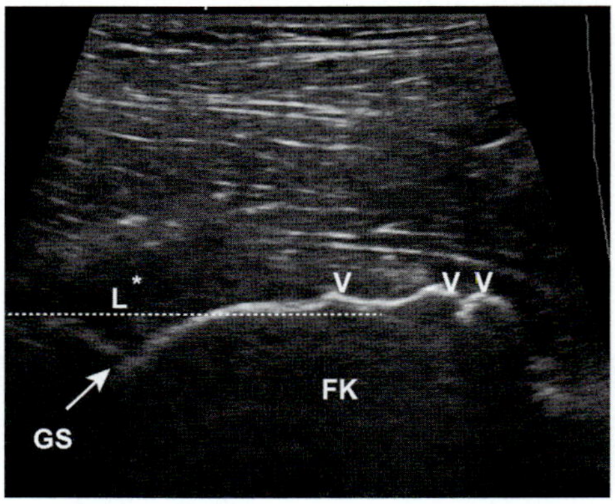

Abb. 9.2d

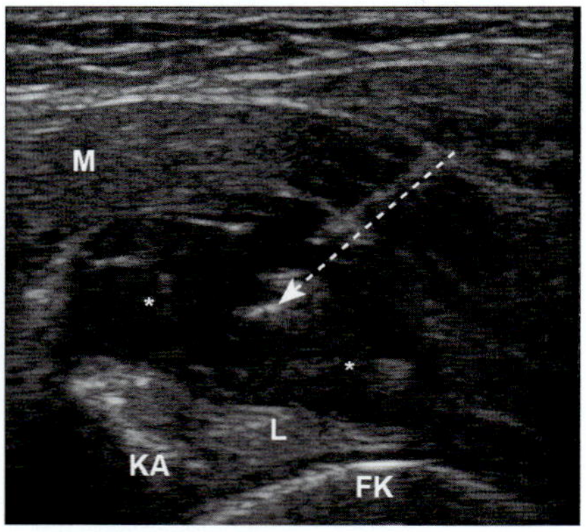

Abb. 9.2e

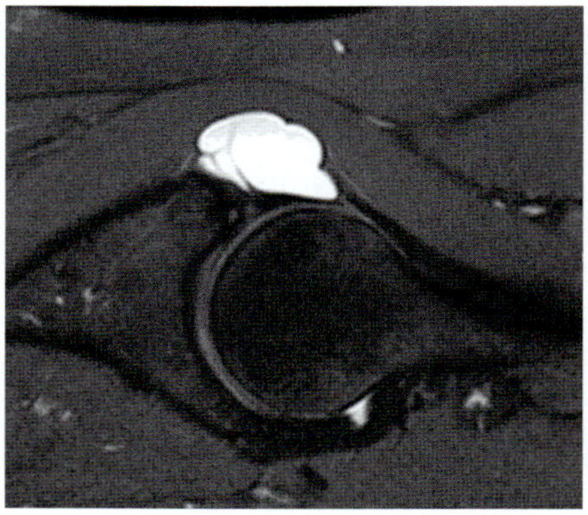

Abb. 9.2f

9

Fragestellung an die Bildgebung

- Ausmaß der Dysplasie – lateral oder anterior betont – Korrelation mit konventionellem Röntgen – Dekompensationszeichen. Antetorsionsbestimmung.
- Labrumläsion lateral, anterior oder anterolateral, hypoechogene Begleitzone (HEZ), Ganglion / Bursitis ileopectinea
- Funktionsuntersuchung des Labrums dynamisch im Abduktions-, Flexions- und Rotationstest zum Ausschluss eines Impingements
- DD: Insertionstendinosen, Rheumatoid, Femurkopf Nekrose / Aufbaustörung, TU u. a.

Abb. 9.2a Lateraler LS frontal durch die Mitte des Femurkopfes in der mittleren Standardebene. Der Patient liegt auf dem Rücken in Neutral-Null-Position: Die Basislinie (weiß) schneidet den Femurkopf, die azetabuläre Nachverknöcherung überragt die Basislinie nach lateral (= primär geringes laterales Überdachungsdefizit + Nachverknöcherung). Labrum (L) plump, * kleines Ganglion, Femurkopf (FK), „Bump" (↓).

Abb. 9.2b Anteriorer LS sagittal über der Mitte von Azetabulum, Femurkopf und Schenkelhals: Die Grundlinienparallele (weiß) schneidet die anteriore Femurkopfkontur nicht, gute anteriore Überdachung. Das anteriore Labrum ist groß und plump.
↑ Impression der anterioren Femurkopfkontur durch das plumpe Labrum bei Flexion im Sinne einer osteochondralen Druckläsion. Kein Ganglion.

Abb. 9.2c Anteriorer LS sagittal von der spina iliaca anterior inferior (↑) durch die Mitte des Femurkopfes (FK). Plumpes, großes anteriores Labrum (L) unter der Sehne des M. rectus femoris (M). Breite hypoechogene Zone zwischen dem knöchernen Azetabulumrand (KA) und der Basis des Labrums. Anterolaterale Labrumläsion noch ohne ausgeprägtes Ganglion bei beginnender Koxarthrose.

Abb. 9.2d Anteriorer LS sagittal über der Mitte von Azetabulum und Femurkopf Patient in Neutral-Null-Position: Der Femurkopf überragt zwar die Grundlinienparallele durch den anterioren knöchernen Pfannenrand (weiß) nur gering, die anteriore Femurkopfkontur ist jedoch erheblich abgeflacht, uneben (v) mit Usur und Gelenkrandausziehung (vv). Minderung des Gelenkspaltes (GS), Aufbrauch des Labrums (L) und hypoechogene Reizzone (*) bei fortgeschrittener Koxarthrose.

Abb. 9.2e Anteriorer LS sagittal über der Mitte von Azetabulum, Femurkopf (FK) und Schenkelhals: großes, anteriores Labrumganglion (*) bei primär geringer Hüftdysplasie mit Nachverknöcherung und leicht asphärischem Femurkopf. Großes, etwas plumpes Labrum (L) mit hypoechogener Zone basisnah am knöchernen Azetabulum (KA). Punktionskanüle (↓). Irritation des N. femoralis durch Druck des Ganglions und Vorwölbung des M. iliopsoas.

Abb. 9.2f MRT-Darstellung desselben Befundes in vergleichbarer Schnittebene wie linkes Bild. Erhöhte Signalintensität zwischen Labrum und knöchernem Azetabulum.

Fazit

- Sonografie mit Funktionstests und ggf. konventionelles Röntgen ausreichend
- Zum Ausschluss Hüftkopfnekrose / Aufbaustörung / transiente Osteopenie / TU oder präoperativ ggf. MRT
- Für die Beantwortung weitere relevante Schnittebenen bzw. Sequenzen: Sono: Tochanter major Glutealschlinge, anterolaterales Labrum acetabulare, Ursprung M. rectus femoris, Erguss, Synovitis, Knorpelauflage, dynamische Untersuchung, Antetorsionsbestimmung. MRT: KM.

9.3 Hüftdysplasie, Labrumläsion

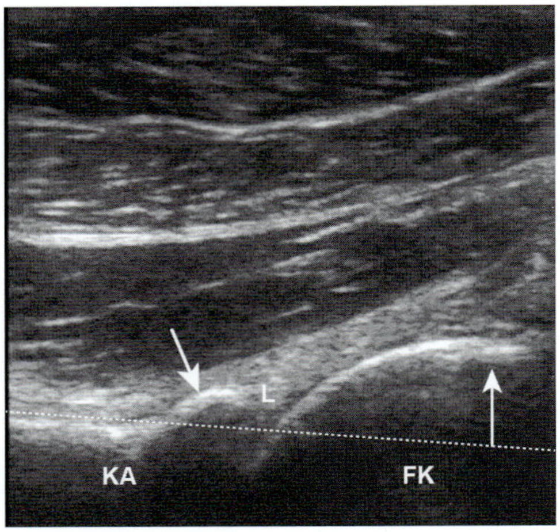

Abb. 9.3a

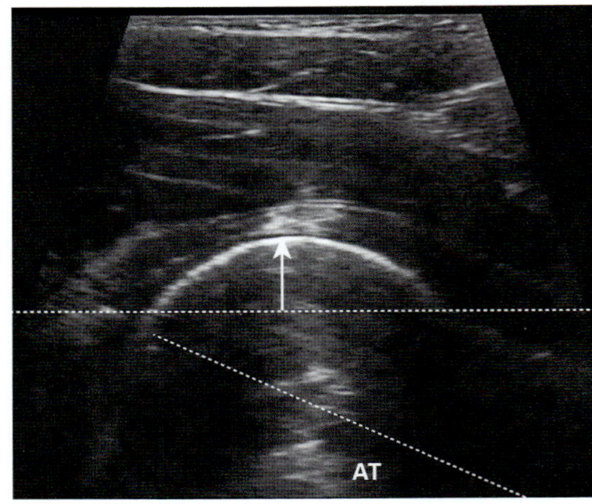

Abb. 9.3b

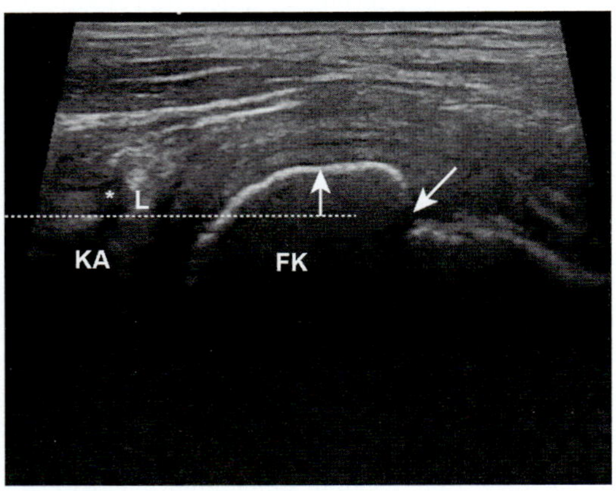

Abb. 9.3c

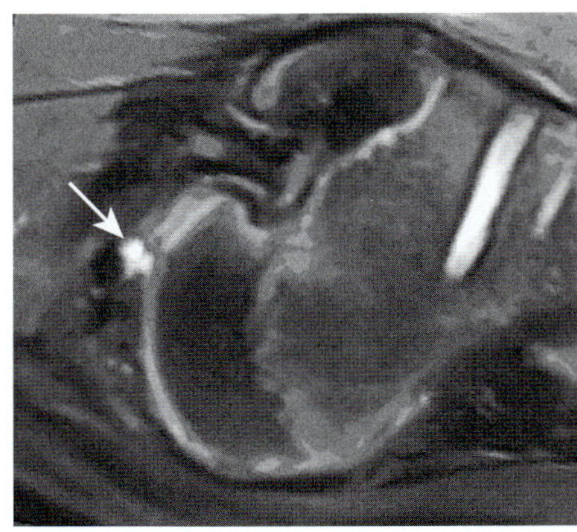

Abb. 9.3d

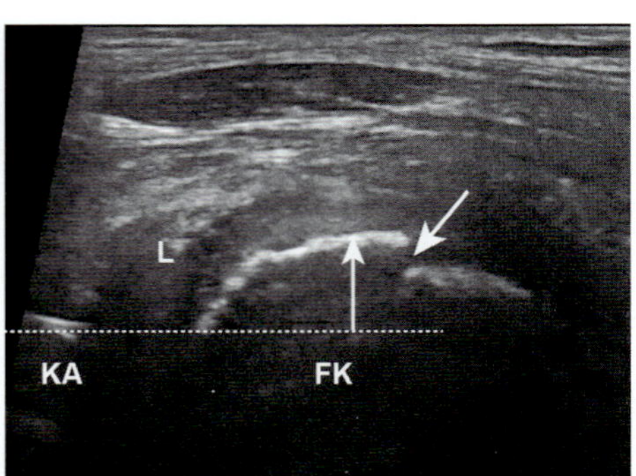

Abb. 9.3e

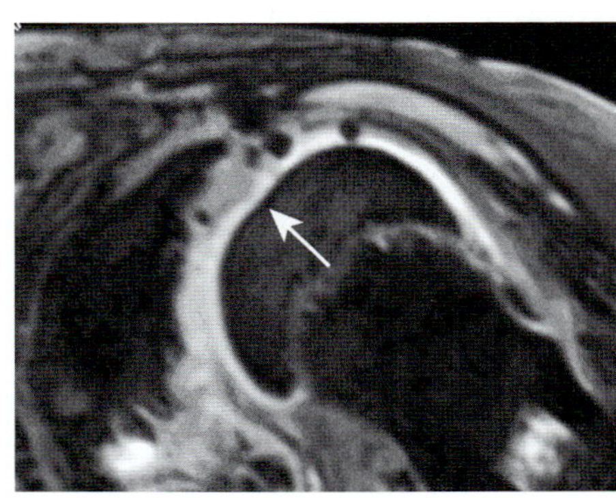

Abb. 9.3f

Fragestellung an die Bildgebung

- Ausmaß der Dysplasie – lateral oder anterior betont – Korrelation mit konventionellem Röntgen – Dekompensationszeichen. Antetorsionsbestimmung
- Labrumläsion lateral, anterior oder anterolateral, hypoechogene Begleitzone (HEZ), Ganglion / Bursitis ileopectinea
- Funktionsuntersuchung des Labrums dynamisch im Abduktions-, Flexions- und Rotationstest zum Ausschluss eines Impingements
- DD: Insertionstendinosen, Femurkopfnekrose/Aufbaustörung

Abb. 9.3a Lateraler LS frontal durch die Mitte des Femurkopfes FK in der mittleren Standardebene. Patient liegt auf dem Rücken in Neutral-Null-Position: Die Basislinie (weiß) schneidet den Femurkopf deutlich. Überstand (↑) des Femurkopfes über die Basislinie nach lateral. Die azetabuläre Nachverknöcherung (↓) überragt die Basislinie nach lateral (= primär laterales Überdachungsdefizit). Anteriores knöchernes Azetabulum (KA), Labrum acetabulare (L).

Abb. 9.3b Anteriorer LS sagittal von anterior über der Mitte von Femurkopf und Schenkelhals. Patient in Neutral-Null-Position: Der Femurkopf (FK) überragt die Grundlinienparallele (weiß) durch den anterioren knöchernen Pfannenrand deutlich (↑) (= primär anteriores Überdachungsdefizit). Der Winkel zwischen der Symmetrieachse von Femurkopf und Schenkelhals (gestrichelt) und der Bildgrundlinie ist ein Maß für die Abschätzung der Antetorsion (ca. +/– 5 Grad).

Abb. 9.3c Lateraler LS frontal über der Mitte des Femurkopfes, Neutral-Null-Position. Z. n. Beckenosteotomie und DVO, ♀ 7 Jahre: Die Basislinie entlang des lateralen knöchernen Azetabulums (KA) schneidet den Femurkopf (FK) deutlich, Überstand (↑). Das plumpe Labrum (L) gerät bei Abduktion unter Druck mit basisnaher hypoechogener Reizzone (*). Epiphysenfuge (↓). Mangelhafte laterale Überdachung des Femurkopfes mit Labrumbelastung.

Abb. 9.3d MRT in vergleichbarer Schnittebene zum links stehenden Sonogramm, T2-Wichtung. Lateraler Überstand des Femurkopfes und signalintense Reizzone an der Basis des lateralen labrum acetabulare.

Abb. 9.3e Anteriorer LS durch die Mitte des knöchernen Azetabulums (KA) und des Femurkopfes FK, Neutral-Null-Position. Z. n. Beckenosteotomie und DVO, ♀ 7 Jahre: erheblicher anteriorer Überstand (↑) der anterioren Femurkopfkontur über die Grundlinienparallele durch KA (weiß). Anteriores Labrum (L) unter Druck bei Flexion und Außenrotation, große hypoechogene Zone (*) zwischen KA und Labrum. Epiphysenfuge (↓). Schlechte anteriore FK-Überdachung.

Abb. 9.3f MRT in vergleichbarer Schnittebene zum links stehenden Sonogramm, T2-Wichtung. Anteriorer Überstand des Femurkopfes und Minderung des Femurknorpels im Bereich der azetabulären Belastungszone (↑).

Fazit

- Sonografie mit Funktionstests und ggf. konventionelles Röntgen ausreichend
- Zum Ausschluss Hüftkopfnekrose / Aufbaustörung / transiente Osteopenie / TU oder präoperativ ggf. MRT
- Für die Beantwortung weitere relevante Schnittebenen bzw. Sequenzen: Sono: Tochanter major Glutealschlinge, anterolaterales Labrum acetabulare, Ursprung m. rectus femoris, Erguss, Synovitis, Knorpelauflage, dynamische Untersuchung, Antetorsionsbestimmung. MRT: KM.

9.4 Leistenbrüche

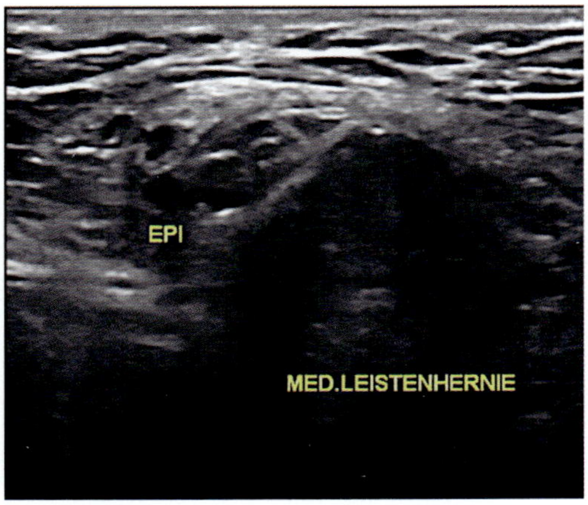

Abb. 9.4a

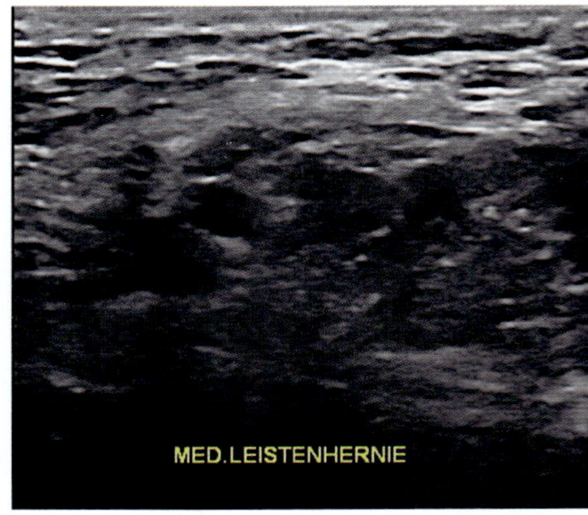

Abb. 9.4b

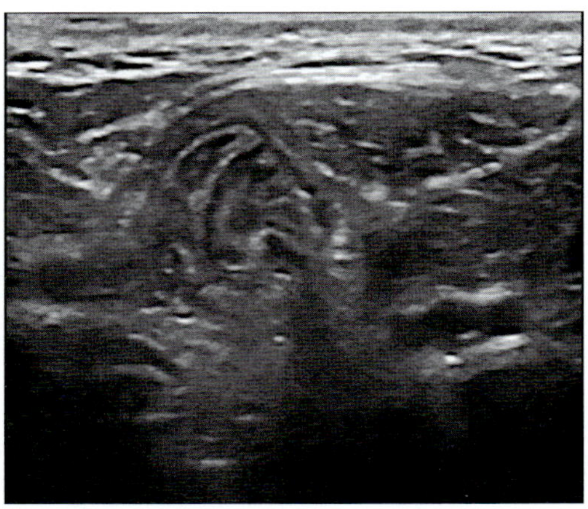

Abb. 9.4c

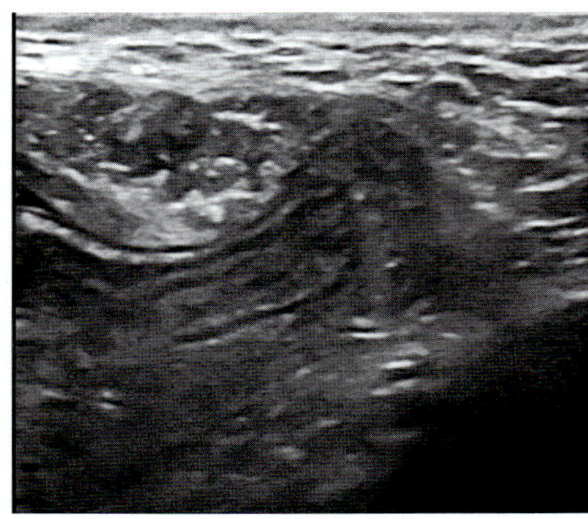

Abb. 9.4d

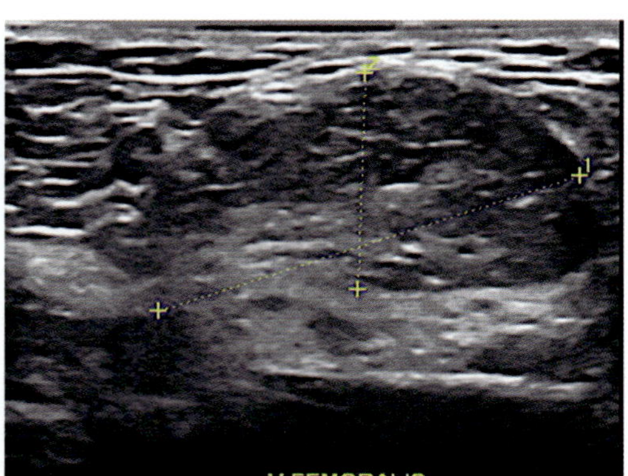

Abb. 9.4e

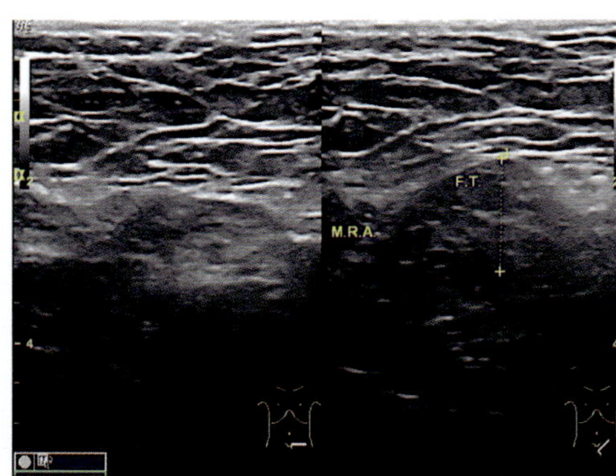

Abb. 9.4f

Fragestellung an die Bildgebung

- Unklarer Leistenschmerz bei fehlender sichtbarer oder palpabler Schwellung
- Lokalisation der Hernie, Bruchsackinhalt und Größe

Abb. 9.4a Darstellung der medialen Leistenhernie im TS über der Leistenregion. Die kuppelförmige Vorwölbung medial der epigastrischen Gefäße enthält das etwas inhomogen imponierende echoreiche präperitoneale Fettgewebe.

Abb. 9.4b Darstellung einer medialen Leistenhernie im LS über der Leistenregion. Medial der epigastrischen Gefäße kommt es unter Valsalvamanöver zur Vorwölbung von echoreichem mäßig inhomogenem Gewebe. Es handelt sich um präperitoneales Fettgewebe.

Abb. 9.4c Darstellung der lateralen Leistenhernie im TS über der Leistenregion. Gut sichtbar die epigastrischen Gefäße medial des sich sonografisch inhomogen darstellenden Bruchsacks.

Abb. 9.4d Darstellung einer lateralen Leistenhernie im LS über der Leistenregion. Der Bruchsack mit dem inhomogen imponierenden Bruchsackinhalt prolabiert von lateral der epigastrischen Gefäße in den Leistenkanal.

Abb. 9.4e Sonografische Darstellung einer Schenkelhernie im LS. Die Schenkelhernie ist als echoreiche Raumforderung direkt auf der V. femoralis gelegen dargestellt.

Abb. 9.4f Sonografische Darstellung einer sog. Sportlerleiste bzw. weichen Leiste mit Vorwölbung der Fascia transversalis im Valsalva-Manöver um 5–10 mm.

Fazit

- Sonografie der Leiste als schnell verfügbare Technik bei unklarem Leistenschmerz
- Wiederholbarkeit der Untersuchung, exakte Größenbestimmung der Pathologie
- Bildtechnische Darstellung des Befunds vor einer Operation

9.5 Das operierte Hüftgelenk

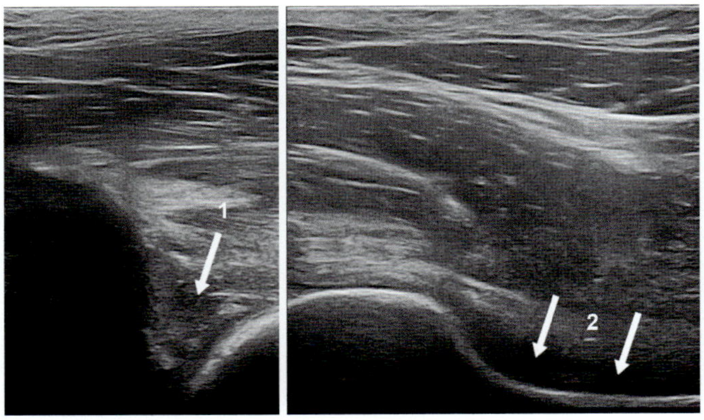

Abb. 9.5a

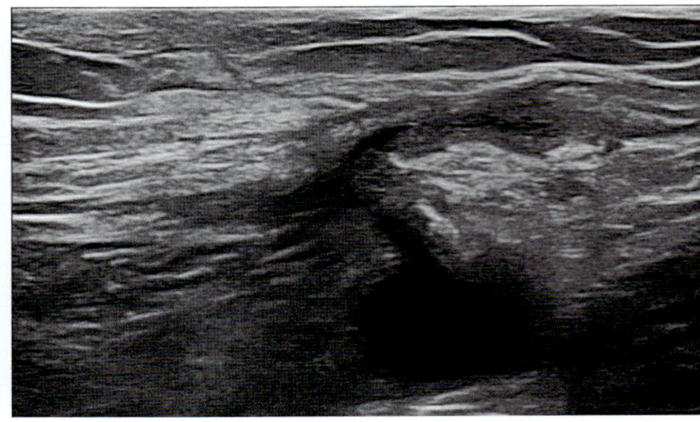

Abb. 9.5b

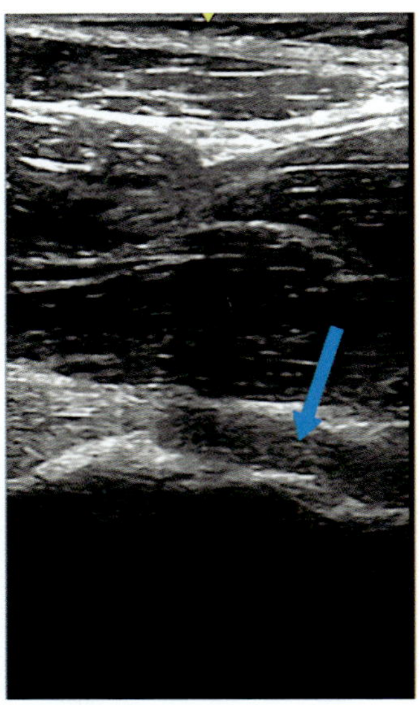

Abb. 9.5c

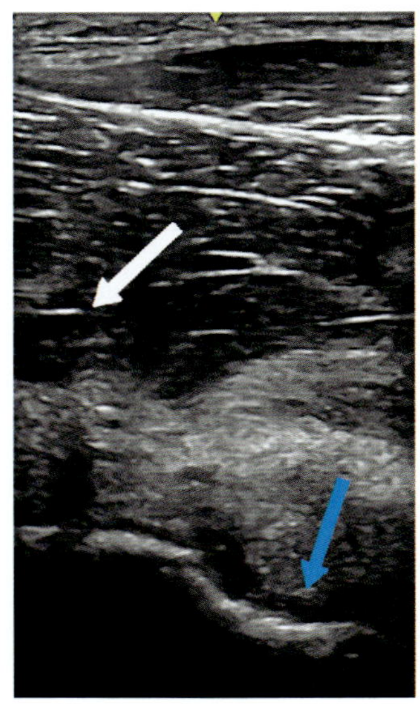

Abb. 9.5d

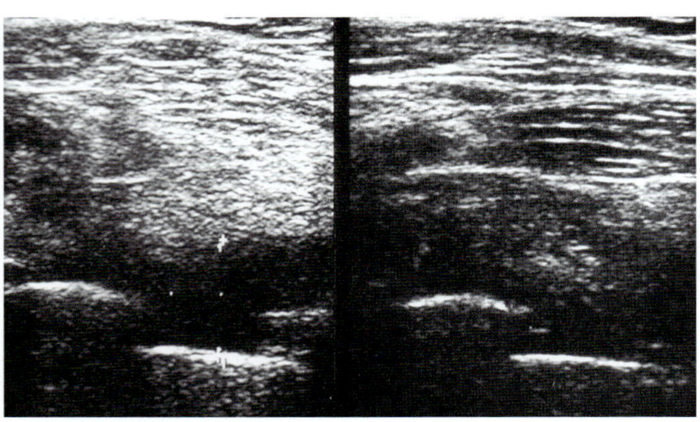

Abb. 9.5e

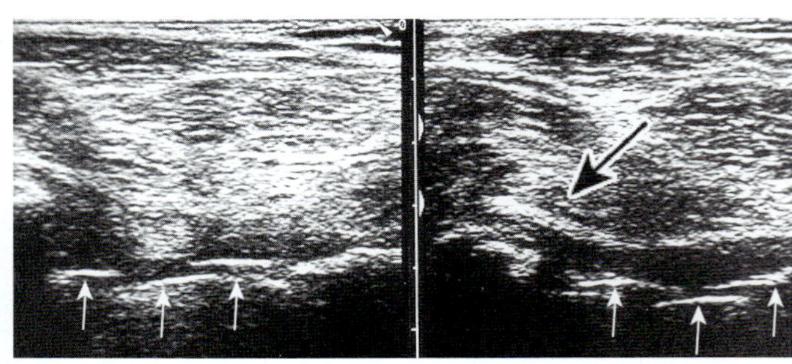

Abb. 9.5f

9

Abb. 9.5a und Abb. 9.5b Bei dieser 39-jährigen Patientin wurde aufgrund einer Labrumläsion eine Arthroskopie ihres schmerzhaften Hüftgelenks durchgeführt. Direkt unterhalb des Os ilium im Labrumbereich ist im zusammengesetzten anterioren LS eine inhomogene echoarme Zone nach Teilresektion des Labrums zu sehen (Pfeil 1). Es findet sich noch intraartikuläre Ergussbildung (Pfeile 2). Abb. 9.5b zeigt den Defekt in der lateralen Faszie mit verbliebender Spülflüssigkeit.

Abb. 9.5c und Abb. 9.5d Im anterioren LS ist in Abb. 9.5c ein CAM-Impingement zu sehen mit deutlichem Bump (blauer Pfeil) am anterioren Schenkelhals (Bein etwas innenrotiert gehalten). Abb. 9.5d zeigt den Zustand nach arthroskopischer Trimmung des Hüftkopfes. In leichter Innenrotation des Beines zeigt sich die deutliche Abtragung des Bumps an der Stelle, an welcher im Rahmen der intraarthroskopischen Funktionsprüfung die ausreichende Abtragung visuell verifiziert wurde (blauer Pfeil). Zu sehen ist auch die noch einliegende Drainage mit dorsaler Schallauslöschung (weißer Pfeil).

Abb. 9.5e und Abb. 9.5f Nach Einbringung einer Hüftendoprothese zeigt der M. iliopsoas deutliche Ödematisierung und schlechte Abgrenzbarkeit. Die Neogelenkkapsel des Hüftgelenks stellt sich sonografisch erst nach dem 6. Monat dar.

Abb. 9.5e Auf der linken Seite der Abbildung findet sich ein anteriorer LS über dem Hüftgelenk 2 Wochen nach Einbringung einer Hüftendoprothese. Der M. iliopsoas ist ödematös vermehrt echogen und schlecht abgrenzbar. Die Messung zeigt die intraartikuläre Raumforderung des postoperativen Hämarthros. Rechts gleiches Gelenk nach weiteren 2 Wochen mit zunehmender Echogenität des Hämarthros und verbesserter Abgrenzbarkeit der Muskulatur.

Abb. 9.5f Verlauf über 3 Jahre im Seitenvergleich im anterioren LS über dem Hüftgelenk nach Einbringung einer Hüftendoprothese. Links: 6 Wochen nach OP schlecht abgrenzbarer M. iliopsoas, echoreiches Hämarthros. Endoprothesenkomponenten (Modell Weber-Huggler, Pfeile), Rechts: 6 Monate nach der OP breite, deutlich echogene Neo-Gelenkkapsel (schwarzer Pfeil).

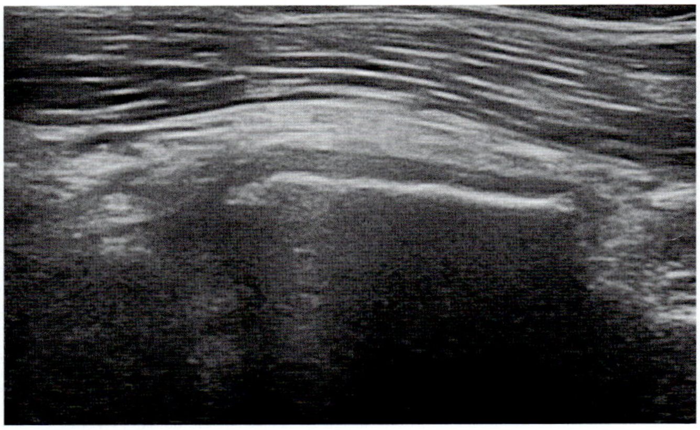

Abb. 9.5g

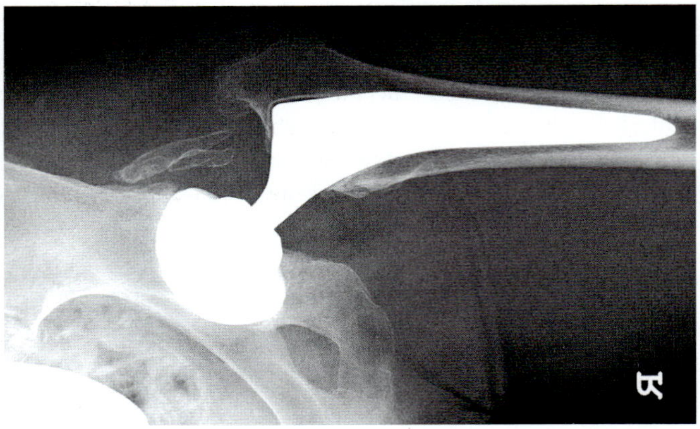

Abb. 9.5h

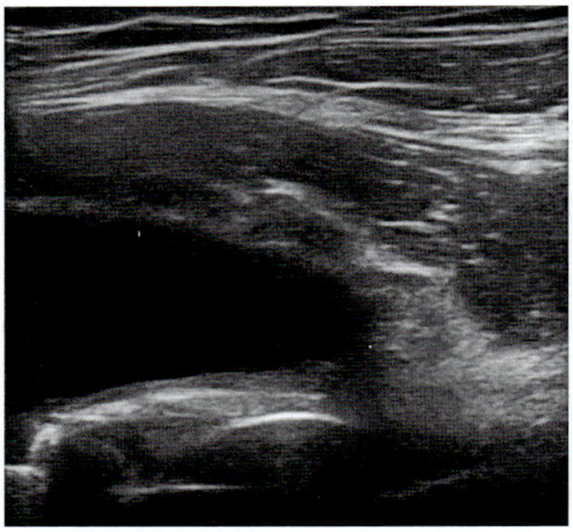

Abb. 9.5i

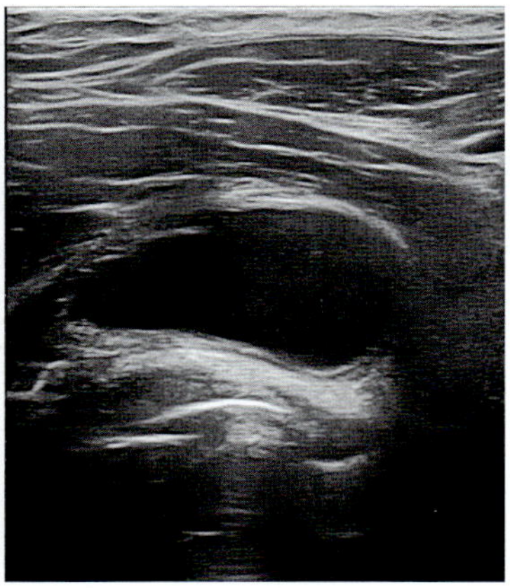

Abb. 9.5j

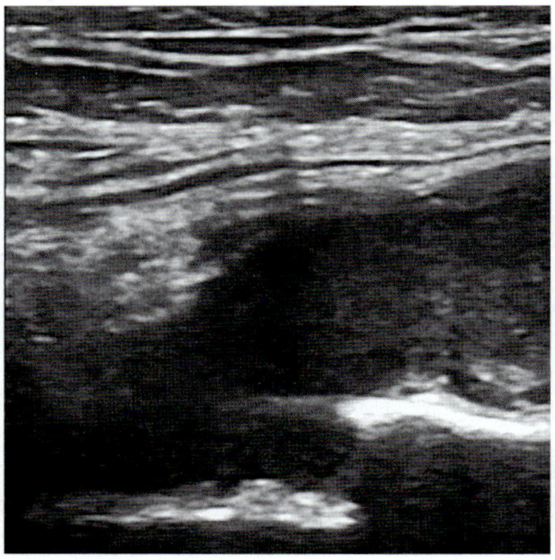

Abb. 9.5k

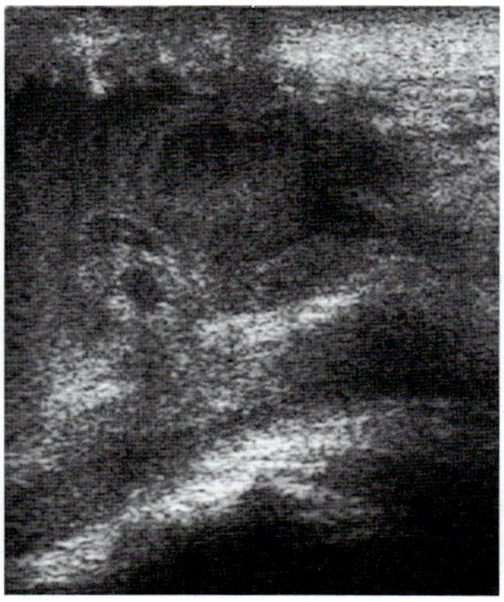

Abb. 9.5l

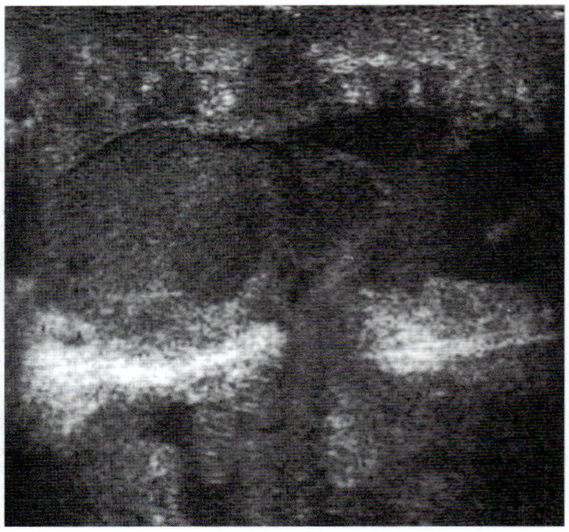

Abb. 9.5m

Fragestellung an die Bildgebung

- Erguss, Hämatom, Serom
- Nahtinsuffizienz
- Implantatlockerung
- Infektzeichen
- Verlaufskontrolle
- Periprothetische Flüssigkeit, zystische Raumforderung

Abb. 9.5g und Abb. 9.5h Verkalkung nach TEP, lateraler LS. Drei Jahre nach Einbringen einer Hüftendoprothese zeigt sich im lateralen LS (Abb. 9.5g) wie auch im Röntgenbild (Abb. 9.5h) eine breite Kalkspange. Periarthopathische Ossifikationen (PAO) können auch nach anderen Hüftoperationen, Verletzungen im Beckenbereich oder nach Schädelhirntraumata auftreten. Wie in diesem Fall ist dann die sonografische Einsicht nicht mehr möglich und es muss ein Röntgenbild oder sogar ein CT durchgeführt werden.

Abb. 9.5i und Abb. 9.5j 67-jähriger Patient nach Hüft-TEP. Nach Einbringen einer Hüftendoprothese 2 Jahre zuvor zeigt sich bei diesem 67-jährigen Patienten ein abriebbedingter Pseudotumor, der sich anterioren LS und TS als echofreie Raumforderung mit dicker Kapsel anterior des künstlichen Hüftkopfes gut abgrenzen lässt. Hinter der zystischen Raumforderung zeigt sich dorsale Schallvermehrung. Die gebogene Oberfläche des darunterliegenden Hüftkopfes ist stark echogen und weist einen leichten Kometenschweifartefakt nach unten zu auf.

Abb. 9.5k, Abb. 9.5l und Abb. 9.5m Sechs Monate nach Einbringen einer Hüftendoprothese stellt sich der 63-jährige Patient aus Abb. 9.5i und Abb. 9.5j mit inguinalen Belastungs- und glutealen Ruheschmerzen vor. Im anterioren LS findet sich echogene Flüssigkeit zwischen der konvex abgehobenen Gelenkkapsel und der darunterliegenden echogenen Endoprothese. Gluteal zeigen sich ebenso echogene Flüssigkeitsmengen subkutan epifaszial mit einer deutlichen Defektbildung zum in der Tiefe liegenden Gelenkbereich. Auch unter dieser breiten echogenen Schicht, die postoperativ vernarbter lateraler Glutealfaszie entspricht, findet sich eindeutig echogene Flüssigkeit, die im dynamischen Test durch den gut sichtbaren Fasziendefekt-Übertritt und aus dem Gelenkbereich stammt. Es handelt sich um einen bereits ausgeprägten septischen Infekt mit einer septischen Lockerung des Femurschafts, der zweitzeitig durch Revisionsoperation behandelt wurde.

Fazit

- Röntgen bei Veränderungen an Knochen und Implantaten, bei Verkalkung
- Sonografie (und Doppler): Synovitis, Erosionen, Hämatom, Überprüfung der Kompressibilität
- MRT: Knochenmarködem, Knorpelschaden
- (Sonografie): Abklärung von Weichteilschwellungen

9.6 Injektion Hüftgelenk

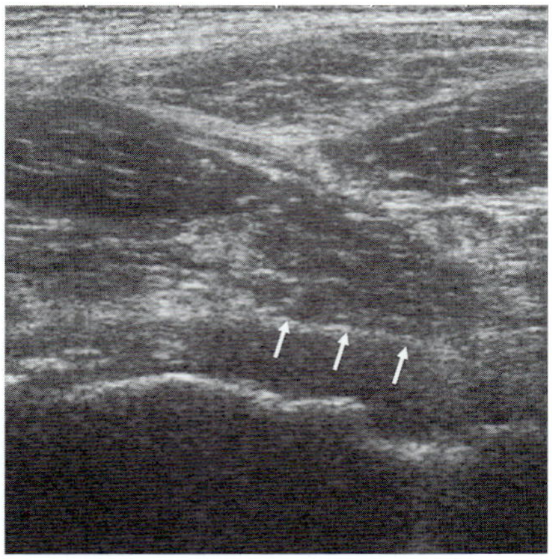
Abb. 9.6a

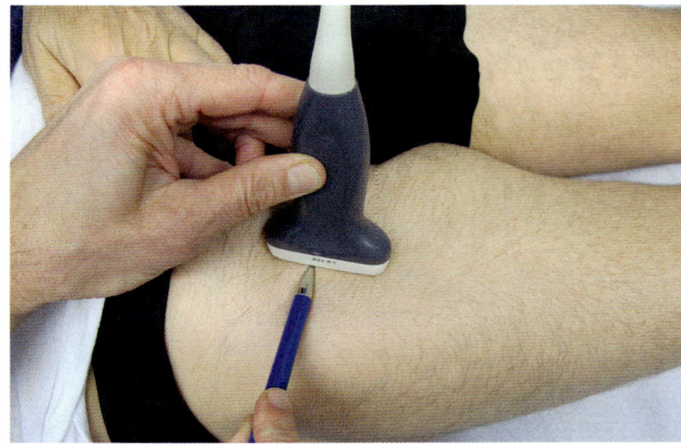
Abb. 9.6b

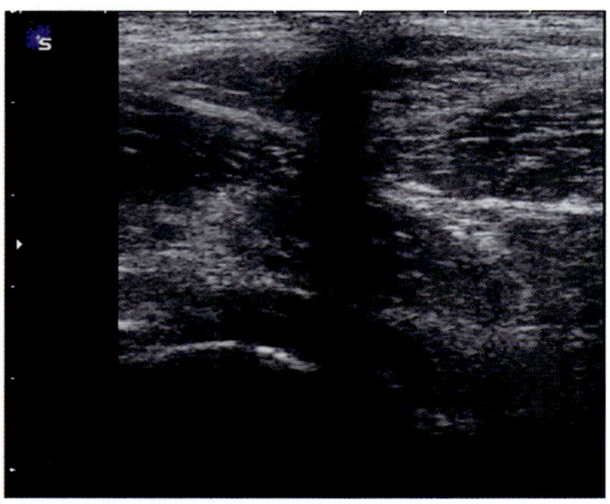
Abb. 9.6c

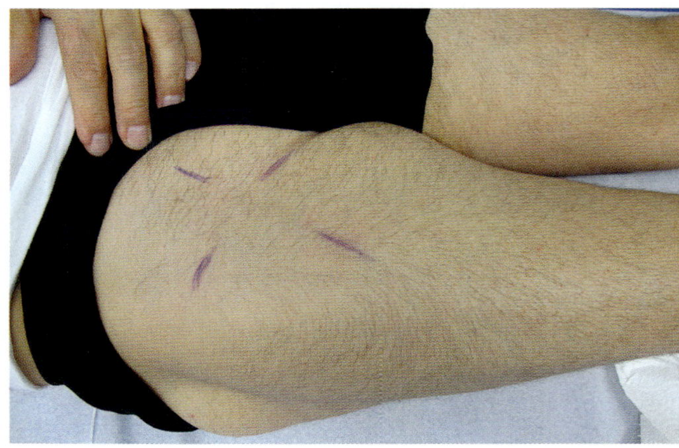
Abb. 9.6d

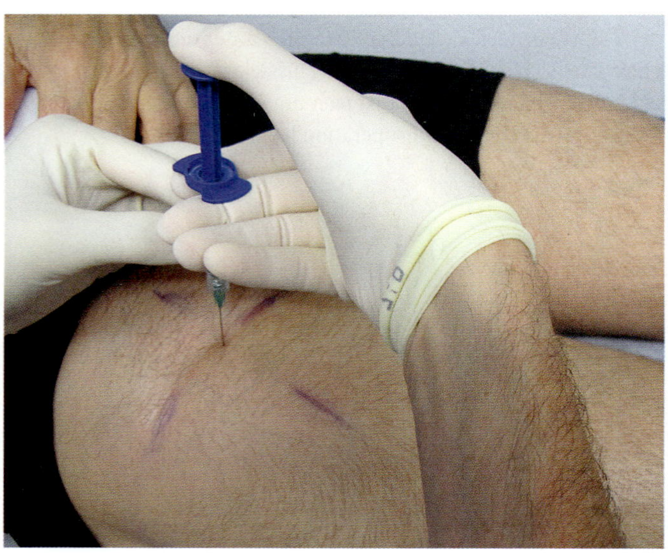
Abb. 9.6e

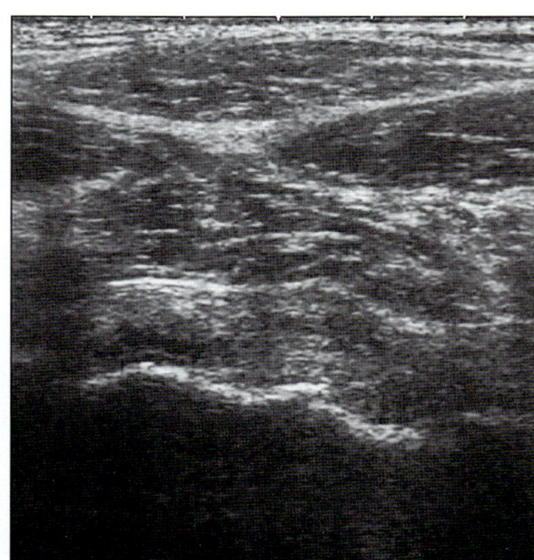
Abb. 9.6f

Abb. 9.6a Im anterioren LS über dem Hüftgelenk zeigt sich der Hüftkopf flach ausgezogen mit subkapitaler osteophytärer Ausziehung. Die Gelenkkapsel (Pfeile) ist durch echoarmen Erguss konvex nach oben verdrängt. Es handelt sich um eine aktivierte Coxarthrose.

Abb. 9.6b Der Schallkopf wird anterior im LS über dem Gelenk eingestellt. Mithilfe eines Kugelschreibers oder einer Büroklammer wird derjenige Bereich am Monitor markiert, indem die Injektion am besten erfolgen soll.

Abb. 9.6c Im anterioren LS wird die notwendige Injektionstiefe festgelegt. Hier beträgt sie etwa 3,5 cm.

Abb. 9.6d Das Fadenkreuz wird vervollständigt und dann die notwendige lokale Desinfektion vorgenommen.

Abb. 9.6e Zentral in das Fadenkreuz erfolgt unter sterilen Bedingungen die Injektion.

Abb. 9.6f Die abschließende Sonografiekontrolle im selben Schnitt zeigt das durch die Injektion erhöhte echogen erscheinende intraartikuläre Volumen.

9.7 Injektion Bursa trochanterica

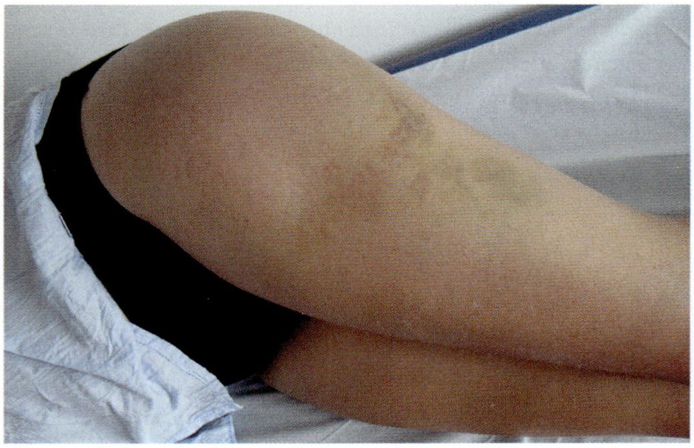

Abb. 9.7a

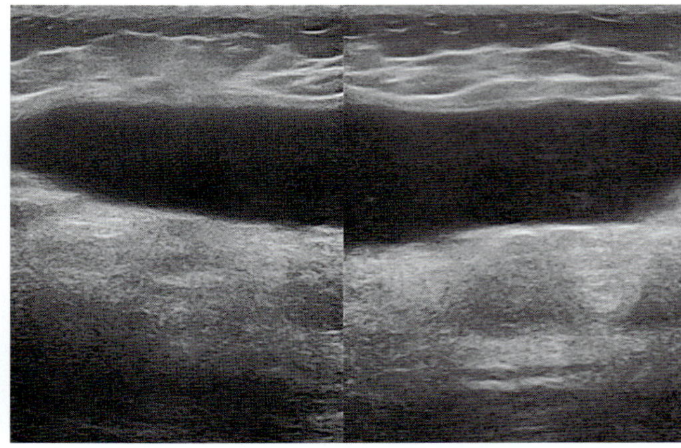

Abb. 9.7b

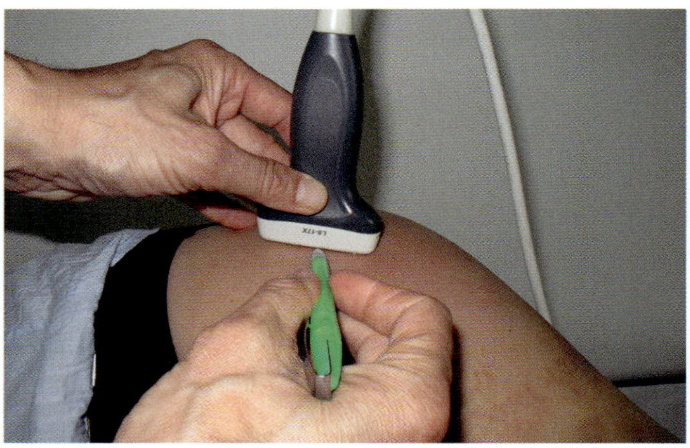

Abb. 9.7c

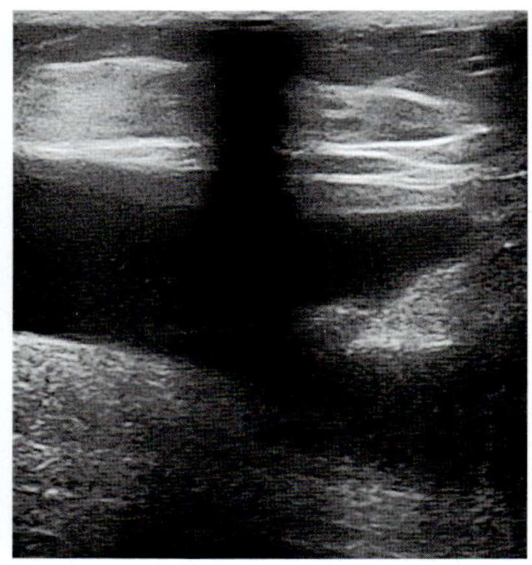

Abb. 9.7d

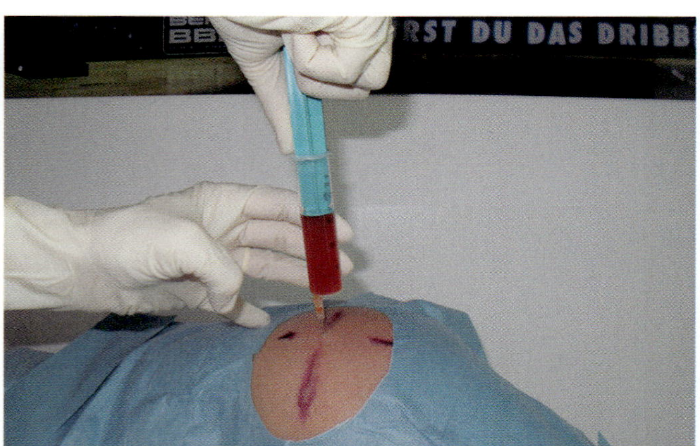

Abb. 9.7e

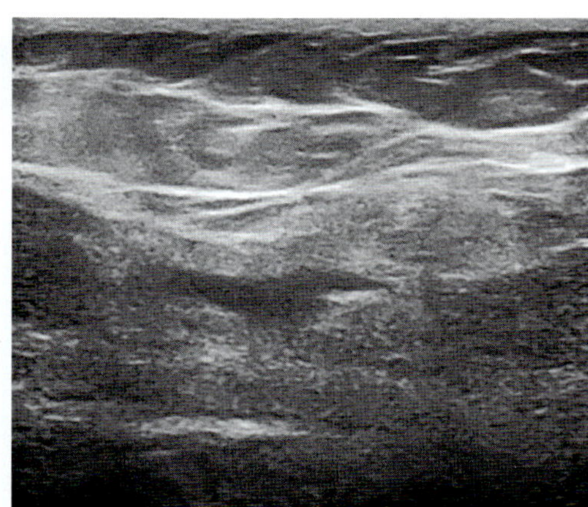

Abb. 9.7f

Abb. 9.7a Im Gegensatz zur Nativuntersuchung sollte die Injektion in Seitenlage erfolgen, sodass das zu indizierende Areal nach oben zu liegen kommt.

Abb. 9.7b Subkutan findet sich eine breite echofreie Raumforderung im Bereich des dorsalen Spaltes oberhalb der durch die Bestrahlung schlecht abgrenzbaren tieferen Strukturen.

Abb. 9.7c und Abb. 9.7d Unter sonografischer Kontrolle erfolgt die Markierung am Monitor durch einen Kugelschreiber oder eine Büroklammer.

Abb. 9.7e Nach steriler Abdeckung erfolgt die Punktion im zuvor markierten Areal.

Abb. 9.7f Die sonografische Nachkontrolle zeigt, dass die blutige Raumforderung komplett entfernt werden konnte.

KAPITEL

10 Oberschenkel

10

10.1 Muskelverletzungen am Oberschenkel

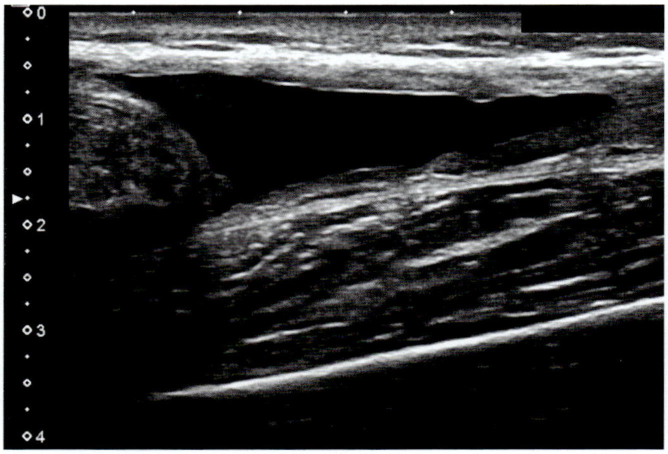

Abb. 10.1a

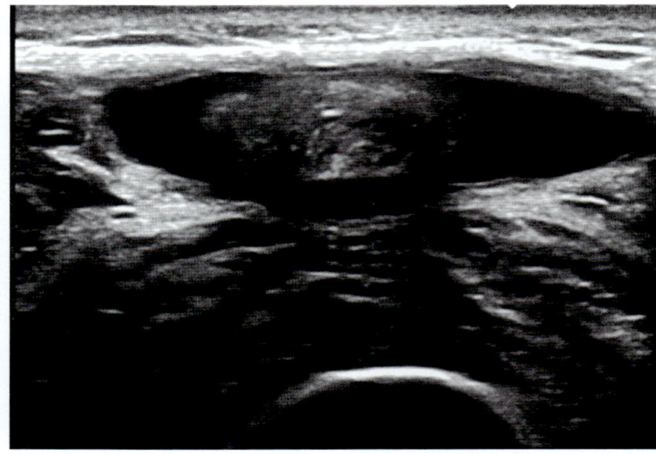

Abb. 10.1b

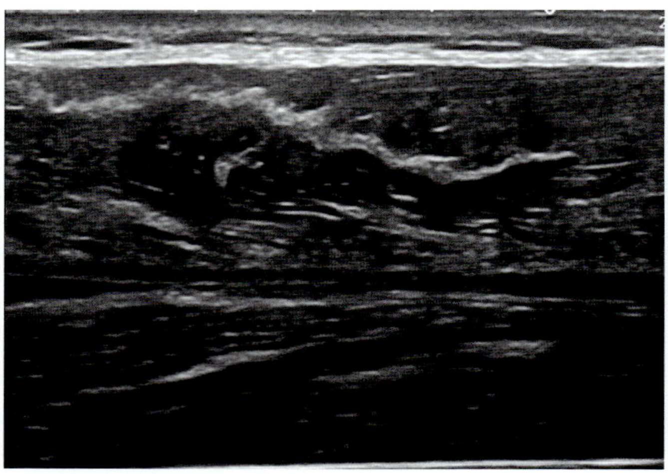

Abb. 10.1c

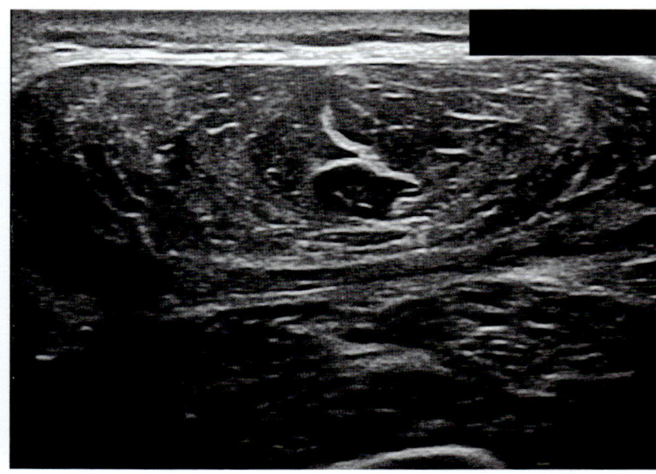

Abb. 10.1d

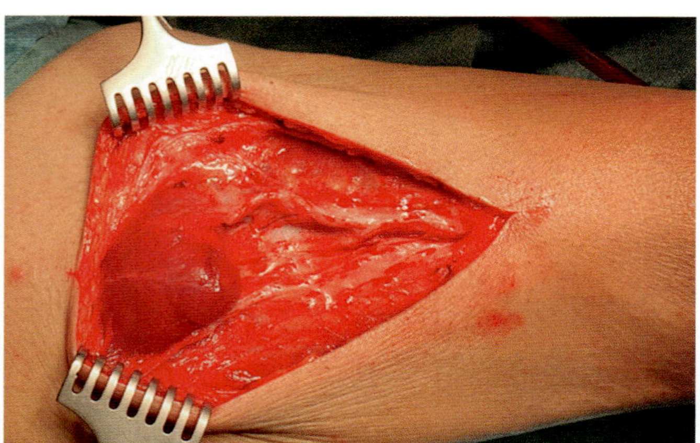

Abb. 10.1e

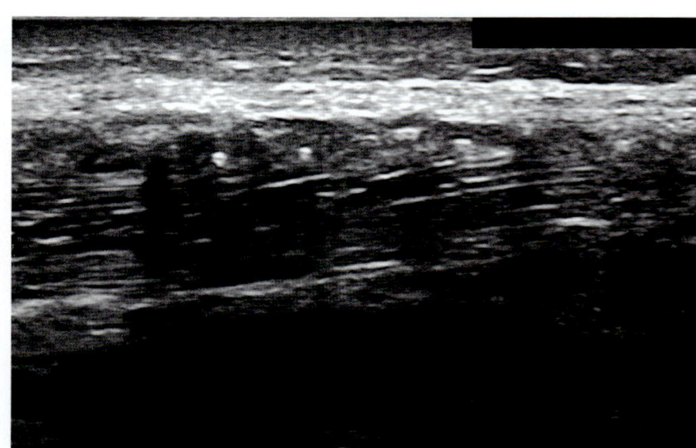

Abb. 10.1f

Abb. 10.1a Fußballer mit 4 Wochen alter „Muskelbündelruptur" des M. rectus femoris. Im MRT des Kniegelenks „Ausschluss Sehnenverletzung des Kniestreckapparats". Klinisch „Popeye-Phänomen" und auffälliger Palpationsbefund mit fehlendem Ansprechen der distalen Rectussehne. Anteriorer LS, distales Oberschenkeldrittel. Vollständige Retraktion des M. rectus femoris, in der Tiefe ist der M. vastus intermedius, fehlende Abgrenzbazkeit der Rectussehne, echofreie Raumforderung in der Rupturzone, vereinbar mit Serom.

Abb. 10.1b Korrespondierender TS auf Höhe der linken Bildhälfte von Abb. 10.1a. Innerhalb der Seromhöhle ist der freie Rectusstumpf sichtbar. Die typische sternförmige Zentralsehne ist nicht abgrenzbar.

Abb. 10.1c Anteriorer LS, Oberschenkelmitte. Darstellung des retrahierten M. rectus femoris. Pathologisch ist die wellenförmige Darstellung der Zentralsehne (Wave Sign) mit intramuskulärem Tonusverlust der Sehne und der inserierenden Muskulatur (begleitende intramuskuläre Sehnenverletzung!).

Abb. 10.1d Korrespondierender TS zu Abb. 10.1c: promimente, retrahierte Zentralsehne des M. rectus femoris mit echoarmer Darstellung des inserierenden Muskelgewebes.

Abb. 10.1e Intraoperativer Situs nach Eröffnung der Oberschenkelfaszie: Parenchymatöser Muskelausriss des M. rectus femoris mit vollständiger muskulofaszialen Separation. Der Muskelbauch ist aus der Faszienscheide mit umliegenden Sehnenspiegeln vollständig dissoziiert. Die intramuskuläre Zentralsehne ist im Muskelstumpf retrahiert und nicht mehr ersichtlich.

Abb. 10.1f Postoperative Kontrolle: anteriorer LS, distales Oberschenkeldrittel. Das Muskelparenchym ist in der umliegenden Faszien- und Sehnenscheide re-inseriert. Vollständige Adaptation nach distal. Anterior sind Artefakte des resorbierbaren Nahtmaterials (MonoPlus®) abgrenzbar. Kein residuelles Serom, kein Hinweis auf heterotope Ossifikation.

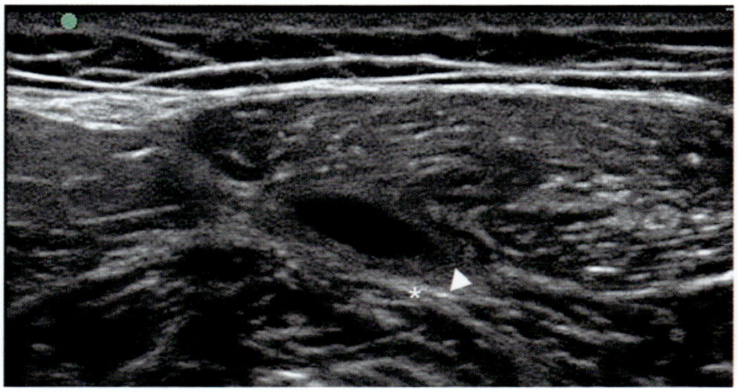
Abb. 10.1g

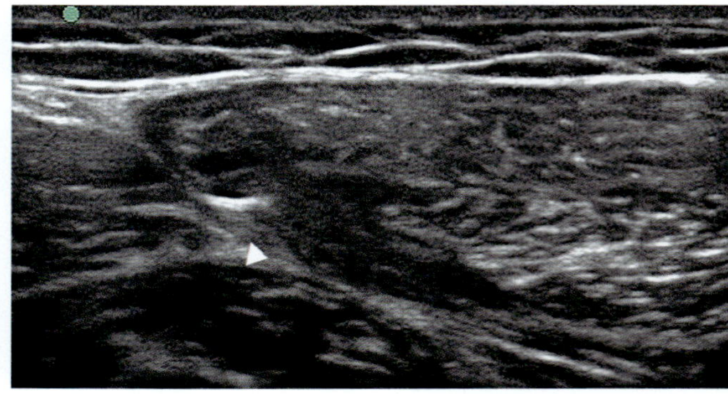
Abb. 10.1h

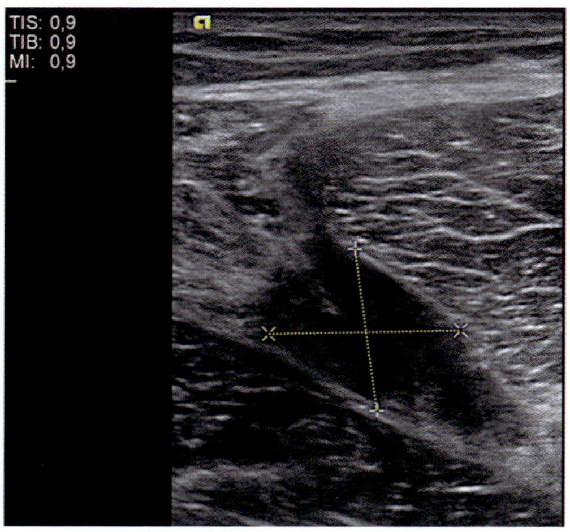

Abb. 10.1i

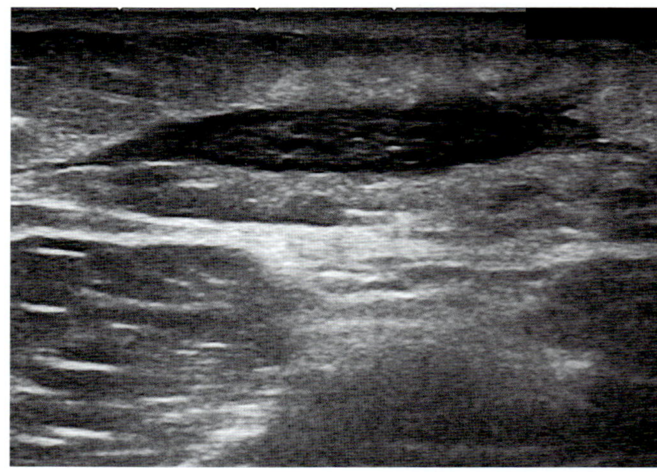
Abb. 10.1j

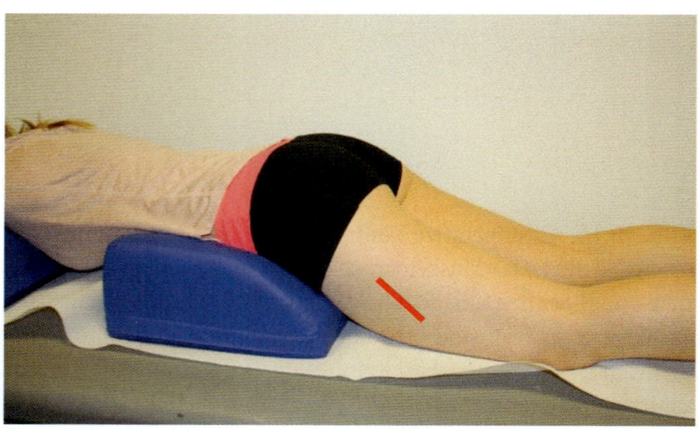
Abb. 10.1k

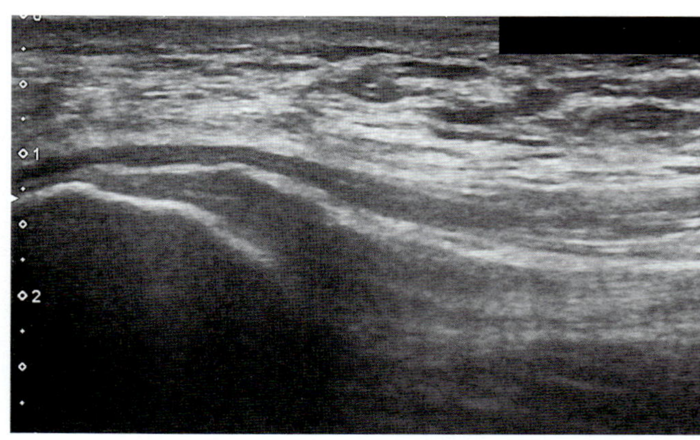
Abb. 10.1l

Fragestellung an die Bildgebung

- Die klinische Fragestellung wird durch eine gründliche Anamnese und klinische Untersuchung erarbeitet. Die Fragestellung sollte auch bei chronischen, rezidivierenden oder höhergradigen Verletzungen stets spezifisch sein: z. B. Ausschluss einer strukturellen Läsion: Hämatom, Kontinuitätsunterbrechung? Abnormes Fiederungsmuster (muskelspezifisch!), ortsständig oder diffus? Beteiligung der myofaszialen/myotendinösen Integrität (z. B. Zentralsehne)? Zeichen einer chronischen Verletzung? Serom? Synoviale Auskleidung? Ossifikation?

Abb. 10.1g Chronische Muskelverletzung: 21-jähriger Fußballer, Belastungsschmerzen des anteiroren Oberschenkels bei „Sprints“, auswärtig versorgter „Muskelfaserriss des M. quadriceps“. Anteriorer TS mit Nachweis einer chronischen Muskelverletzung: ortsständige echofreie Raumforderung (Serombildung, Stern) mit bereits synovialer Auskleidung (Dreieck).

Abb. 10.1h Sonografiegesteuerte Punktion und Needling der Seromwand (Nadelartefakt, Pfeil). Das Serom ist nicht mehr abgrenzbar. Postinterventionell Kompression (in diesem Fall Oberschenkelbandage) und Vorgabe einer Kniebeugung bis max. 90°, um eine Verklebung der Seromwände zu fördern. Nach einer Woche sonografische Kontrolle und stufenweise Belastungsfreigabe.

Abb. 10.1i Proximale Hamstringverletzung als intermuskuläre Splitläsion zwischen M. biceps femoris und M. semitendinosus (Typ IIIb). Konservative Therapie. Z. n. Versorgung eines veralteten Hamstringabrisses mit klinischem V. a. Rezidiv-Ruptur. Posteriorer LS proximaler Oberschenkel mit Darstellung des Tuber ischiadicums lateralseitig mit regelrechter Insertion und Tonus der Sehne des M. semimembranosus.

Abb. 10.1j Anteriorer TS des distalen Oberschenkels. Rezidivierende subkutane Schwellungen und Belastungsschmerzen oberhalb der Rectussehne. Drei Monate zuvor: stattgehabter Rennradsturz mit großflächiger Kontusionsverletzung. Es findet sich eine organisierte und scharf abgrenzbare epifasziale Raumforderung (DD organisierte Bursa). Eine Beteiligung und Dehiszenz der Oberschenkelfaszie und Rectussehne ist nicht ersichtlich.

Abb. 10.1k Auch proximale und beckennahe Muskelverletzungen des Oberschenkels sind der Sonografie zugänglich! Entscheidend ist die Lagerung. Möglichkeit der Lagerung zur Beurteilung der proximalen Hamstrings: Optimierung der Beckenposition (Tuber zugänglich machen) und Einstellung einer Hüftflexion.

Abb. 10.1l Ultraschallbild zu Abb. 10.1k. LS über dem zentralen Tuber ischiadicum Die Conjoint-Tendon (gemeinsame Ursprungssehne von M. biceps femoris und M. semitendinosus) ist im Längsverlauf abgrenzbar. Die flächige Insertionsfläche am posterioren Tuber ist mitsamt der Sehnenplatte scharf abgrenzbar.

Fazit

- Solide anatomische Kenntnisse, Lagerung und Optimierung der B-Bild-Parameter sind essenziell!
- Für die Untersuchung Ruhe und Zeit nehmen.
- Viele, auch komplexe Fragestellungen können mittels Sonografie sicher beantwortet werden. Im Zweifel, MRT, um komplexe Verletzungen nicht zu übersehen.
- Die Sonografie ermöglicht Real-time Steuerung und Ergebnisbeurteilung von interventionellen Maßnahmen!

10.2 Ischiadicusläsionen

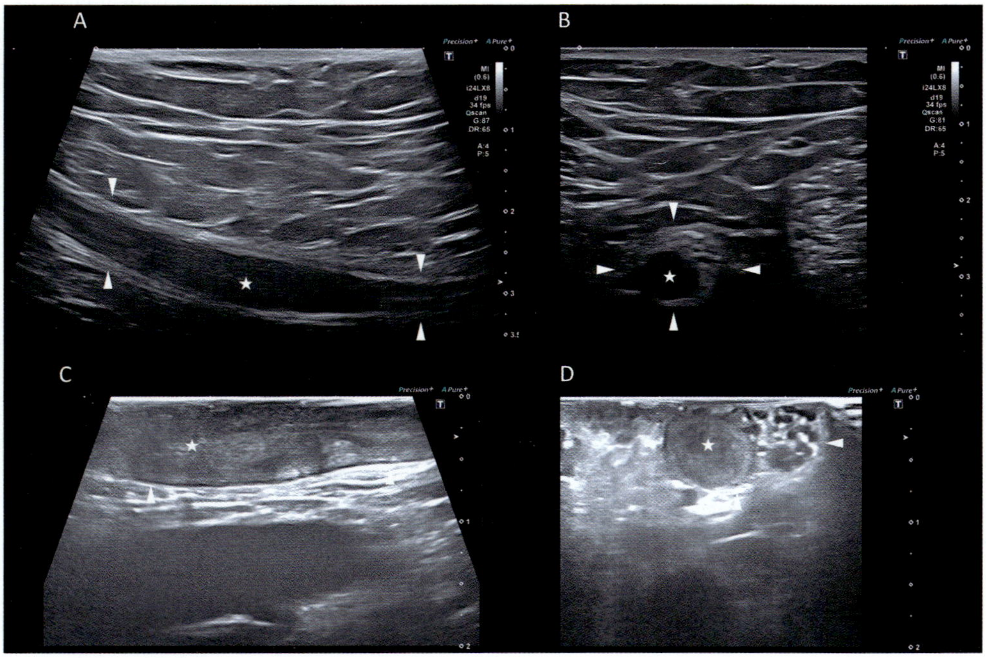

Abb. 10.2a

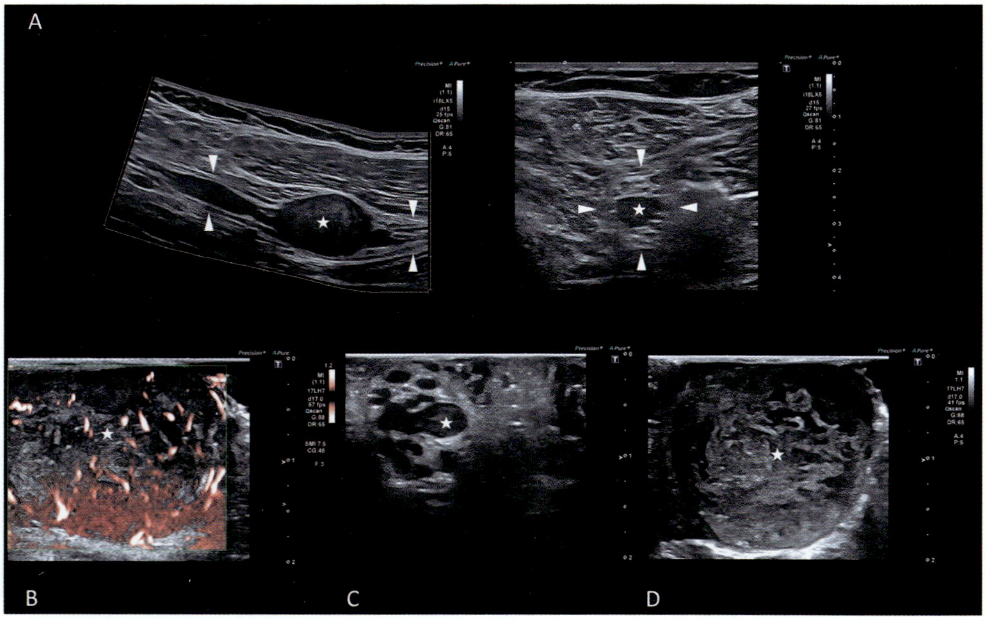

Abb. 10.2b

Fragestellung an die Bildgebung

- Engpasssyndrome (Piriformissyndrom), fokale Abflachung mit nachfolgender fokaler Kongestion
- Traumatische Veränderungen nach Knie-/Hüft-TEP oder Schenkelhalsfraktur
- Mehretagenverletzungen
- Intraneurale Raumforderungen neuralen Ursprungs (Neurinom, Perineuriom, maligner Nervenscheidentumor), Harmatome (Choristom) oder extraneuralen Ursprungs (B-Zell Lymphom), intraneurales Nervenscheidenganglion vom N. peroneus ausgehend
- Fokale oder multifokale Nerven-/Faszikelverdickungen wie bei hereditärer oder erworbener demyelinisierender Polyneuropathie (CMT1a, CIDP, MADSAM, MMN)

Abb. 10.2a Kontinuitätsneurom (Sunderland-IV-Läsion) nach Traktionstrauma des distalen N. ischiadicus. Die Bildteile A (longitudinal) und B (axial) zeigen den kompletten Echotexturverlust im Kontinuitätsneurom (Stern) mit spindelförmiger hypoechogener Auftreibung des fibularen Anteils des N. ischiadicus (Pfeilköpfe). Die gesunden Faszikel des tibialen Anteils sind davon gut zu differenzieren (B). In den Bildteilen C und D sind dieselben Veränderungen intraoperativ noch besser zu erkennen (C: longitudinal, D: axial).

Abb. 10.2b Peripherer Nervenscheidentumor (Neurinom) des N. ischiadicus. Der Bildteil A zeigt das Neurinom (Stern) innerhalb des N. ischiadicus (Pfeilköpfe) longitudinal als typisch glatt begrenzte, hypoechogene, eiförmige Raumforderung. Der betroffene Faszikel, von dem der Tumor ausgeht, ist ebenfalls hypoechogen verdickt. Im Bildteil B (axial) kann man erkennen, dass die gesunden Faszikel konzentrisch um den betroffenen Faszikel angeordnet sind. Das axiale intraoperative Bild C hebt noch einmal den betroffenen Faszikel (Stern) gesondert hervor. Die axialen intraoperativen Aufnahmen B und D zeigen die starke Vaskularisation des Neurinoms (B) sowie die inhomogenen, regressiven Veränderungen der Tumormatrix (D).

Fazit

- Abklärung einzelner pathologischer Veränderungen (Kompressionssyndrome, höhergradige traumatische Nervenläsionen, intraneurale Raumforderungen und demyelinisierende Polyneuropathien)
- Eingeschränkte Beurteilbarkeit durch tiefe Lage des Nervs, dann hochauflösende MRT (3T)
- Bei klinisch peripherer Symptomatik ohne entsprechendes Korrelat in der Bildgebung proximale Nervenabschnitte mituntersuchen

KAPITEL

11 Kniegelenk

11.1 Kniegelenkinstabilität: Kollateralbänder

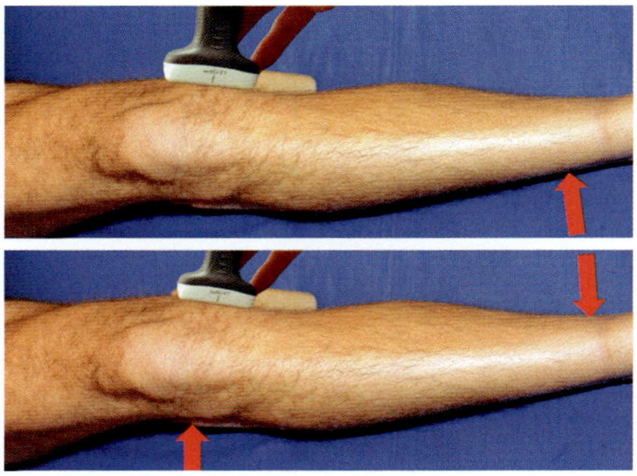

Abb. 11.1a

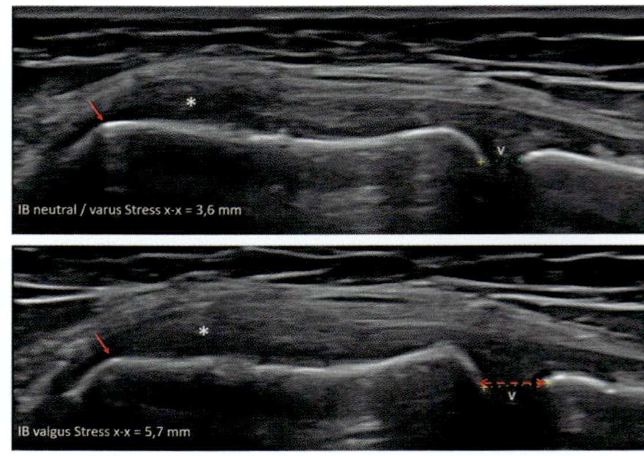

Abb. 11.1b

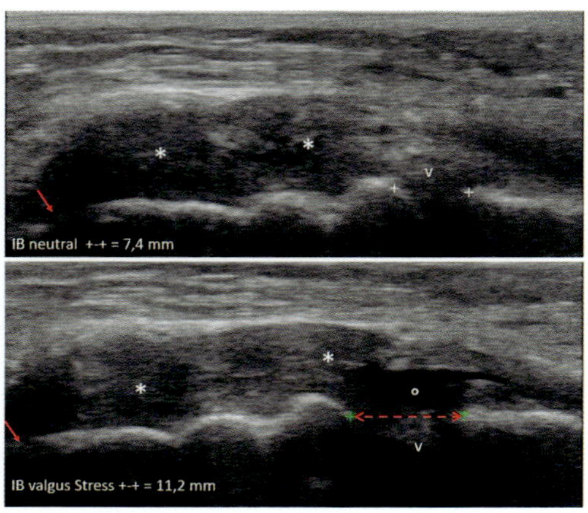

Abb. 11.1c

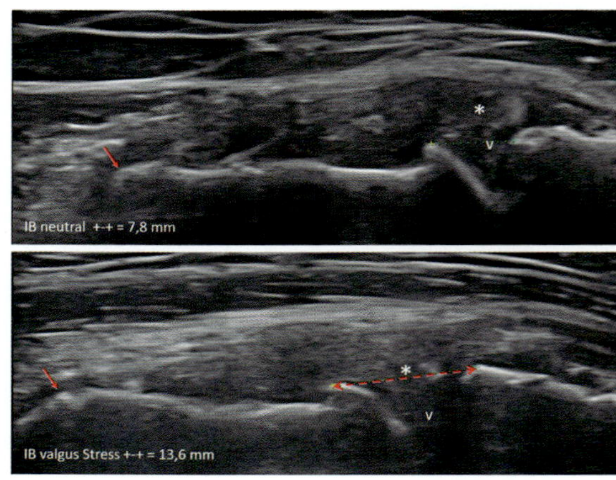

Abb. 11.1d

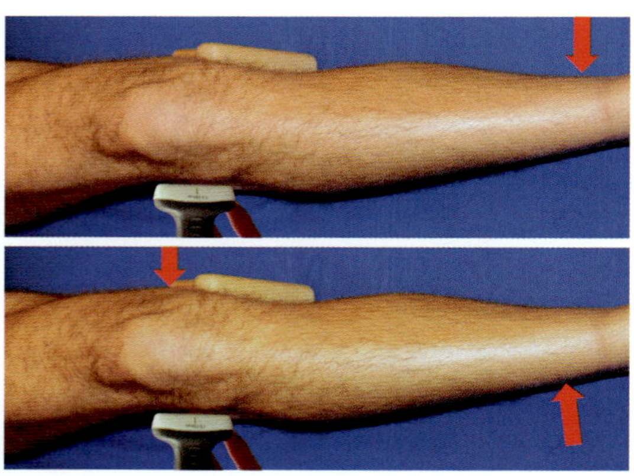

Abb. 11.1e

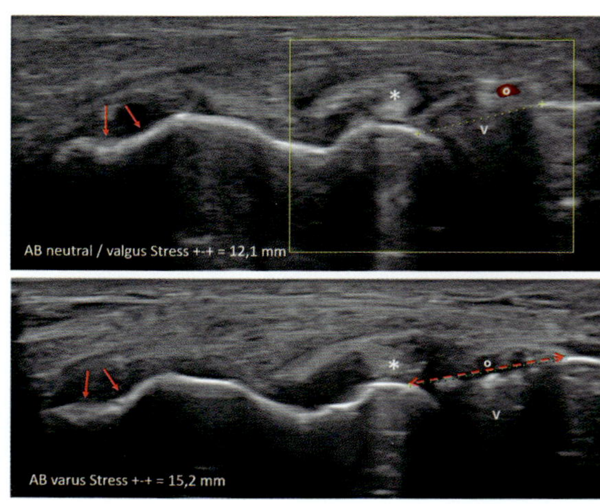

Abb. 11.1f

Fragestellung an die Bildgebung

- Funktionssonografie: Hinweis für Trauma, hypoechogene Zonen (HEZ), degenerative Veränderungen der Gelenkränder und der Menisci?
- Nachweis, Dokumentation und Überprüfung des Ausmaßes einer Instabilität der Kollateralbänder vor und nach Abschluss der Behandlung.
- Standard Röntgenaufnahmen zur Dokumentation des knöchernen Ist-Zustands, ggf. weiterführende Schnittbilddiagnostik (CT/MRT) entsprechend nach spezieller Fragestellung, z. B. präoperativ

Abb. 11.1a Stabilitätstest des rechten Kniegelenks, mediales KB. Lagerung in 20° Knieflexion. Druckfreies Anlegen der Schallsonde zur Prüfung der Stabilität des medialen Kollateralbandes im „hängenden Gel“ durch Abstützen der führenden Hand des Untersuchers am Knie des Patienten. Oben: in Neutralstellung bzw. im manuell vom Untersucher ausgeübten Varusstress, z. B. mit dem Ellbogen (roter Pfeil). Unten: manuell ausgeübter Valgusstress, z. B. mit der linken Hand und dem Ellbogen (rote Pfeile).

Abb. 11.1b Mediales KB nach Zerrung. 32-jährige Patientin, koronarer LS über dem Epicondylus medialis femoris (↘) und dem medialen Gelenkspalt. Geringe hypoechogene Zone (HEZ) nach Zerrung des Innenbandes (*). Oben: geringe Protrusion der Pars intermedia des kurzen Innenmeniskus (v) im Varusstress und 3,6 mm Abstand zwischen femoralem und tibialem medialen Gelenkrand. Unten: Im Valgusstress wird der Innenmeniskus (v) in den Gelenkspalt gezogen, der Abstand der Gelenkränder erhöht sich um 2,1 mm auf 5,7 mm. Fester Anschlag, das Innenband ist stabil.

Abb. 11.1c Mediales KB nach Ruptur. 67-jähriger Patient, frontaler LS. (↘) Epicondylus medialis femoris (*) Ausgedehnte HEZ nach Innenbandruptur. Oben: in Neutralstellung 7,4 mm Abstand zwischen den Gelenkrändern und geringe Protrusion des Innenmeniskus (v). Unten: Im Valgusstress erhöht sich der Abstand der Gelenkränder um 3,8 mm ohne festen Anschlag, der Innenmeniskus wird in den Gelenkspalt gezogen. (°) Flüssigkeit an der Basis des Meniskus. Das Innenband ist instabil.

Abb. 11.1d Varusgonarthrose Grad 2 mit Pseudoinstabilität des Innenbandes. 65-jährige Patientin, chronischer medialer Knieschmerz. Frontaler LS, (↘) Epicondylus medialis femoris (*) HEZ über der Basis des prolabierten Innenmeniskus (v), osteophytäre Ausziehung des femoralen Gelenkrandes. Oben: in Neutralstellung 7,8 mm Abstand der Gelenkränder. Unten: im Valgusstress Zunahme des Abstands um 5,8 mm auf 13,6 mm. Das IB ist aufgrund des geminderten Gelenkspalts sekundär instabil.

Abb. 11.1e Laterales KB, Stabilitätstest des rechten Kniegelenks. Lagerung in 20° Knieflexion. Druckfreies Anlegen der Schallsonde zur Prüfung der Stabilität des lateralen Kollateralbandes im „hängenden Gel“ durch Abstützen der die Sonde führenden Hand am Knie des Patienten. Oben: in Neutralstellung bzw. im manuell vom Untersucher ausgeübten Valgusstress, z. B. mit dem Ellbogen (roter Pfeil). Unten: manuell ausgeübter Varusstress, z. B. mit der rechten Hand und dem Ellbogen (rote Pfeile).

Abb. 11.1f Laterales KB stabil. 69-jähriger Patient, frontaler LS von der (↘) Mulde des Epicondylus lateralis femoris über den lateralen Gelenkspalt. Anschnitt der Fibularissehne (*), Arterie (°) an der Basis des Außenmeniskus (v). Keine auffällige pathologische HEZ. Oben: in Neutralstellung 12,1 mm Abstand der lateralen Gelenkränder. Unten: im Varusstress Zunahme des Abstands der Gelenkränder um 3,1 mm auf 15,2 mm mit festem Anschlag.

Fazit

- Die Funktionssonografie in exakt definierten Schnittebenen und in standardisierter Untersuchungstechnik ist zur Primärdiagnostik, Verlaufskontrolle und Dokumentation von Kollateralbandläsionen des Kniegelenks in der Hand des erfahrenen Untersuchers bestens geeignet.
- Ergänzend nur nach Bedarf gehaltene Röntgenaufnahmen oder Schnittbilddiagnostik, wobei letztere keine funktionelle Überprüfung der Stabilität erlaubt.

11.2 Kniegelenkinstabilität: Kreuzbänder

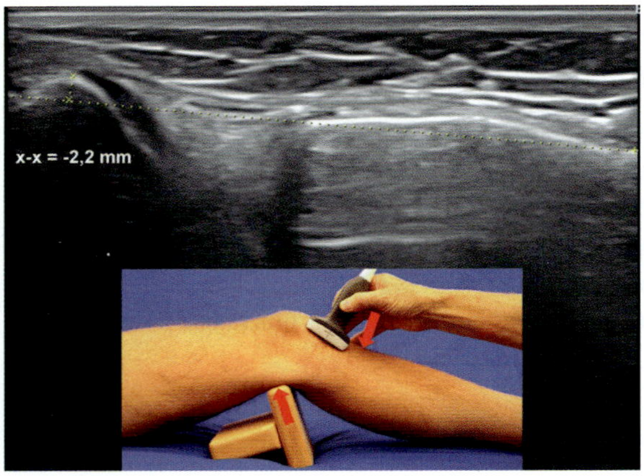

Abb. 11.2a

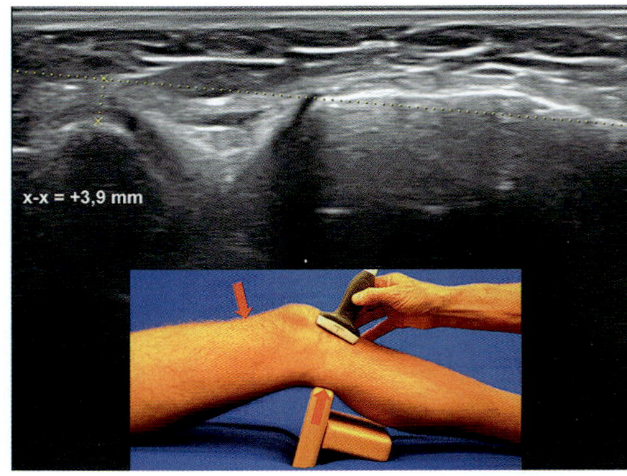

Abb. 11.2b

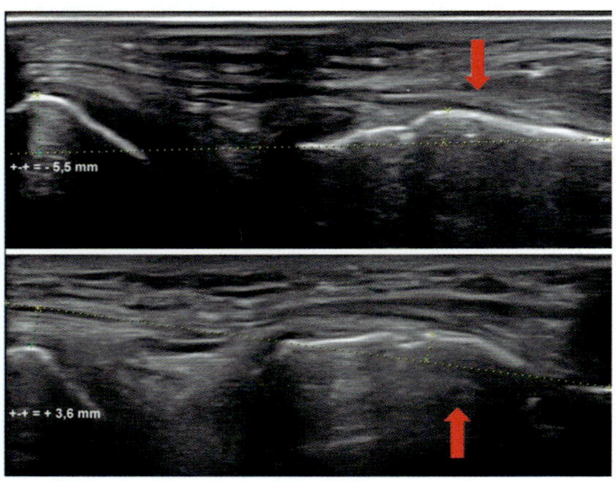

Abb. 11.2c

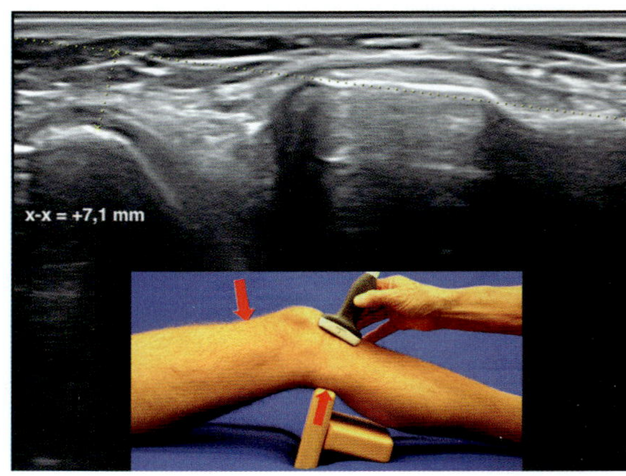

Abb. 11.2d

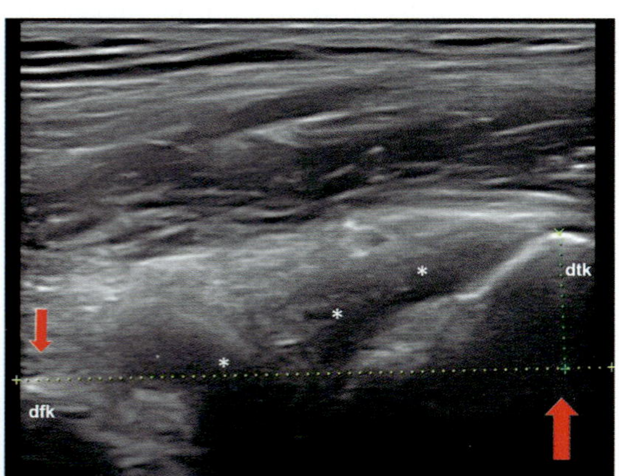

Abb. 11.2e

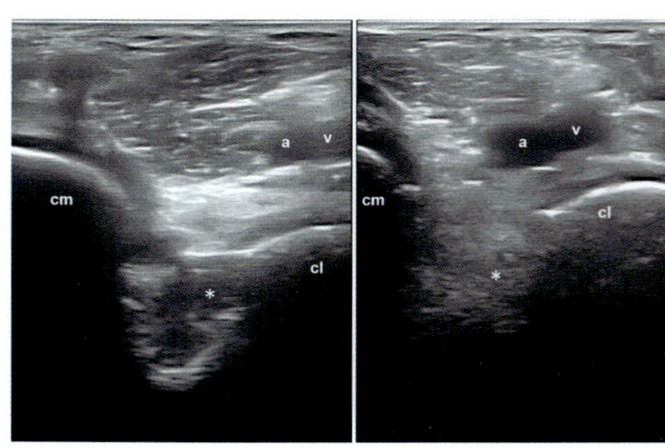

Abb. 11.2f

Fragestellung an die Bildgebung

- Die funktionelle Sonografie ist die primäre Bildgebung für Nachweis, Quantifizierung und Dokumentation einer Instabilität der Kreuzbänder. Standard Röntgenaufnahmen zur Dokumentation des knöchernen Ist-Zustands (Frakturen, Arthrose, Raumforderungen?).
- Präoperativ ggf. weiterführende Schnittbilddiagnostik entsprechend noch verbleibender Fragestellungen (z.B. Detaildiagnostik Menisci, Knorpelläsionen, strukturelle Lokalisation ligamentärer Läsionen, die sonografisch nicht zugänglich sind).

Abb. 11.2a 17-jährige Patientin, Z. n. Re-Ruptur des vorderen Kreuzbandes (VKB). Anteriorer LS, sagittal medial parapatellar in 20° Knieflexion, Oberschenkel distal unterlegt (↖). Durch Druck mit der die Schallsonde führenden Hand (↙) auf den proximalen Unterschenkel nach posterior wird die Stabilität des hinteren Kreuzbandes (HKB) geprüft, indem durch die nach distal gerade auslaufende anteriore Knochenkontur der Tibia eine Hilfslinie gezogen und der Abstand dieser Linie zur Spitze der anterioren Kontur des Femurkondylus gemessen wird. Hier: –2,2 mm mit festem Anschlag. Stabiles HKB.

Abb. 11.2b 17-jährige Patientin, Z. n. Re-Ruptur des VKB. Identische Schnittebene wie in Abb. 11.2a, aber hier Unterschenkel proximal unterlegt (↗). Durch Druck mit der linken Hand auf den distalen Oberschenkel (↘) prüft der Untersucher den Weg und den Anschlag der erzielbaren anterioren Schublade und misst die maximal mögliche Abstandsänderung der Hilfslinie durch die anteriore Tibiakontur zum Apex der Kontur des Femurkondylus. Hier: +3,9 mm, elastischer Anschlag. Anteriore Schublade insgesamt –2,2 mm + 3,9 mm = 6,1 mm. Das VKB ist instabil.

Abb. 11.2c 37-jähriger Patient, Z. n. HKB- und VKB-Ruptur sowie VKB-Plastik. Oben: Schnittebene und Funktionsprüfung wie in Abb. 11.2a. Der Abstand der Hilfslinie zum Apex der Femurkontur beträgt hier –5,5 mm, elastischer Anschlag, d. h., das HKB ist nicht stabil (Normgrenzwert < 2 mm und fester Anschlag). Unten: Schnittebene und Funktionsprüfung wie in Abb. 11.2b. Der maximale Abstand der Hilfslinie zum Apex der Femurkontur beträgt hier +3,6 mm, fester Anschlag, d. h., das VKB ist stabil (Normgrenzwert < 4 mm und fester Anschlag).

Abb. 11.2d 17-jährige Patientin, Z. n. VKB Re-Ruptur. Schnittebenen und Funktionsprüfung wie in Abb. 11.2b, aber maximaler Druck auf den distalen Oberschenkel (↘). Die Abstandsänderung der Hilfslinie durch die anteriore Tibiakontur zum Apex der Kontur des Femurkondylus erreicht jetzt 7,1 mm, elastischer Anschlag. Anteriore Schublade insgesamt also –2,2 mm + jetzt 7,1 mm = 9,3 mm. Das VKB ist instabil. NB: Messgenauigkeit maximal +/–1 mm! Identische Schnittebene und Knochenkonturen beachten!

Abb. 11.2e 37-jähriger Patient, Z. n. HKB- und VKB-Ruptur sowie VKB-Plastik. Patient in Bauchlage. Sagittaler LS von posterior über dem HKB. Die femorotibiale Schublade ist auch von posterior sonografisch zu beobachten: Dazu wird der Abstand der posterioren Tibiakante zu einer Hilfslinie entlang der interkondylären femoralen Knochenkontur gemessen, zuerst neutral und dann bei Druck auf den proximalen Tibiakopf nach posterior durch Unterlage z. B. einer Faust, gegen die das Knie dosiert gestreckt wird. Bei Insuffizienz des HKB weicht die Tibia nach posterior aus, bei festem HKB und instabilem VKB nach anterior.

Abb. 11.2f TS von posterior interkondylär durch den VKB-Ursprung (n. Röhr). Links: 37-jähriger Patient, nach Ruptur des VKB (*) große hypoechogene Zone (HEZ) im Bereich des VKB-Ursprungs medial am Condylus lateralis (cl). Condylus medialis (cm), A. (a) und V. poplitea (v). Rechts: unverletztes Gelenk zum Vergleich. Keine HEZ im Bereich des VKB-Ursprungs (*).

Fazit

- Der Nachweis, die Quantifizierung und Dokumentation einer Instabilität der Kreuzbänder gelingen mit der qualifizierten sonografischen Funktionsdiagnostik in der angegebenen Technik.
- Voraussetzungen sind die Einhaltung der genau definierten Schnittebenen und der standardisierten Untersuchungstechnik und die qualifizierte persönliche Ausbildung, Übung und Erfahrung des Untersuchers.

11.3 Das operierte Kniegelenk

Knorpel, Band, Meniskus

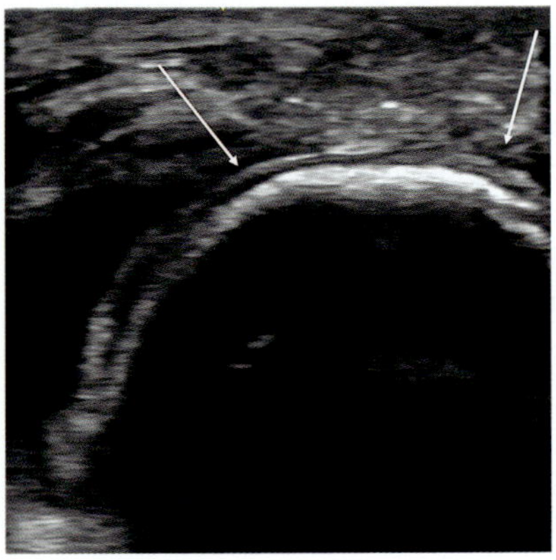

Abb. 11.3a

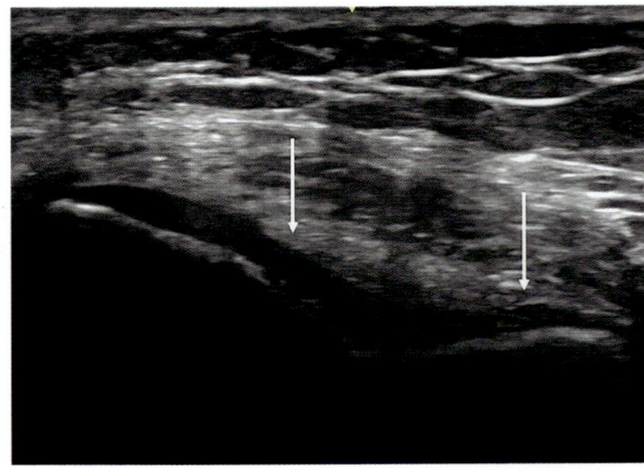

Abb. 11.3b

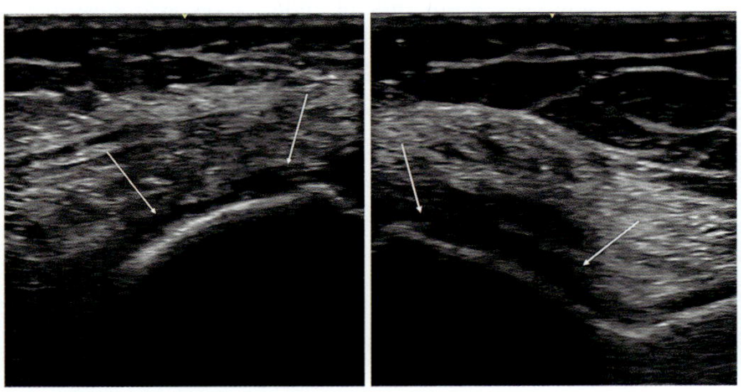

Abb. 11.3c

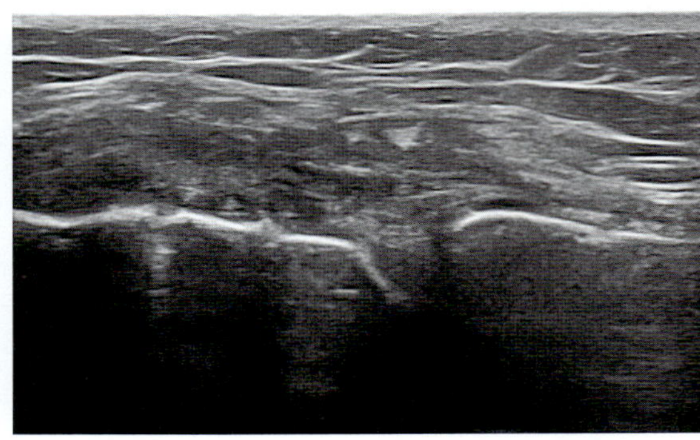

Abb. 11.3d

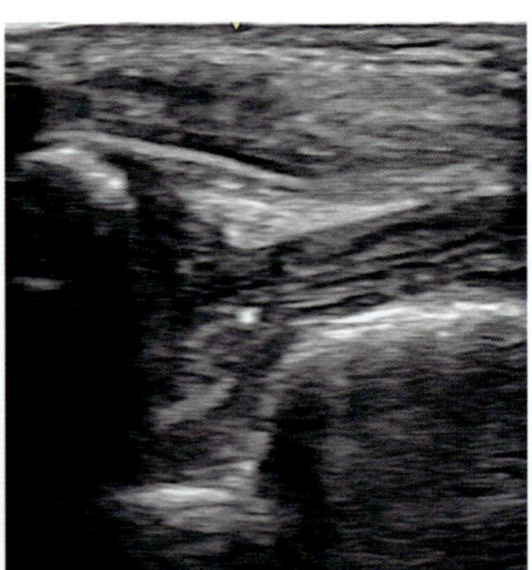

Abb. 11.3e

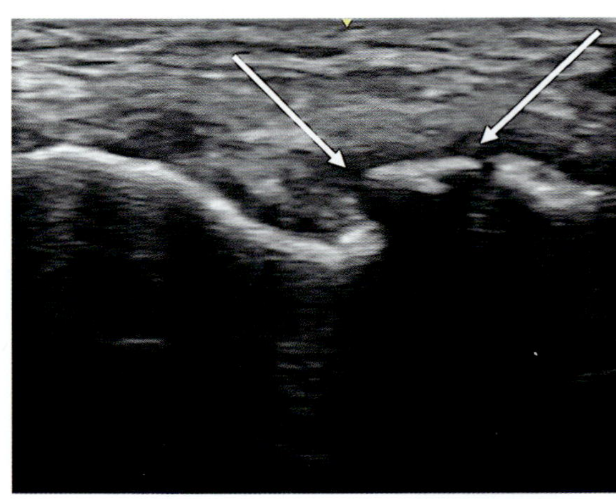

Abb. 11.3f

Fragestellung an die Bildgebung

- Integration des Gelenkknorpels nach Knorpelzelltransplantation in den umliegenden Gelenkknorpel? Dislokation eines osteochondralen Fragments? Gelenkfläche intakt wiederhergestellt? Abhebung der Gelenkfläche nach Trochleaplastik?
- Lage der MPFL-Plastik im medialen Retinaculum korrekt? MPFL-Plastik intakt oder Ausriss der Verankerung?
- Dislokation des künstlichen Meniskus mit freiem Gelenkkörper?

Abb. 11.3a Anteriorer LS, parapatellar medial nach Refixation eines osteochondralen Flakes. Die laterale Femurkondyle ist mit der echogenen Linie sehr gut abgrenzbar. Im Randbereich zeigt sich eine Unterbrechung der Linie, was dem refixierten Flake entspricht (Pfeile). Darüber erscheint echoarm die intakte Gelenkfläche. Eine Dislokation ist nicht feststellbar.

Abb. 11.3b Anteriorer TS suprapatellar: 6 Wochen nach Trochleaplastik zeigt sich die neu gebildete Trochlea mit der echogenen Linie mit zentraler Vertiefung (Pfeile). Darüber zeigt sich die echoarme Knorpelschuppe, die zentral durch einen Vicrylfaden in die neu gebildete Trochlea gepresst wird. Eine Abhebung der Gelenkfläche von der Trochlea ist nicht erkennbar.

Abb. 11.3c Links: anteriorer medialer parapatellarer LS, rechts suprapatellarer TS: Über der echogenen medialen Femurkondyle zeigt sich der echofreie Gelenkknorpel (Pfeile). Nach Knorpelzelltransplantation zeigt sich eine gute Integration des Knorpelregenerats in den umliegenden Gelenkknorpel. Die Gelenkfläche ist jedoch noch ungleichmäßig.

Abb. 11.3d Medialer LS nach Meniskusnaht. Die mediale Femurkondyle sowie die mediale Tibia sind als echogene Linien sichtbar. Darüber spannt sich durchgängig das Innenband, das im proximalen Anteil nach Naht irreguläre und inhomogene Zonen aufweist.

Abb. 11.3e Anteriorer TS parapatellar medial nach MPFL-Ersatzplastik. Am linken Bildrand zeigt sich die echogene Begrenzung der Patella. Angrenzend erscheint das dicke echogene Retinaculum. Für die MPFL-Plastik wurde ein Quadrizepssehnenstreifen auf der Patella nach medial gekippt und ist über dem medialen Retinaculum erkennbar.

Abb. 11.3f Lateraler LS mit Darstellung der geschwungenen Form der lateralen Femurkondyle und der Popliteussehne. Nach Transplantation eines künstlichen Meniskus aus Polyurethan zeigt sich eine echogene Linie (Pfeile) im lateralen Gelenkspalt ohne Zeichen einer Dislokation oder Meniskusextrusion.

Fazit

- Gute Darstellbarkeit knorpeliger Oberflächen nach Trochleaplastik und Knorpelrekonstruktionen
- MPFL-Ersatzplastik Sehnentransplantat gut beurteilbar

Streckapparat

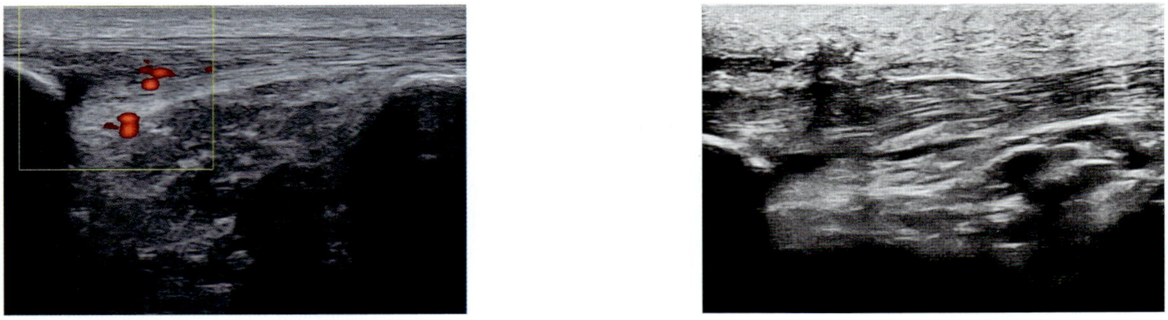

Abb. 11.3g

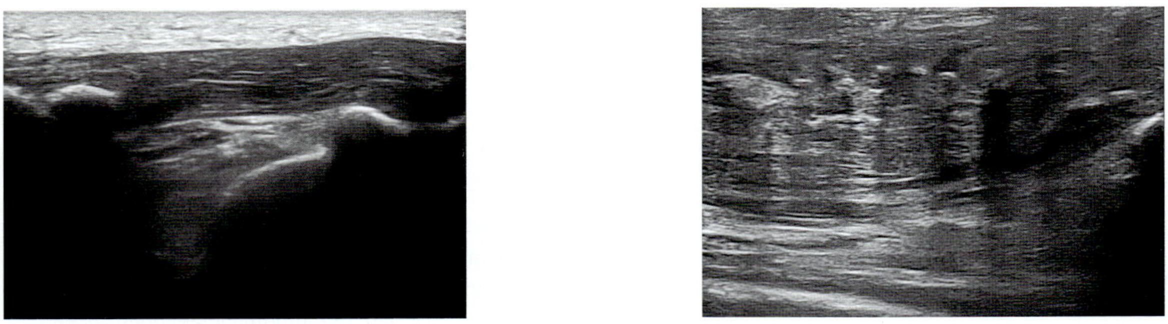

Abb. 11.3h

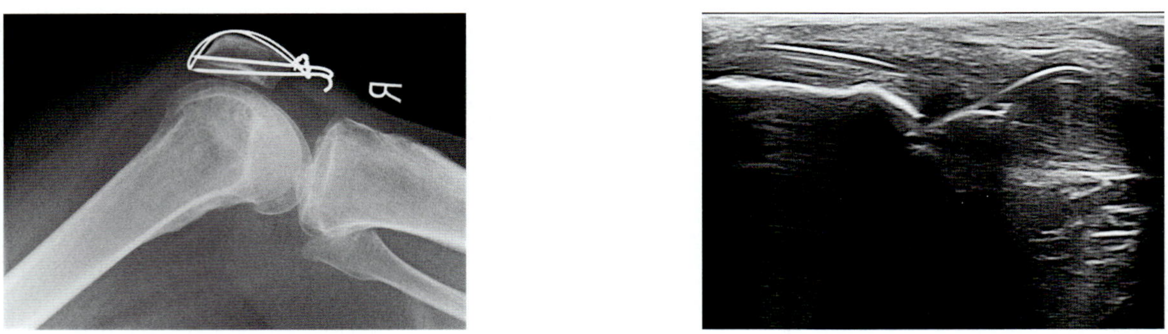

Abb. 11.3i

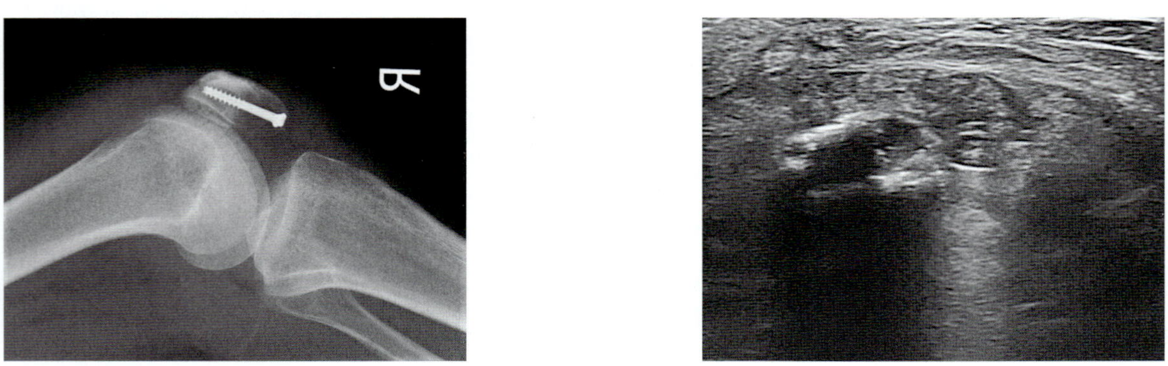

Abb. 11.3i

Fragestellung an die Bildgebung

- Lage der MPFL-Plastik im medialen Retinaculum korrekt? MPFL-Plastik intakt oder Ausriss der Verankerung?
- Integrität der Sehne nach Sehnennaht?

Abb. 11.3g Bei diesem 25-jährigen Sportler findet sich präoperativ als Ausdruck seiner chronischen infrapatellaren Beschwerden eine echoarme Erweiterung der proximalen Insertion der Patellasehne mit positivem Power-Doppler-Signal. Nach minioffener Tenotomie, keilförmiger proximaler Teilresektion samt Anhängen der Knochenschuppe der inferioren Patella findet sich nach 10 Wochen noch eine Irregularität der anterioren proximalen Patellasehne mit dem operativ verursachten Teildefekt. Unterhalb der Sehne zeigt sich ein schmaler echofreier Streifen Flüssigkeit.

Abb. 11.3h Nach der Naht einer proximalen Patellasehnenruptur findet sich bei diesem 63-jährigen Patienten eine dauerhafte leicht hypoechogene Verbreiterung der gesamten Patellasehne mit einer Verkalkung proximal, die einen deutlichen Schallschatten erzeugt (links). Nach Naht der Quadrizepssehne zeigt sich im suprapatellaren LS ein durchgängiger echogener Sehnenverlauf mit multiplen intratendinösen Verdichtungen, teilweise mit Schallschatten als Artefakte durch den eingebrachten PDS-Faden (rechts).

Abb. 11.3i Nach durch Cerclage refixierter Patellafraktur (links) zeigte diese 57-jährige Patientin Schmerzen und Schwellung im infrapatellaren Bereich durch sonografisch eindeutig zu weit nach distal in die Sehne hineinreichende Drahtenden (rechts).

Abb. 11.3j Die Patellafraktur dieser 43-jährigen Patientin wurde mittels Schrauben-Osteosynthese refixiert (links). Drei Monate nach dem Eingriff war die Patientin weiterhin schmerzhaft lokal an der Patellaspitze. Der TS knapp unterhalb der Kniescheibe zeigt eine weitgehend normal erscheinende Patellasehne. Einer der beiden eingebrachten Schraubenköpfe lässt sich durch den deutlichen kommenden Schweifartefakt sehr gut lokalisieren, lateral davon findet sich eine durch unregelmäßige echogene Berandung und zentrale Echofreiheit demarkierte zystische Raumforderung (rechts).

Fazit

- Sehnenverläufe und Integrität beurteilbar
- Häufige Artefakte durch Implantate und Fadenmaterial
- Eingeschränkte Beurteilbarkeit bei postoperativen Verkalkungen

Meniskusganglion

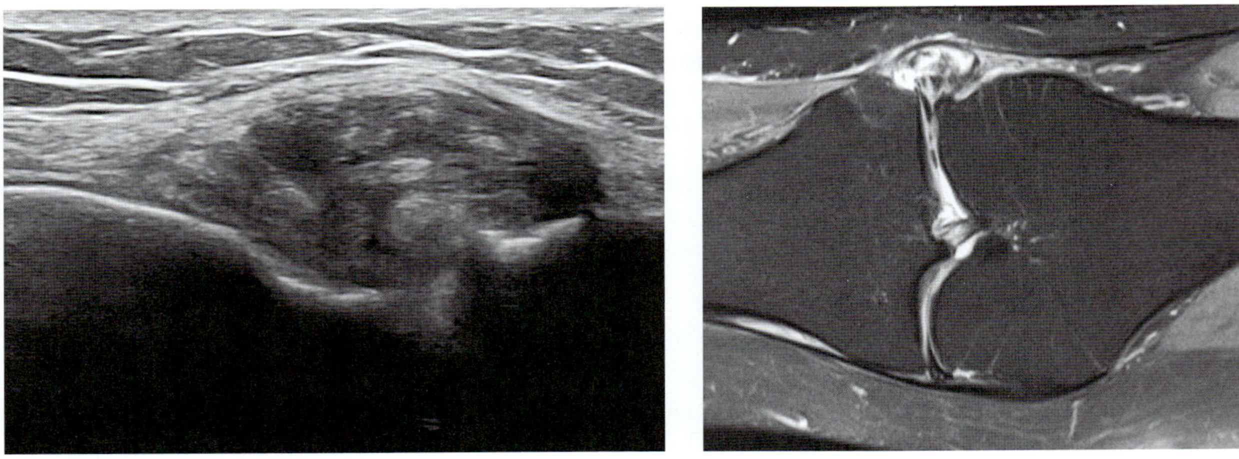

Abb. 11.3k

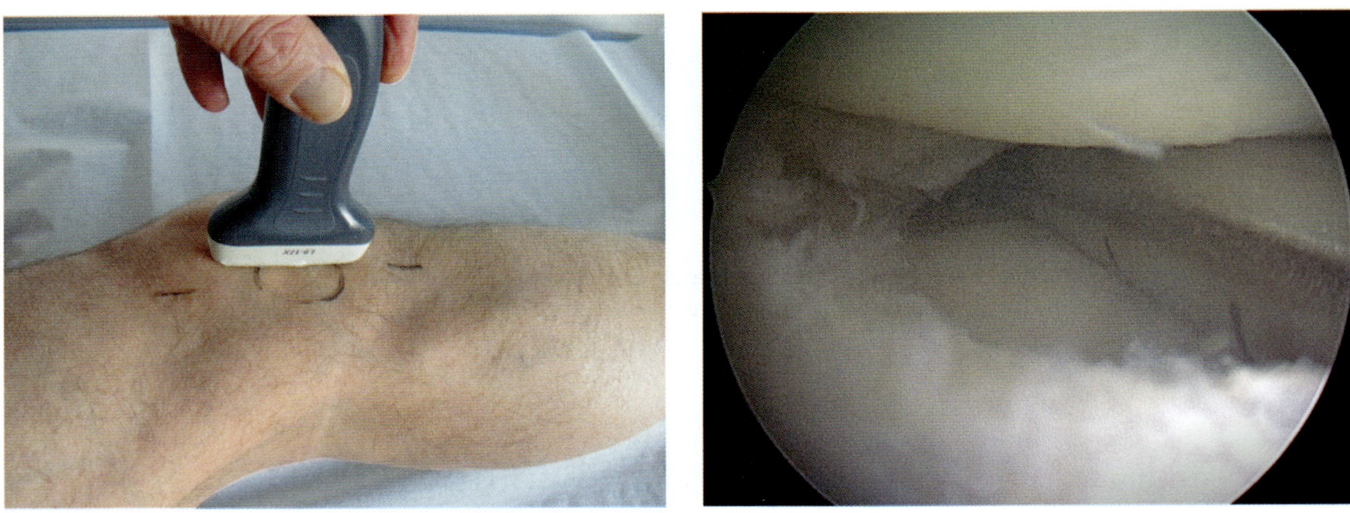

Abb. 11.3l

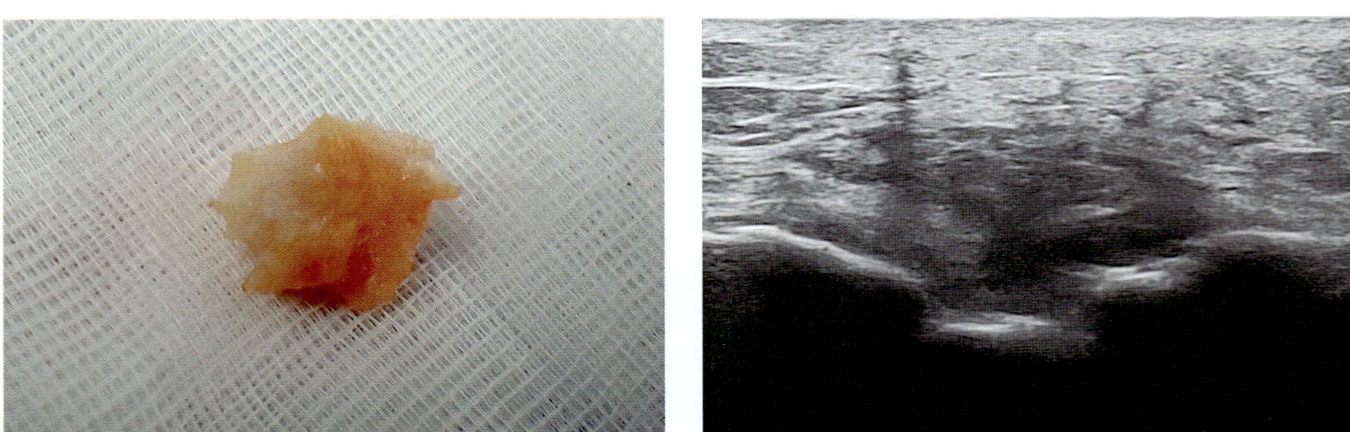

Abb. 11.3m

Fragestellung an die Bildgebung

- Ganglion, Bursitis, Raumforderung anderer Art?

Abb. 11.3k Ein 47-jähriger Mann beklagt seit Längerem Schmerz bei Belastung und Schwellung am lateralen Gelenkspalt seines rechten Kniegelenks. Klinisch finden sich dort Druckschmerz und eine deutliche Vorwölbung ohne relevante Ergussbildung. Sonografisch zeigt sich in Höhe des lateralen Gelenkspalts eine deutliche inhomogene Raumforderung (links), die sich auch kernspintomografisch bei ausgeprägter degenerativer Schädigung des Außenmeniskus im Sinne eines basisnahen Meniskusganglions wiederfindet (rechts).

Abb. 11.3l Links: Präoperativ wird sonografisch die Lage des Meniskusganglions nochmals erfasst und markiert. Rechts: Das arthroskopische Bild zeigt die im Vorderhorn und in der Pars intermedia gelegene degenerative Schädigung, die in Bezug auf ihre artikuläre Läsionen transarthroskopisch durch Teilresektion saniert wird.

Abb. 11.3m Links: Das offen entfernt inhomogene teils synoviale, teils knorpelig wirkende Ganglion. Im histopathologischen Befund fand sich eine degenerative Meniskopathie mit Pseudozystenbildung. Rechts: Nach offener Entfernung des Ganglions findet sich sonografisch eine leichte Einblutung in die Ganglionhöhle. Ganz oberflächlich zeigt sich ein Fadenartefakt mit Schallschatten.

Fazit

- Differenzierung sonografisch weitgehend möglich
- Lokalisation invasiver Maßnahmen sonografisch erleichtert

VKB-Ersatzplastik

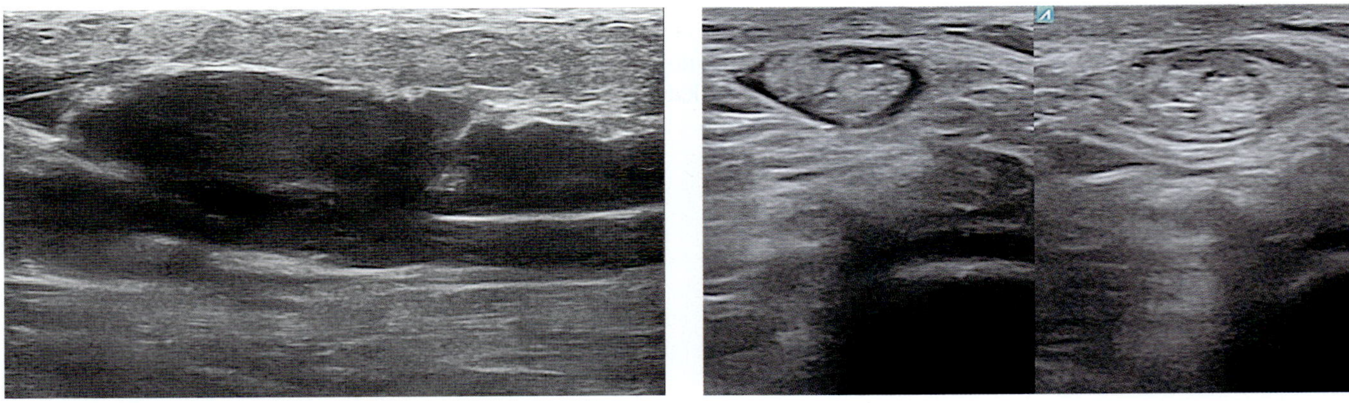

Abb. 11.3n

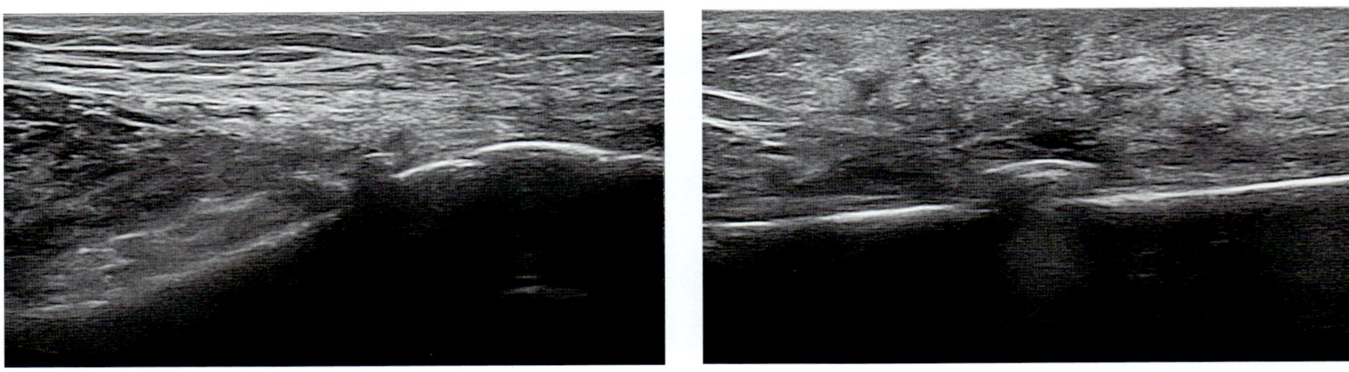

Abb. 11.3o

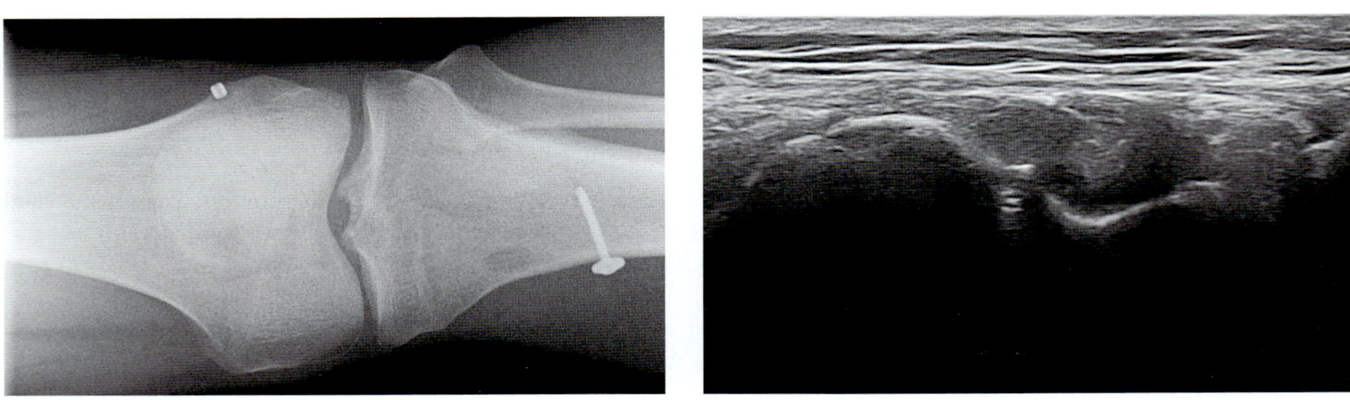

Abb. 11.3p

Fragestellung an die Bildgebung

- Postoperatives Hämarthros, Hämatom im Host-Bereich
- Korrekte störungsfreie Lage der Implantate oder Fehlpositionierung

Abb. 11.3n Die Ersatzplastik des vorderen Kreuzbands (VKB) wird heutzutage ganz überwiegend mit Transplantaten aus Sehnen der Mm. semitendinosus oder gracilis durchgeführt. Links: Der LS zeigt ein durch das Venenstripping verursachtes echoarmes Hämatom im Verlauf des M. semitendinosus. Rechts: Die beiden TS zeigen, dass auch um die erhaltene Semimembranosus-Sehne herum Hämatom eingetreten ist.

Abb. 11.3o Links: Im LS ist proximal und lateral der Austrittspunkt des Endobuttons zu sehen, der auf der lateralen Oberfläche des Femurs aufliegt. Rechts: tibiale Fixation des Vierfach-Semitenindosus-Implantats mit umgebendem, teils echoarmen, teils bereits echoreich umgewandelten Hämatom.

Abb. 11.3p Links: Das Röntgenbild zu Abb. 11.3o zeigt die eingebrachten Implantate. Rechts: Der laterale femorale LS zeigt, dass bei diesem Patienten der Austrittspunkt der lateralen Fixation möglicherweise störend zu nah an der Popliteus-Sehne liegt.

Fazit

- Intraartikuläre und periartikuläre Hämatome sind sonografisch sicher detektabel.
- Implantate und mögliche Weichteilirritationen können sonografisch lokalisiert werden.
- Fehlpositionierung in Zusammenhang mit Röntgenbild erkennbar.

Knie-Endoprothese

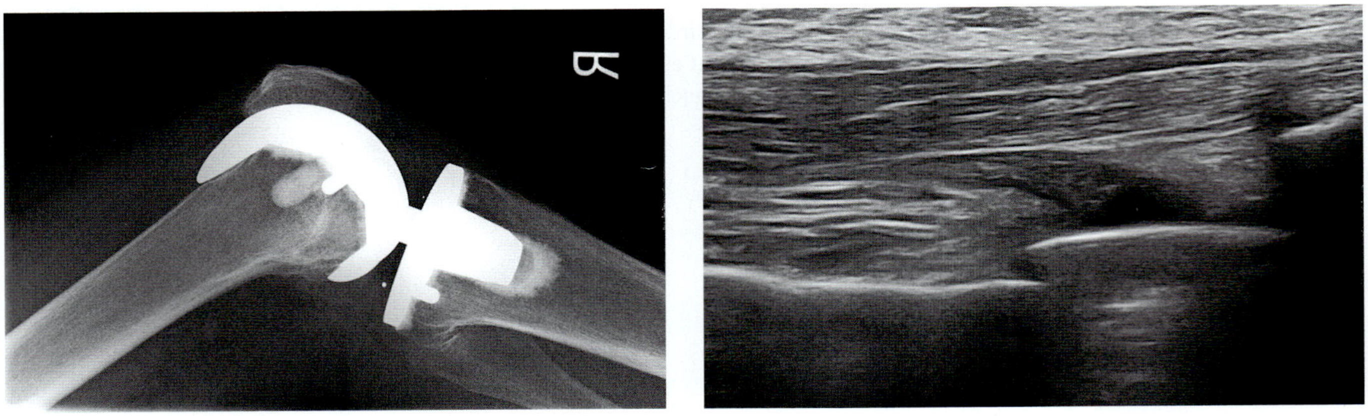

Abb. 11.3q

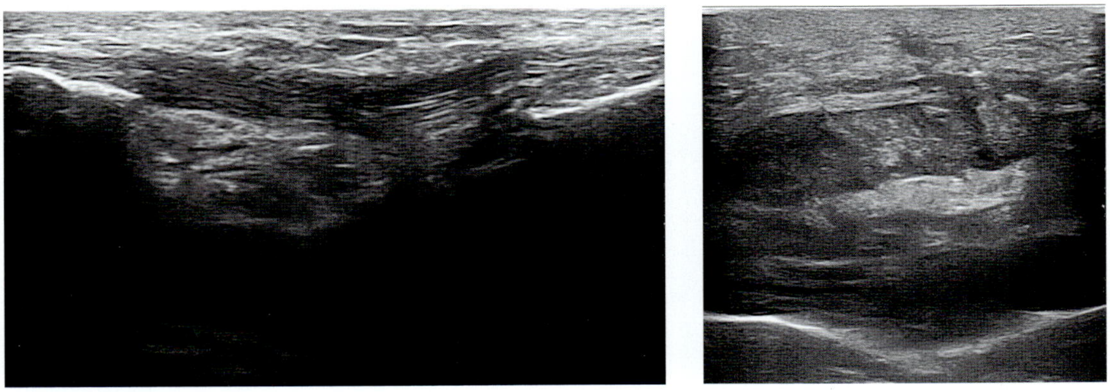

Abb. 11.3r

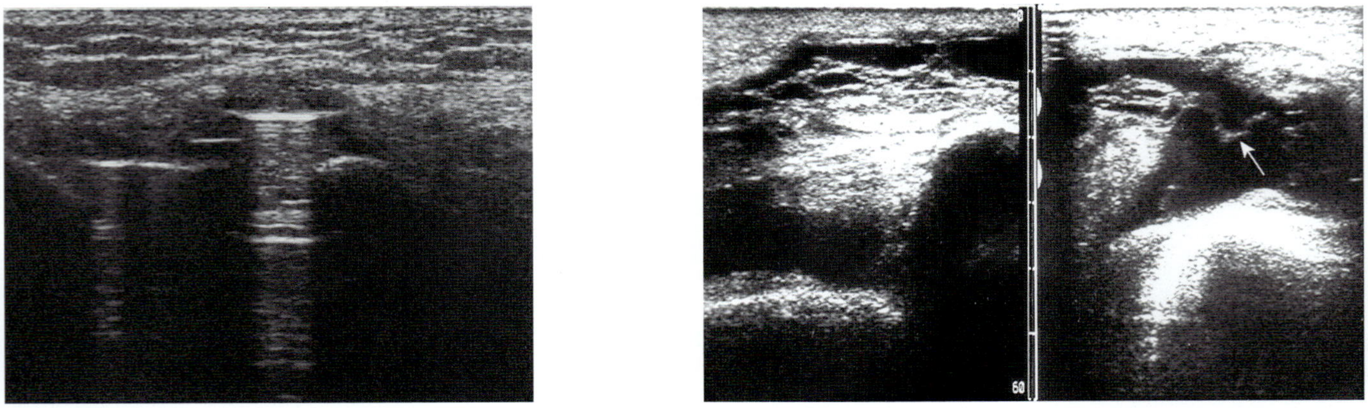

Abb. 11.3s

Fragestellung an die Bildgebung

- Erguss/Hämarthros
- Schädigung Streckapparat
- Nahtinsuffizienz
- Implantatpositionierung

Durchschnittlich 24 Tage postoperativ zeigen noch 90 % der Patienten unterschiedlich echogene intraartikuläre Flüssigkeitsansammlung, 38 % mangelnde Abgrenzbarkeit der Quadrizepssehne und 12 % der Patellasehne. In der Frühphase verdächtige postoperative Defektbezirke können sonografisch in mittelgradiger Kniegelenksflexion gut abgegrenzt und so zumeist ausgeschlossen werden. Die Quadrizepssehne normalisiert sich postoperativ sonografisch innerhalb mehrerer Wochen.

Abb. 11.3q Röntgen- (links) und Sonografiebild (rechts) im suprapatellaren LS 6 Wochen nach Implantation einer Knie-TEP. Der femorale Anteil der Knie-TEP wird im suprapatellaren LS meist erst bei zunehmender Flexion sichtbar. Die metallische Oberfläche ist ähnlich echogen wie der links im Bild abgebildete femorale Knochen, zeigt aber in der Tiefe den sog. Komentenschweifartefakt. Es findet sich noch minimale echogene Flüssigkeit intraartikulär.

Abb. 11.3r Der parapatellare OP-Zugang führt meist zu postoperativen Ödemen und scheinbarer Schädigung der Patellasehne. Dies kann im infrapatellaren LS (links) und TS (rechts) dargestellt werden. Die Sehne erscheint hier inhomogen und gewellt mit deutlicher Anisotropie. Der TS zeigt links im Bild eine breite echoarme Zone nahe des operativen Zugangs, die sich innerhalb mehrerer Wochen sonografisch normalisiert. Die Kontinuität der Sehne wird am besten in 90° Flexion untersucht.

Abb. 11.3s Links: Der mediale LS nach Knie-TEP zeigt unter dem echogen längs verlaufenden Innenband als feine echogene Linien sichtbare Prothesenanteile. Das Innenband wird an dieser Stelle hierdurch sichtbar vorgewölbt, was auf ein Impingement schließen lässt. Rechts: Drei Wochen nach Knie-TEP zeigt sich im suprapatellaren LS Flüssigkeit intraartikulär, aber auch zwischen Subkutis und der postoperativ noch schlecht abgrenzbaren Quadrizepssehne, als Bursitis fehldiagnostiziert. Der TS weist nach, dass die insuffizient rekonstruierte Gelenkkapsel (Pfeil) als Trennung zwischen Gelenkkapsel und Weichteilen defekt ist und früh postoperativ normaler Erguss aus dem Gelenk austritt. Indikation zur Revision!

Fazit

- Röntgen: knöcherne Strukturen, Implantatlage, Verkalkungen, Lockerung
- Sonografie: Nahtinsuffizienz, Hämatome, Kontinuität Streckapparat und Retinaculum? Lokalisation Implantate, Weichteilirritation?

11.4 Injektion intraartikulär suprapatellar

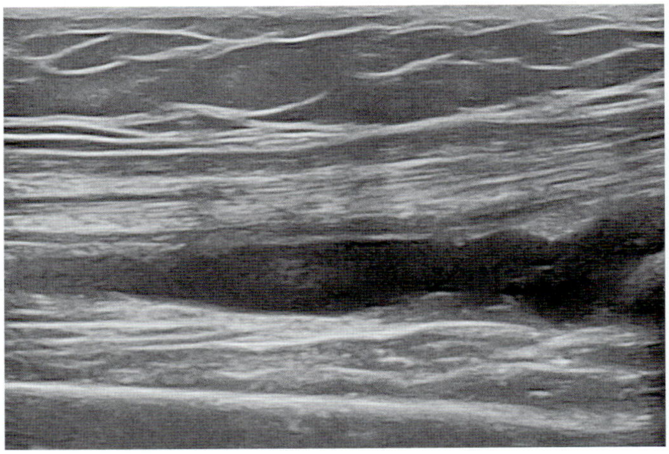
Abb. 11.4a

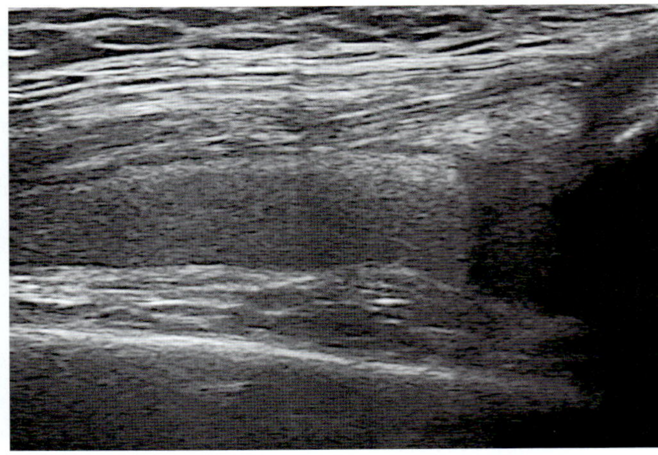
Abb. 11.4b

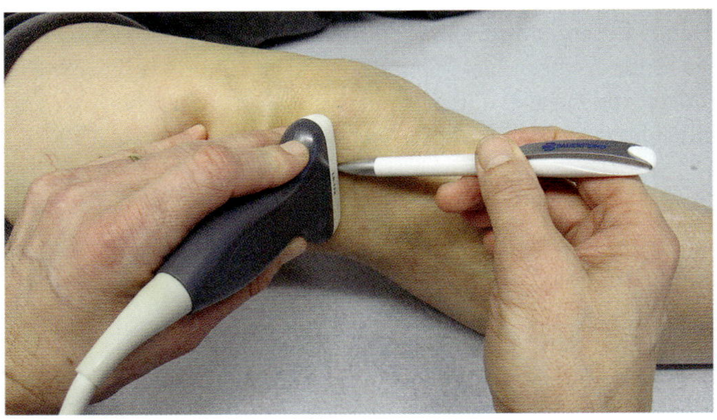
Abb. 11.4c

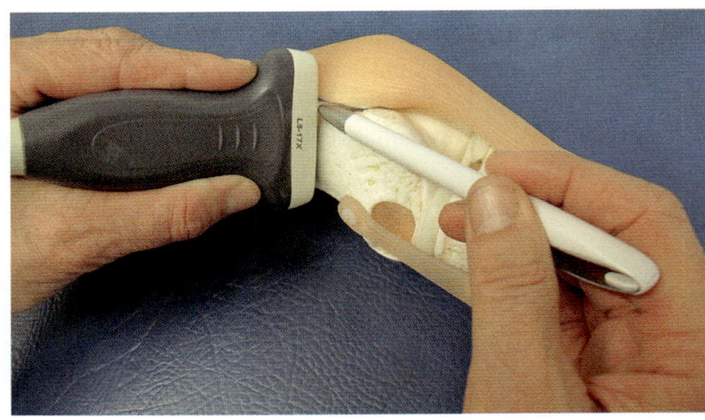
Abb. 11.4d

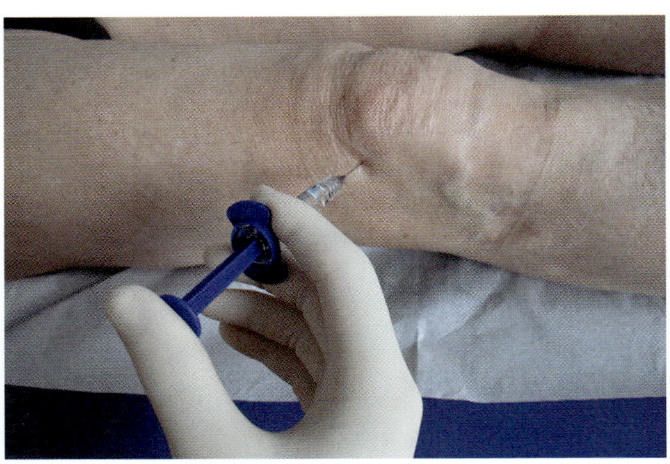
Abb. 114e

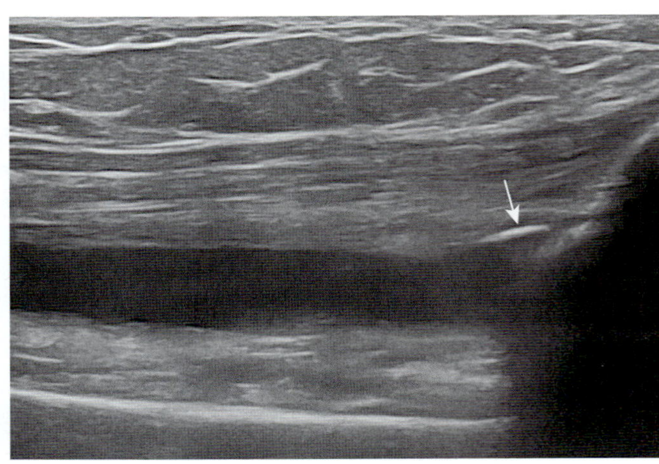
Abb. 11.4f

Abb. 11.4a zeigt im suprapatellaren LS einen echofreien Gelenkerguss mittleren Volumens mit der Indikation zur Gelenkpunktion und Instillation eines Kortikosteroids. Die wellenförmig eingezogene synoviale Begrenzung weist auf eine chronische Gelenkreizung, zum Beispiel eine aktivierte Arthrose hin.

Abb. 11.4b zeigt im suprapatellaren LS im Gegensatz zu einem in der Regel echofreien Gelenkerguss ein echoreiches Hämarthros, eine Indikation zur Punktion des Gelenkes.

Abb. 11.4c und Abb. 11.4d zeigen die sonografisch unterstützte Festlegung der optimalen Stelle zur Injektion in das Kniegelenk, knapp unterhalb der Kniescheibe unter Kontrolle am Monitor.

Abb. 11.4e Die Injektion erfolgt unter den vorgeschriebenen Hygienebedingungen in den zuvor bestimmten Punkt.

Abb. 11.4f Nach der Injektion zeigt sich die injizierte Flüssigkeit im Recessus suprapatellaris, mitunter demarkiert durch Minigasbläschen, die typischerweise eine Schallauslöschung aufweisen (Pfeil).

11.5 Injektion Bursitis prä- und infrapatellaris

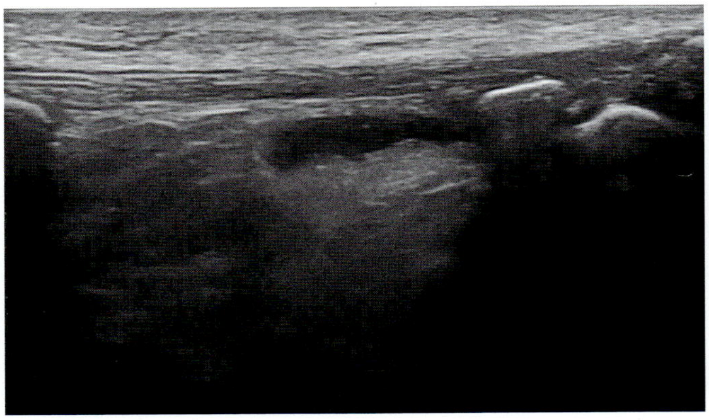

Abb. 11.5a

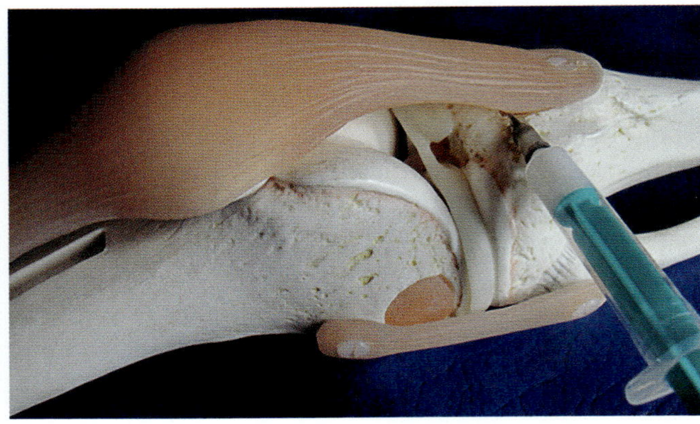

Abb. 11.5b

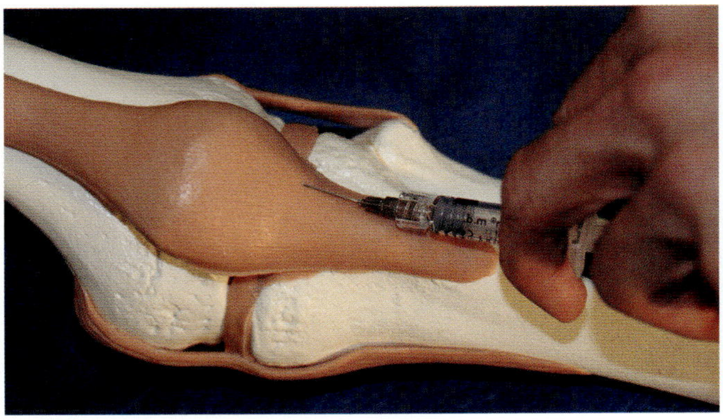

Abb. 11.5c

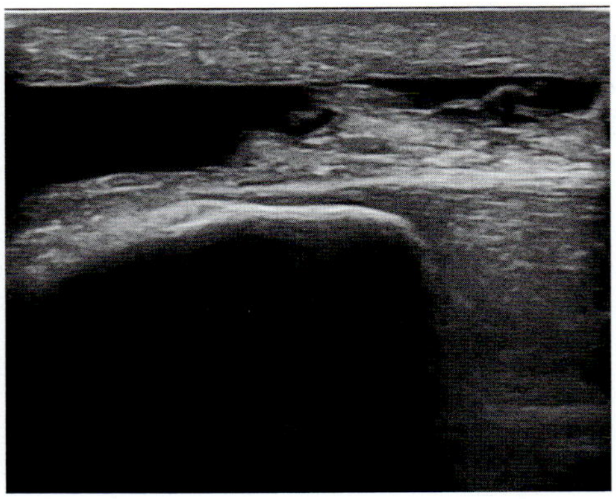

Abb. 11.5d

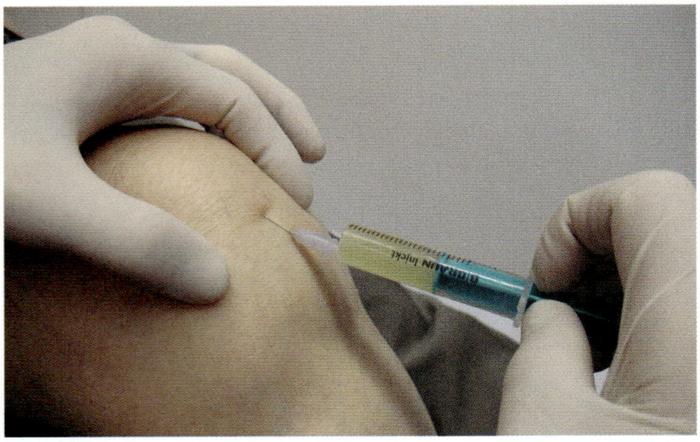

Abb. 11.5e

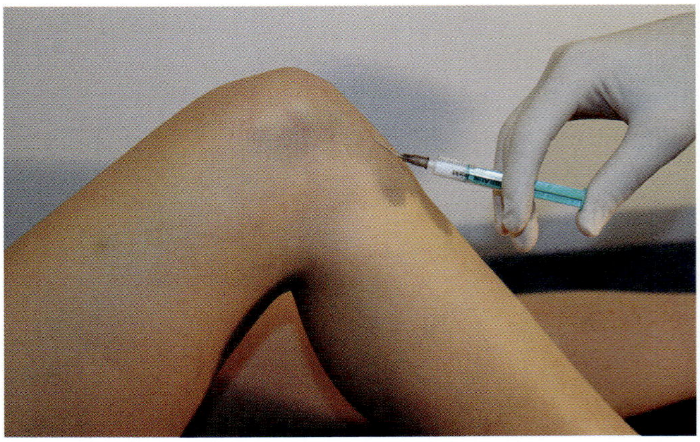

Abb. 11.5f

Abb. 11.5a Der infrapatellare LS zeigt eine nicht ganz glatt begrenzte Raumforderung durch Flüssigkeit im Bereich der Bursa patellaris profunda. Nebenbefundlich findet sich eine Verkalkung mit dorsaler Schallauslöschung am unteren Anteil der Patellasehne.

Abb. 11.5b Am anatomischen Modell wird gezeigt, wie die Injektion in den Bereich der Bursa infrapatellaris profunda von der Seite distal zwischen Unterrand der Patellasehne und anteriorem Tibiakopf vorgenommen wird.

Abb. 11.5c Nach der Injektion eines Kortikosteroids zeigt sich eine echoreiche Umrandung im Bereich der Bursa infrapatellaris als Ausdruck der eingebrachten Flüssigkeit.

Abb. 11.5d Im präpatellaren LS findet sich bei Bursitis präpatellaris zumeist echofreie Flüssigkeit im Bursagleitspalt gepaart mit einer oftmals bizarren Verbreiterung der echogenen Synovialis. Der Schallkopf darf nicht zu fest aufgesetzt werden, um die bursale Flüssigkeitsfüllung nicht aus dem Bild zu verdrängen.

Abb. 11.5e Nach vorheriger sonografischer Diagnostik und Bestimmung des optimalen Punktionspunkts erfolgt die Punktion von 3 ml gelblicher Flüssigkeit aus der Bursa präpatellaris.

Abb. 11.5f Die Kontrolle nach erfolgter Punktion im präpatellaren LS zeigt, dass der Erguss so gut wie vollständig entfernt werden konnte und die Bursaränder wieder aufeinander zu liegen kommen.

11.6 Punktion Poplitealzyste

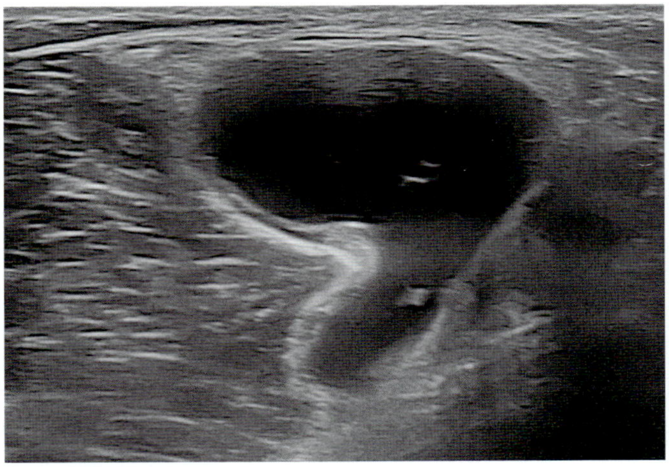

Abb. 11.6a

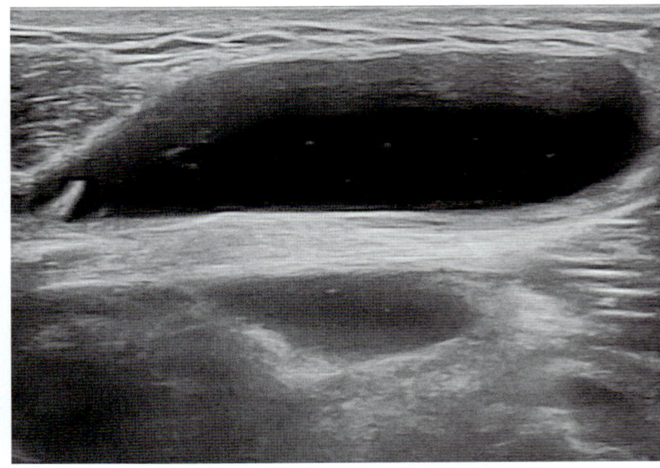

Abb. 11.6b

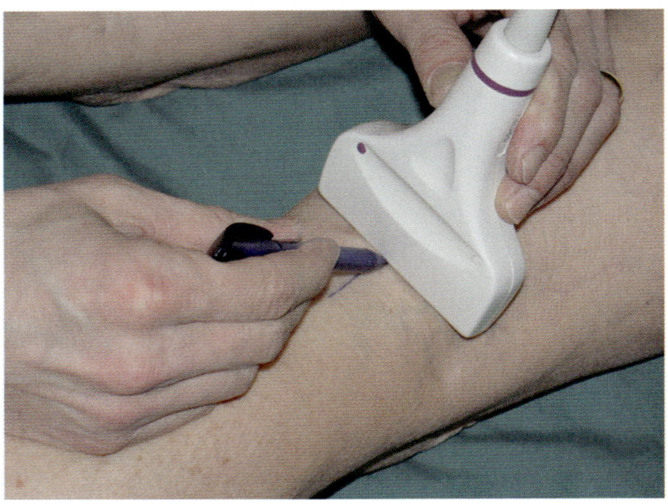

Abb. 11.6c

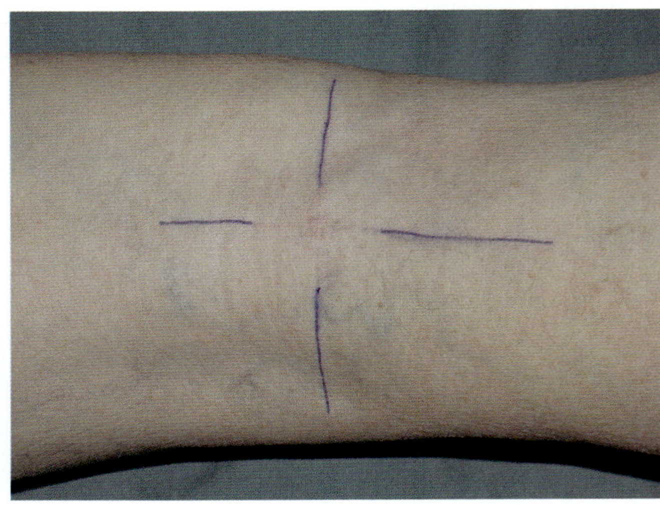

Abb. 11.6d

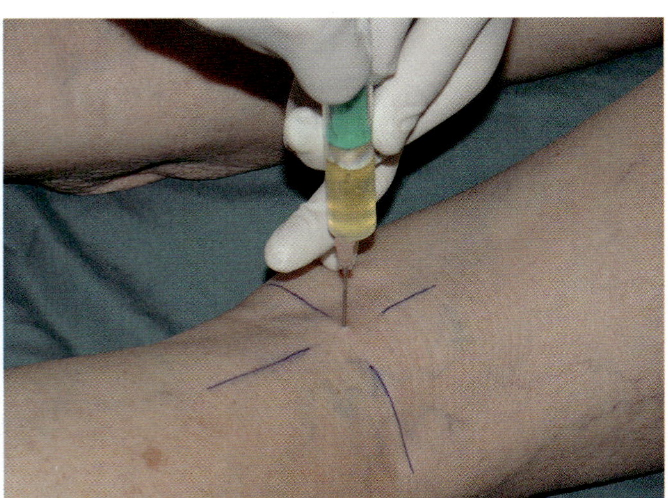

Abb. 11.6e

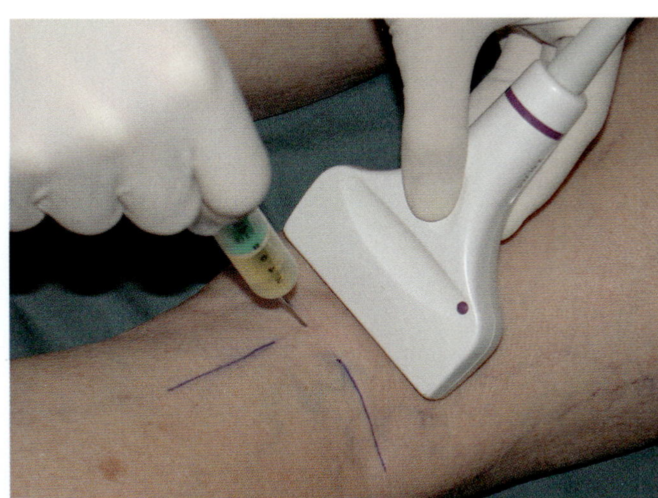

Abb. 11.6f

Abb. 11.6a und Abb. 11.6b Ausgeprägte Poplitealzyste im posterioren TS und LS.

Abb. 11.6c und Abb. 11.6d Unter Monitorkontrolle wird mittels eines Kugelschreibers der optimale Punktionsort festgelegt.

Abb. 11.6e und Abb. 11.6f Punktion erfolgt dann zentral in das Fadenkreuz oder aber alternativ unter direkter sonografischer Kontrolle wobei die hygienische Durchführung zu beachten ist. Heute stehen hierfür sterile Foliensysteme zur Verfügung, was die Prozedur insgesamt jedoch weit aufwendiger macht.

KAPITEL

12 Unterschenkel

12.1 Muskelverletzungen am Unterschenkel

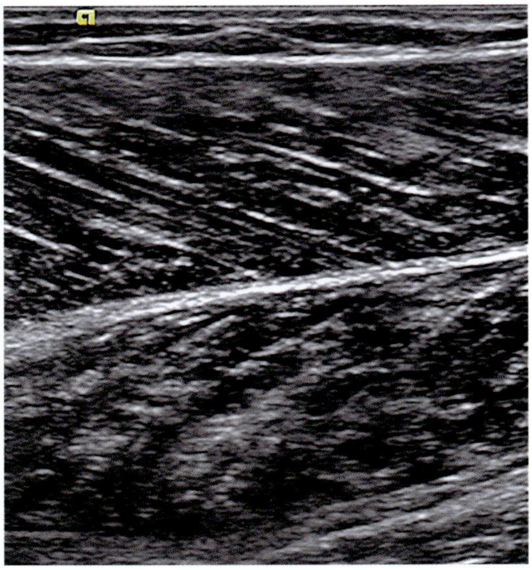

Abb. 12.1a

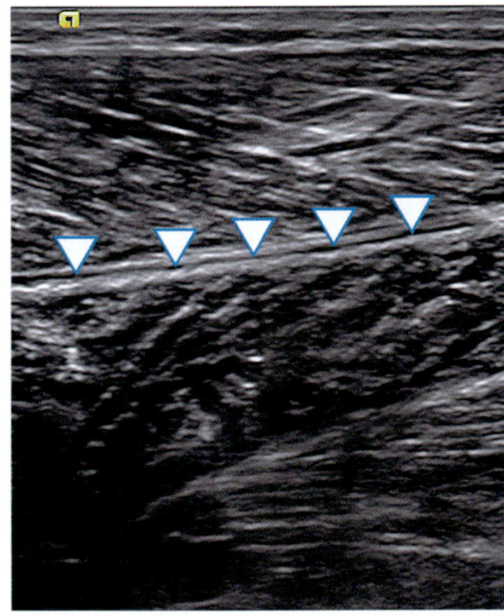

Abb. 12.1b

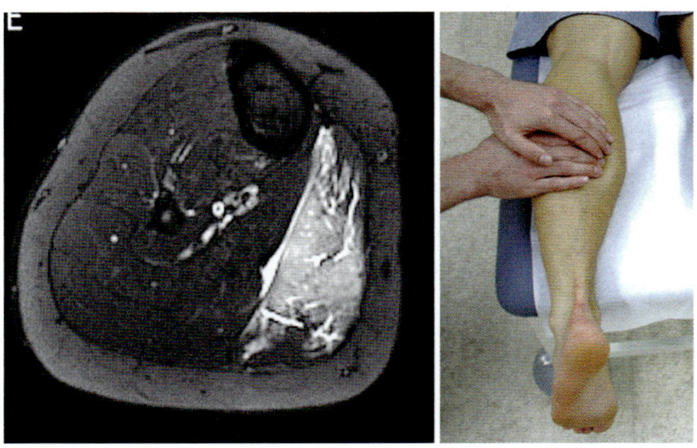

Abb. 12.1c

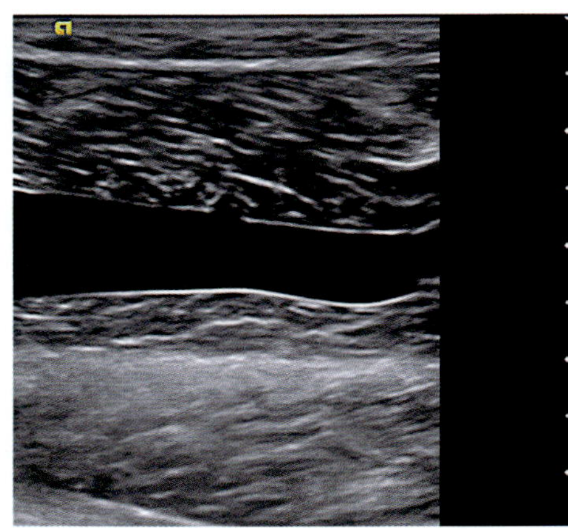

Abb. 12.1d

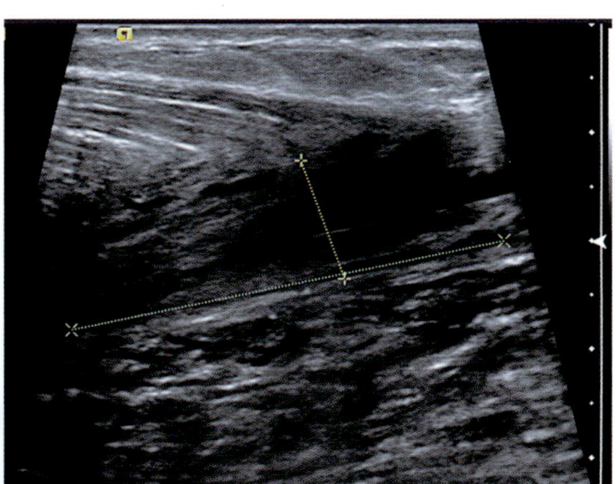

Abb. 12.1e

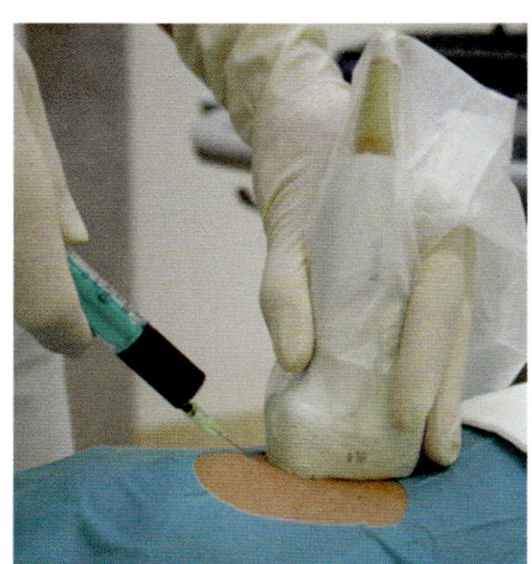

Abb. 12.1f

Abb. 12.1a Posteriorer LS M. gastrocnemius. Der mediale Gastrocnemiuskopf ist anhand seines typischen glatt und scharf abgrenzbaren Fiederungs-muster („scharfes Dreieck") eindeutig identifizier-bar. Seine Muskelfaszie trennt ihn makroskopisch und biomechanisch vom darunterliegenden M. soleus. Das Fiederungsmuster des M. soleus verläuft gegenläufig und imponiert „weicher" und aufgelockerter. Merke: Der M. soleus und der M. gastrocnemius werden an ihren Grenzschichten jeweils von einer eigenen Faszie umgeben.

Abb. 12.1b Posteriorer LS M. gastrocnemius. Klinisch Muskelverletzung Typ 1b: Delayed Onset Muscle Soreness. Als indirekter Hinweis findet sich eine Separation der Faszienschichten zwischen M. gastrocnemius und M. soleus (Pfeilköpfe) mit echofreiem Saum. Es erfolgen symptomatische Therapieformen (physikalische Therapie, Kompression), Freigabe Schnelligkeit- und Schnellkrafttraining bei Beschwerdefreiheit und unauffälligem Palpationsbefund nach 2–3 Tagen.

Abb. 12.1c Korrespondierende MRT-Sequenz in transversaler, flüssigkeitsgewichteter Schichtorientierung. Neben dem ausgeprägten intramuskulären Ödem (in der Sonografie nicht ersichtlich!) findet sich die interfasziale Flüssigkeit. Erst in Zusammenschau mit dem klinischen Palpationsbefund (hier ausgeprägte globale Tonuserhöhung, diffuse Schmerzhaftigkeit, kein lokales Strukturdefizit) kann in Ergänzung mit dem sonografischen Befund die Verletzungsschwere beurteilt werden.

Abb. 12.1d 27-jähriger Ausdauersportler mit unklarer Raumforderung und V. a. chronisches Serom des M. gastrocnemius medialis. Posteriorer LS: intramuskuläre echofreie Raumforderung mit zarter, glatt und scharf abgrenzbarer Berandung, volllständig kompressibel. Lageabhängiges Füllungsvolumen unter Elevation des Beines nicht mehr abgrenzbar. Im Farbdoppler Blutfluss zur Körpermitte, Verstärkung unter distaler Kompression. Diagnose: eine große Muskelvene, bei Sportlern typisch und ohne Krankheitswert.

Abb. 12.1e 24-jähriger Hürdensprinter. Posteriorer LS M. gastrocnemius. Distale fasziale Integrität aufgehoben, Ablösung des Muskelparenchyms aus dem Sehnenspiegel und Retraktion nach proximal mit intramuskulärer, echoarmer fokaler Raumforderung (Hämatom). Wichtige Beurteilungs-parameter: posteriorer Sehnenspiegel des M. gastrocnemius und Grenzschicht zum M. soleus intakt. Die inhomogene Raumforderung kompressibel. Es handelt sich um eine frische Verletzung mit Indikation zur Punktion.

Abb. 12.1f Indikation zur sonografiegesteuerten Hämatompunktion. In parallel zur Schallkopfebene geführter Nadel (lange Achse, In-plane-Technik) erfolgt die Punktion im sterilen Interventionsfeld. Im Anschluss erfolgt eine zwei- bis dreitägige Kompression mit klinisch-sonografischer Kontrolle im Verlauf.

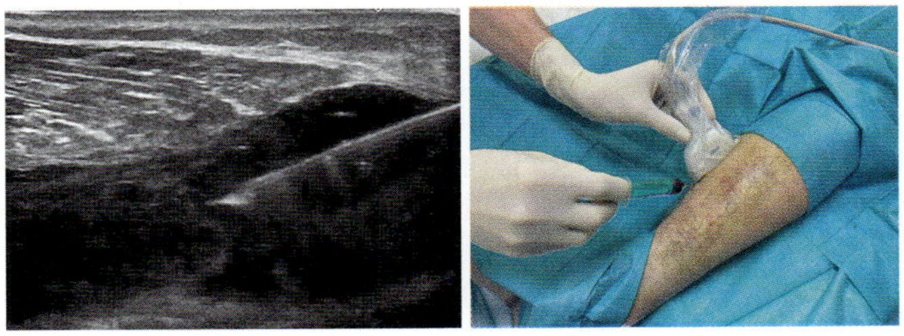

Abb. 12.1g

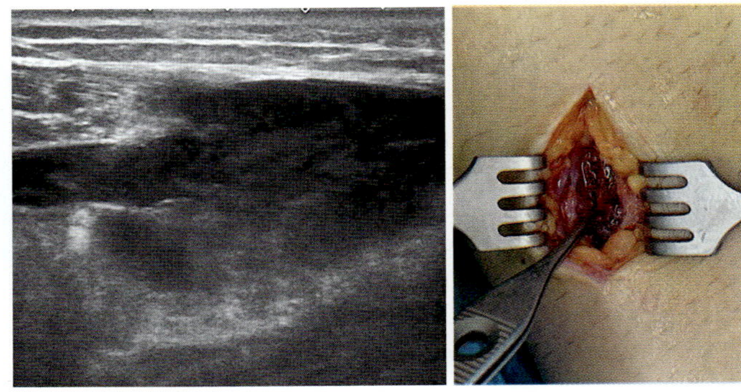

Abb. 12.1h

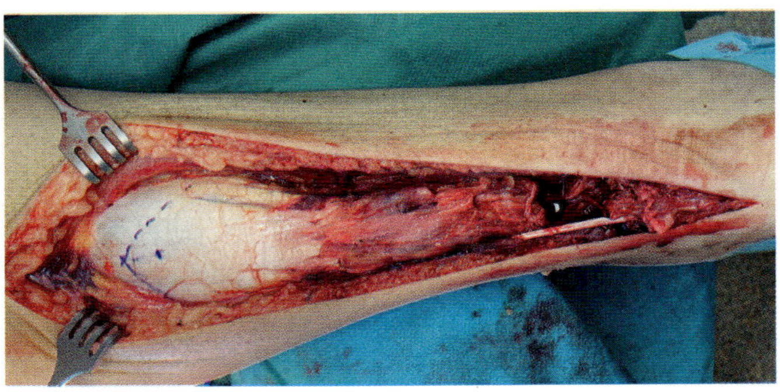

Abb. 12.1i

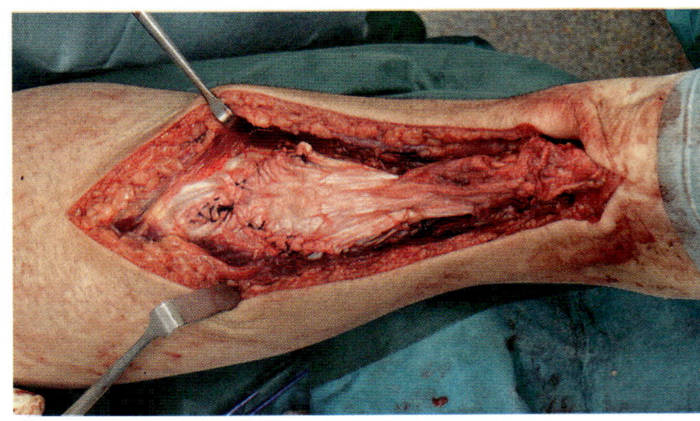

Abb. 12.1j

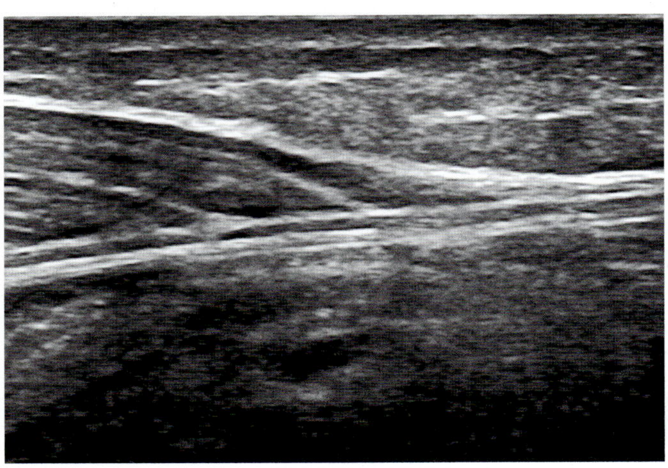

Abb. 12.1k

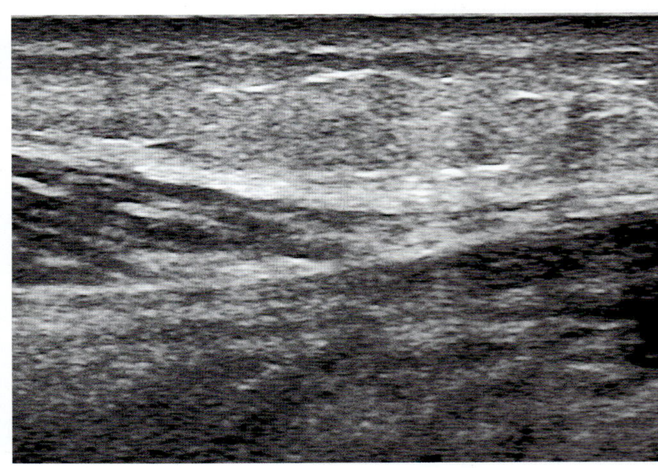

Abb. 12.1l

Fragestellung an die Bildgebung

- Sonografische Erstuntersuchung: Beurteilung der myofaszialen Integrität des verletzten Muskels und der umliegenden Faszienstrukturen, Indikation zur Punktion (Volumen, Abgrenzbarkeit)?
- Prä- und postoperativ: Muskelarchitektur, Serom, Hämatom (punktionswürdig?), Faszienintegrität? Regelrechte Verschieblichkeit der Gleitschichten? Ossifikationen? Fibrose? Visualisierung der Willkürinnervartion im Seitenvergleich? Neuromuskuläre Inhibition?

Abb. 12.1g 31-jähriger Fußballspieler mit großem Hämatom in der „Faszienstraße" zwischen M. soleus und M. gastrocnemius bei faszialem Ausriss des Muskels aus dem distalen Sehnenspiegel. Unter mehrzeitigen sonografiegesteuerten Punktionen (In-Plane-Technik mit Nadel im Längsverlauf) konnte das bereits organisierte Hämatom nicht adäquat evakuiert werden.

Abb. 12.1h Sonografiegesteuerte Punktion unter sterilen Bedingungen. Aufgrund der fortschreitenden Heilungsphase stellten wir die Indikation zum operativen Vorgehen. Nach sonografischer Bestimmung des Zugangswegs am Ort der Läsion (Pfeil) erfolgten die Hämatomentlastung, Spülung und Rekonstruktion mit resorbierbaren Nahtmaterial über eine Faszienadaptation.

Abb. 12.1i Bei veralteter Achillessehnenruptur besteht eine nicht primär zu rekonstruierende Defektzone. In diesem Fall Indikation zur VY-Plastik mit Verlängerung des Sehnenspiegels des M. gastrocnemius. Der intraoperative Situs lässt den präparierten proximalen Sehnenspiegel (dorsale Gastrocnemiusfaszie) erkennen. Anhand der zuvor auszumessenden Defektzone wird die Verlängerungsplastik mit dem sterilen Stift markiert.

Abb. 12.1j Intraoperativer Situs nach erfolgter distaler Defektüberbrückung und Verlängerungsplastik mit Naht der Gastrocnemius-Faszie.

Abb. 12.1k Klinisch-sonografische Verlaufskontrolle 3 Monate postoperativ. LS des myofaszialen Übergangs der Gegenseite als Referenzbefund.

Abb. 12.1l LS des myofaszialen Übergangs der operierten Seite. Postoperativer Befund: Die dorsale Gastrocnemiusfaszie ist narbig verdickt bei regelrechter Integrität, keine Dehiszenz, Fiederungsmuster in typischer Architektur, keine Muskelhernie. Residuelles Nahtmaterial ist partiell ersichtlich. Der Patient ist im Konfektionsschuh sicher mobil. Einbeiniger Zehenspitzenstand möglich, Palpationsbefund mit partiellen Indurationen, schmerzfrei. Steigerung des Rehabilitationstrainings (Isometrie) freigegeben.

Fazit

Unterschenkelloge ist der Sonografie besonders leicht zugänglich und dadurch interventionelle Verfahren vereinfacht, wenngleich stets mit strenger Indikationsstellung.

12.2 Differenzialdiagnose: Beinschmerz lokal

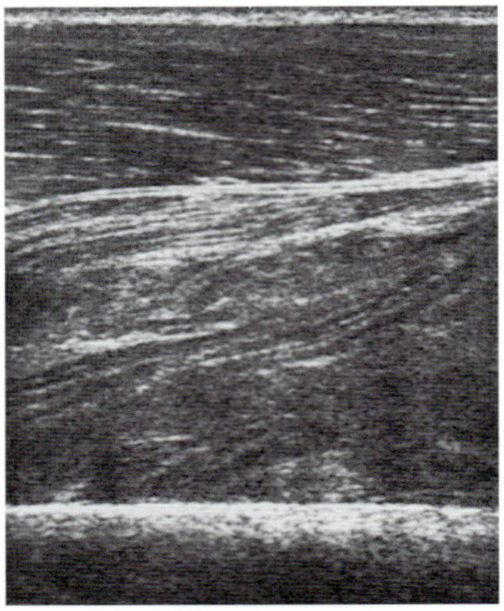

Abb. 12.2a

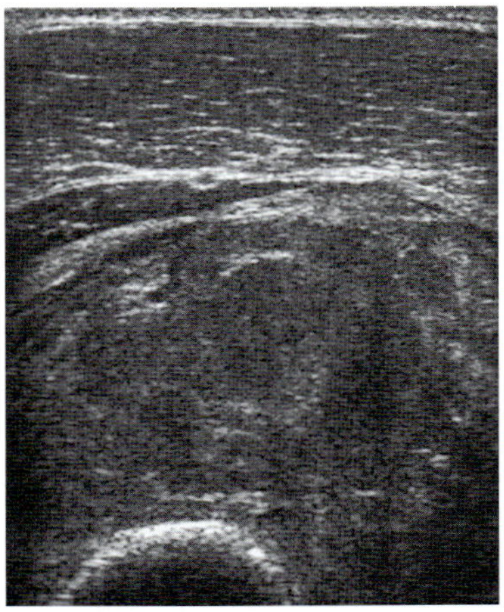

Abb. 12.2b

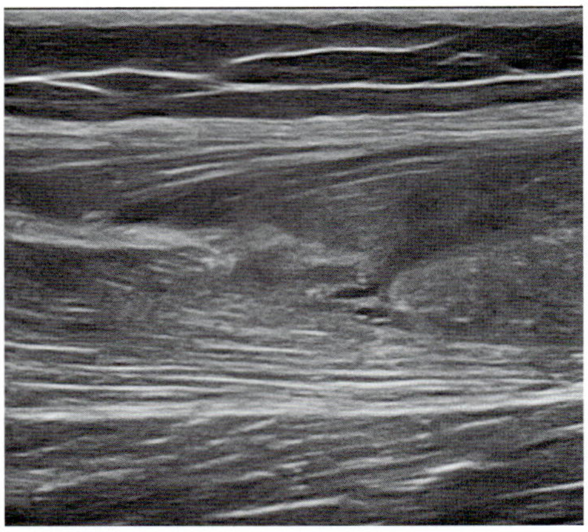

Abb. 12.2c

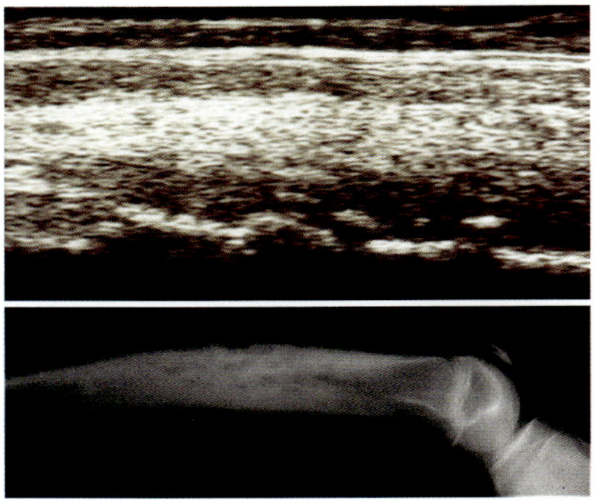

Abb. 12.2d

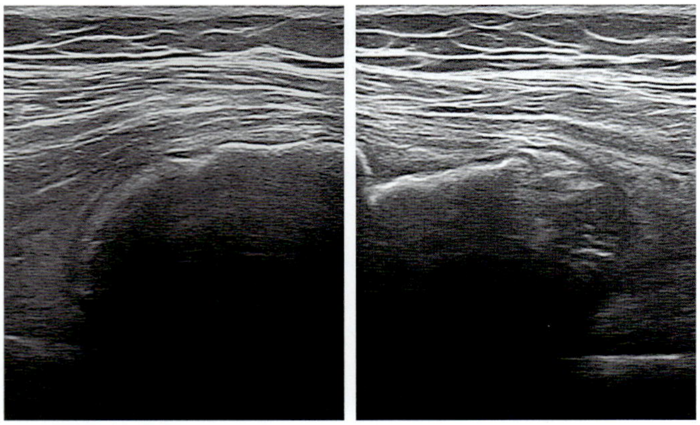

Abb. 12.2e

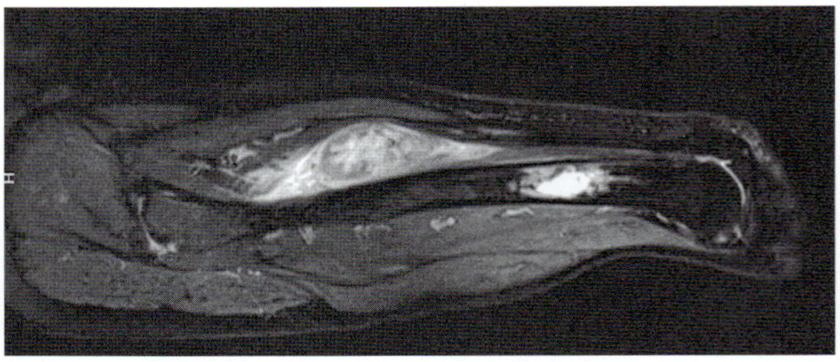

Abb. 12.2f

Abb. 12.2a und Abb. 12.2b 27-jähriger Fußballspieler. Vor 2 Tagen Tritt gegen lateralen Oberschenkel bekommen, Belastung schmerzhaft, Schmerz auszuhalten. Beweglichkeit des Beins frei, diffuser Belastungsschmerz lateraler Oberschenkel, DM ohne Befund. Sonografisch fallen im Seitvergleich im lateralen koronaren LS und TS die diffuse inhomogene Verdickung und die unorganisiert wirkende Binnenstruktur des M. vastus lateralis auf. Echoarme Einblutungen oder Muskeldefekte sind nicht darzustellen. Es handelt sich um ein subakutes Kompartmentsyndrom des M. vastus lateralis, das nach akuter Klinikeinweisung aber konservativ ausgeheilt ist.

Abb. 12.2c Anamnestisch zunächst unklare schmerzhafte Schwellung am Oberschenkel. Sonografisch Unterbrechung der regulären Muskelstruktur mit echoarmer Flüssigkeit, einem ausgeprägten Muskelriss des M. rectus femoris entsprechend. Erst sekundär wurde vom Patienten ein Sturz unter Alkoholeinfluss angegeben. Weitere DD-Abklärung im MRT wurde somit überflüssig.

Abb. 12.2d 14-jähriger Junge mit chronischem Schmerz am Oberschenkel. Im anterioren LS zeigt sich die Knochenoberfläche unterbrochen, rau und unregelmäßig. Darüber liegt eine echoärmere schlecht abgrenzbare Schicht. Das Röntgenbild zeigt zwiebelschalenähnliche Kortikalisverdickung ohne Destruktion oder Kortikalisdefekte. Im MRT und mittels PE konnte eine chronische Osteomyelitis gesichert werden.

Abb. 12.2e und Abb. 12.2f 78-Jähriger Patient mit spontan aufgetretener, schmerzhaft progredienter faustgroßer Schwellung am Oberschenkel. Vor 18 Monaten Hemikolektomie bei Kolonkarzinom mit Lymphknotenmetastasen. Im zusammengesetzten anterioren LS des Oberschenkels fällt über dem Femur eine, die Quadrizepsmuskulatur verdrängende, scharf begrenzte Raumforderung mit Schallauslöschung auf (Abb. 12.2e).

Im MRT stellt sich im koronaren Schnitt eine 5 × 10 cm große, zentral teils regressive, teils verkalkte Raumforderung dar, randständig Kontrastmittel aufnehmend (Abb. 12.2f). Bioptisch kann die Diagnose einer Muskelmetastase des Kolonkarzinoms gesichert werden. Im distalen Femur liegt eine weitere teils zystische, teils inhomogene und KM aufnehmende Raumforderung mit intakter Kortikalis vor, DD Enchondrom oder Knochenmetastase.

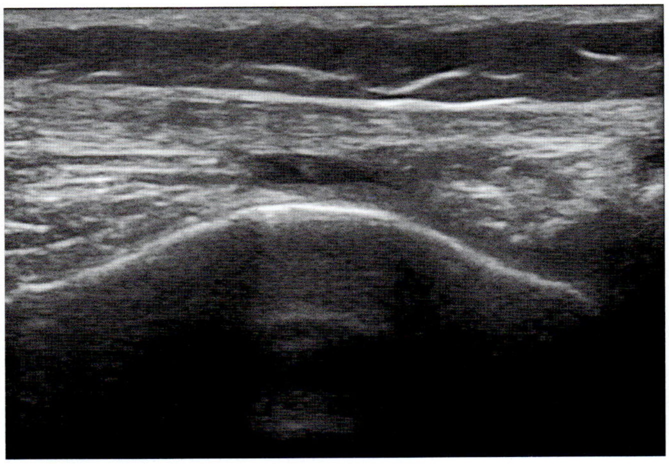

Abb. 12.2g

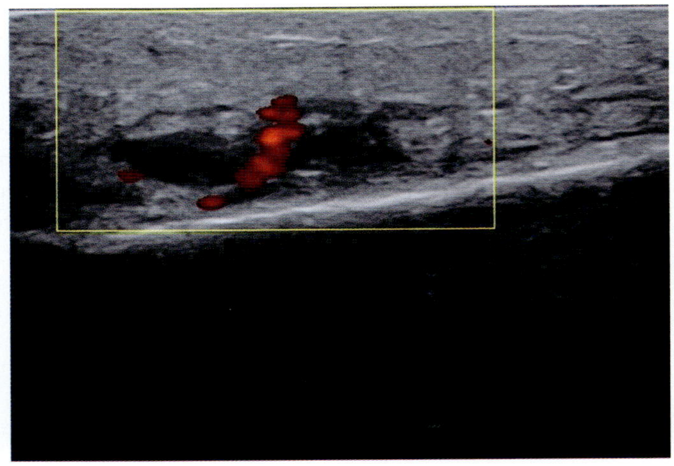

Abb. 12.2h

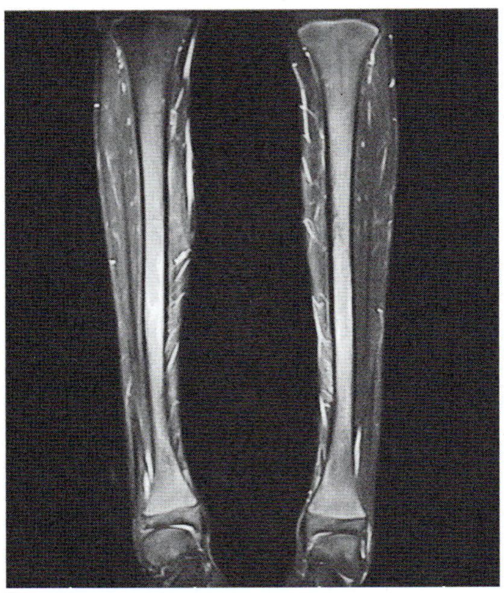

Abb. 12.2i

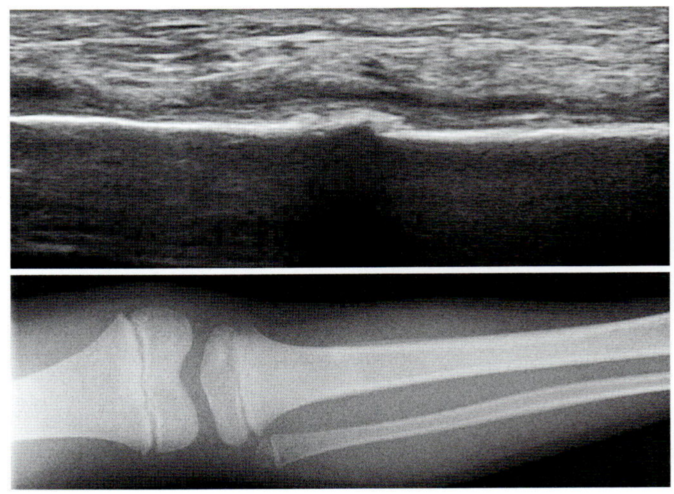

Abb. 12.2j

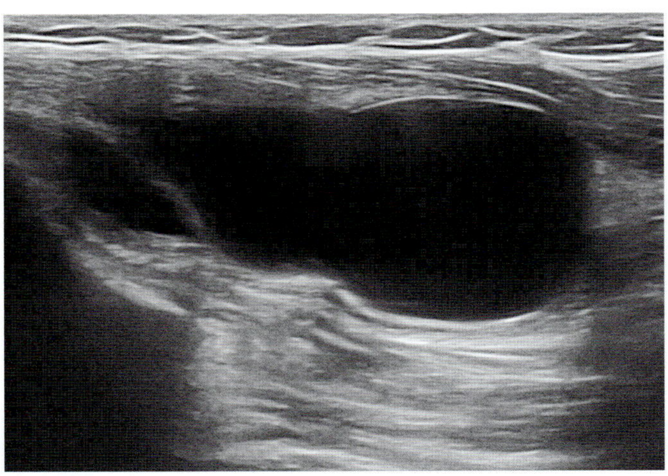

Abb. 12.2k

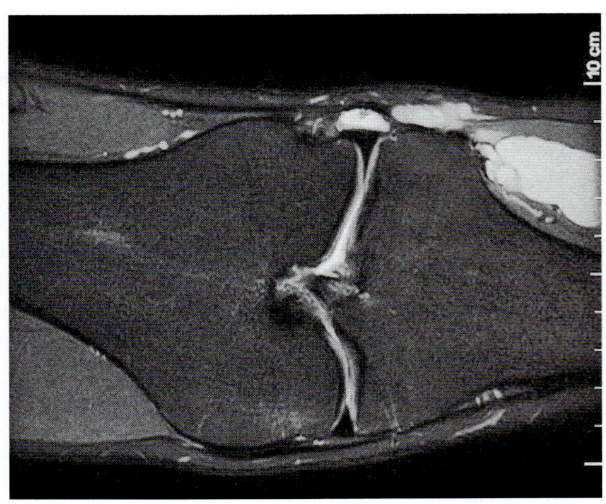

Abb. 12.2l

Abb. 12.2g 34-jähriger Läufer mit rezidivierenden Beinbeschwerden lateral. Klinisch findet sich Druckschmerz am Epicondylus lateralis. Sonografisch Hüftgelenk ohne Befund, kein Kniegelenkserguss, im lateralen koronaren LS umschriebene echoarme Flüssigkeitseinlagerung zwischen Epicondylus und distalem Tractus bei lokaler Bursitis. Es handelt sich um ein Tractus-Friktions-Syndrom (iliotibial band syndrome).

Abb. 12.2h 17-jähriger Fußballspieler, der 3 Wochen zuvor einen Tritt gegen sein Schienbein bekommen hatte mit Schmerzen und Schwellung prätibial. Sonografisch zeigt sich im LS über der Tibia eine inhomogene weitgehend echoarme Raumforderung mit positivem PD-Signal. Das CRP lag bei 15,2. Der prätibiale Abszess wurde unter Antibiotikatherapie konservativ ausgeheilt.

Abb. 12.2i 14-jähriger Basketballspieler mit leicht zunehmenden Schmerzen nach dem Basketballspielen in beiden Schienbeinen. Die Sonografie war beidseits unauffällig. In der MRT findet sich beidseits im mittleren bis unteren Drittel rechts mehr Signalerhöhungen intraossär, die einer belastungsbedingten Stressreaktion entsprechen.

Abb. 12.2j 7-jährige Geräteturnerin mit Beinschmerz nach Trainingslager, klinisch eher diffus, geringes Hinken, Einbeinspringen rechts nicht möglich. Sonografisch Hüft- und Kniegelenk unauffällig, im mittleren Tibiadrittel Verwellung der echogenen Kortikalis mit echoarmem Weichteilödem. Im Röntgenbild aktive Stressfraktur sichtbar, MRT zum Ausschluss maligner Veränderung ohne Befund.

Abb. 12.2k und Abb. 12.2l Der 35-jährige ambitionierte Hobbyläufer beklagte ohne Unfall Belastungsschmerzen im Bereich des vorderen Unterschenkels linksseitig. Sonografisch fand sich eine ausgeprägte echofreie Raumforderung im Bauch des M. tibialis anterior (Abb. 12.2k), die sich kernspintomografisch bestätigte (Abb. 12.2l). Das Beschwerdebild konnte durch zweimalige Punktion und Kompressionsunterschenkelstrumpfe ausgeheilt werden.

12.3 Differenzialdiagnose: Beinschmerz fortgeleitet

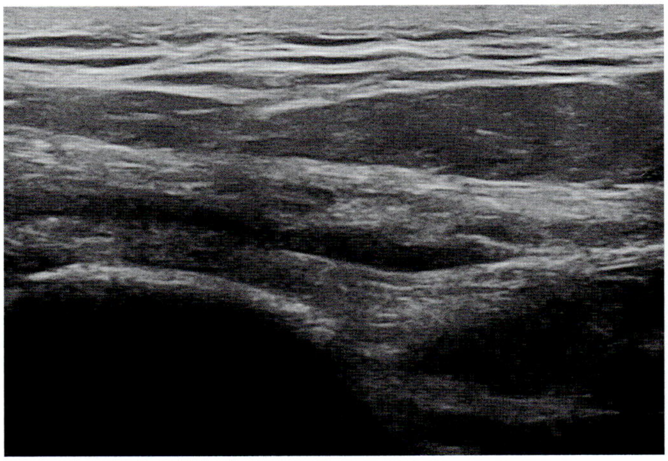

Abb. 12.3a

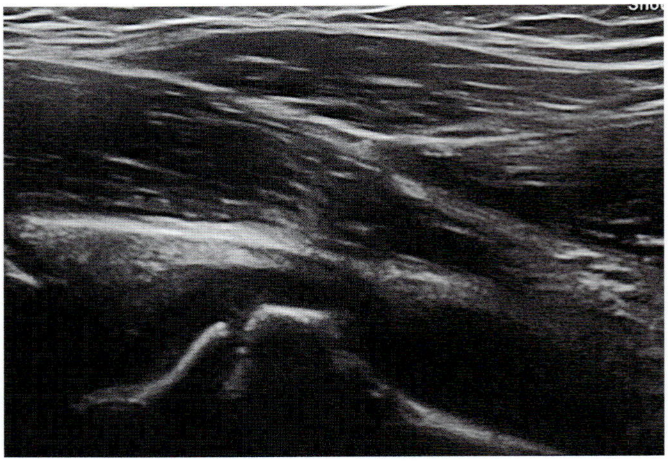

Abb. 12.3b

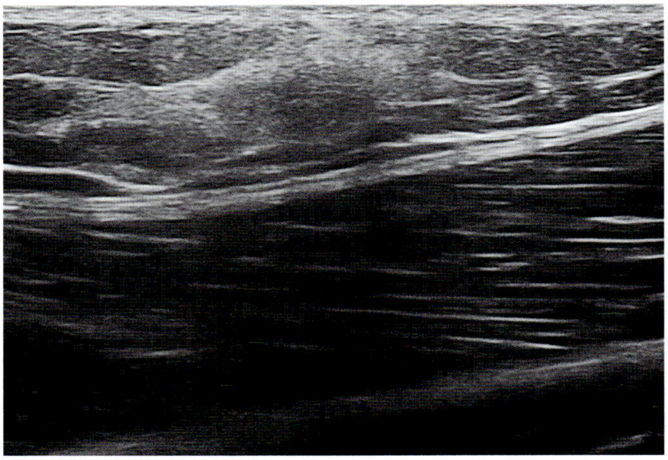

Abb. 12.3c

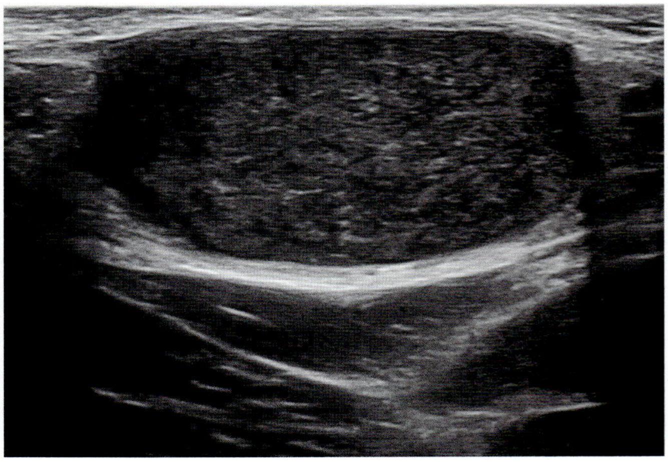

Abb. 12.3d

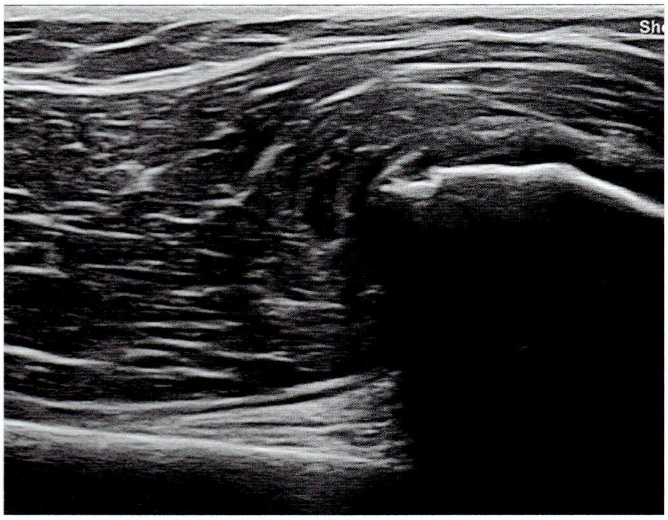

Abb. 12.3e

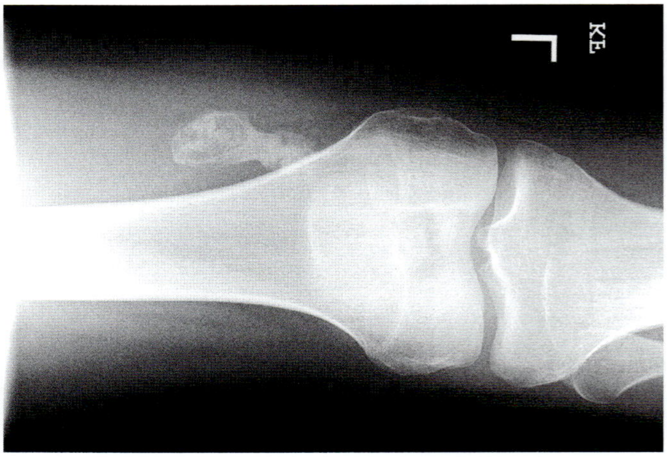

Abb. 12.3f

Abb. 12.3m und Abb. 12.3n 83-jährige Patientin mit rheumatoider Arthritis und sekundärer Gonarthrose klagt über Schmerzen im linken Kniegelenk ubiquitär mit zunehmender Beinschwellung. Sonografisch im posterioren TS (Abb. 12.3m) bereits organisierter echogener Thrombus in der V. poplitea, der sich nicht komprimieren lässt (rechter Bildteil). Bei derselben Patientin erfolgt nun eine komplette Beinvenenuntersuchung. Der Thrombus hat sich nach proximal ausgedehnt und reicht über das Leistenband in das Becken. Im anterioren TS (Abb. 12.3n) ist die V. femoralis communis nicht kompressibel (rechter Bildteil), der Thrombus ist noch echoarm. Medial der V. femoralis communis liegt die A. femoralis communis.

Abb. 12.3o und Abb. 12.3p Der 78-jährige Patient beklagt belastungsabhängige Unterschenkelschmerzen. Im poplitealen LS finden sich deutliche echogene Plaques (Abb. 12.3o). Der Fluss im Farbdoppler war erniedrigt. Das zugehörige seitliche Röntgenbild bestätigt die ausgeprägte Arteriosklerose (Abb. 12.3p). Der Patient wurde zum angiologischen Abklärung und Therapie überwiesen.

Abb. 12.3q und Abb. 12.3r Sportler mit belastungsabhängigen Beschwerden am linken Unterschenkel. Der posteriore LS wird über der A. poplitea in Neutralstellung und in aktiver Spitzfußstellung durchgeführt (Abb. 12.3q). Die linke Abbildung zeigt in Neutralstellung die freie A. poplitea. Rechts wird das Gefäß durch die aktive Anspannung des Sehnenspiegels annähernd komplett komprimiert. Das zugehörige Arteriogramm zeigt die aktiv herbeigeführte Verlegung der A. poplitea, ein Entrapment-Syndrom (Abb. 12.3r). Der Operationssitus zeigt über der Branche der OP-Schere den komprimierenden Sehnenanteil des M. gastrocnemius medialis. Neben dessen Resektion besteht die Operation auch aus einer Entfernung des durch den rezidivierenden äu0ßeren Druck pathologisch veränderten Abschnitts der A. poplitea.

Fazit

- Sonografisch erfassbare Veränderungen bei Beinschmerzen:
- Orthopädisch-unfallchirurgisch häufige DD: Muskelverletzungen, Bursitiden, oberflächliche Weichteil- (Hämatome, Lipome, Abszesse) und Knochenveränderungen, Raumforderungen wie Poplitealzysten, Ganglien, Tumore
- Internistisch häufige DD: Venenthrombose, Aneurysmen, Entrapment A. poplitea
- Ohne sonografisches Korrelat: Shin Splints, Knochenmarködem, Nervenkompression DD radikulär/spinal, kardiale, abdominale Ursachen
- Unbedingt Seitenvergleich, 2. Ebene, dynamische Untersuchungstechniken, Power-Doppler-Signal

KAPITEL

13 Sprunggelenk

13.1 Abklärung bei Verletzungen der fibularen Kette und AWMF-Leitlinie

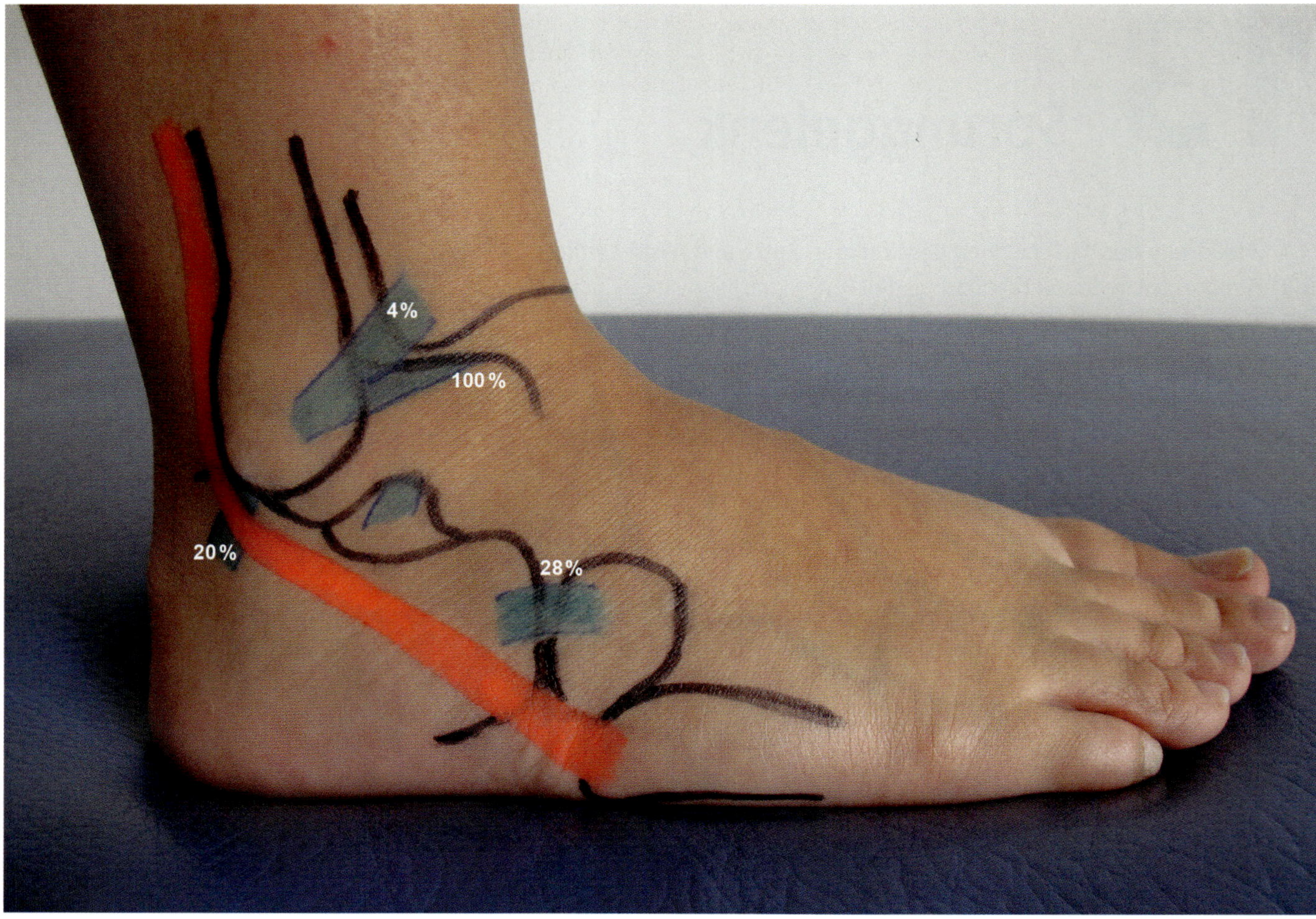

Abb. 13.1a

Tab. 13.1a

Grad I	Zerrung (Mikroskopische Ruptur)	keine Einschränkungen	keine TK, kein TV	≤ 0,5 cm
Grad II	Partialruptur	Bewegungseinschränkung 5–10°	keine TK, TV+ (FTA betroffen)	0,5–2 cm
Grad III	Komplettruptur	Bewegungseinschränkung	TK+, TV+ (FTA und FC betroffen)	> 2 cm

Tab. 13.1b

Laterale Aufklappbarkeit, vordere Schublade klinisch (TK und TV)	Taluskippung (TK) radiologisch (°)	Talusvorschub (TV) radiologisch (mm)	Talusvorschub (TV) sonografisch (mm)
1+	5–9	5–7	3–4
2+	10–15	8–10	5–6
3+	16–30	> 10	> 6

Abb. 13.1a Supinationinversionstraumen am oberen Sprunggelenk führen zunächst zu einer Verletzung des Lig. fibulotalare anterius in Form einer Bänderdehnung, über Teilrupturen des häufig doppelsträngig oder anders variabel verlaufenden Bandes bis hin zu kompletten Rupturen. Diese finden sich beim Adulten in aller Regel distal am talaren Ansatz und nur selten als proximaler knöcherner Ausriss, der bei Kindern überwiegt.

Im eigenen Patientenkollektiv eines Jahres fanden sich bei den gesamten 126 Patienten mit Distorsionstraumen des oberen Sprunggelenks auf dem Boden der durchgeführten klinisch-sonografischen und bei Erfülllung der Ottawa-Ankle-Guidlines auch radiologischen Abklärung 25 ligamentäre Verletzungen des LFTA (19,8 %), 8 knöcherne Bandausrisse (6,3 %), 7 CC-Verletzungen (5,6 %), 5 LFC-Läsionen jeweils in Kombination mit LFTA-Verletzungen (3,9 %) und eine Syndesmosenverletzung (0,6 %). Im gleichen Zeitraum wurden 5 Knöchelfrakturen und 11 akuttraumatische Metatarsalefrakturen gezählt. In Bezug auf die ligamentäre LFTA-Ruptur (=100%) bedeutet das 32 % knöcherne LFTA-Ausrisse, 28 % CC-Bandrisse, 20 % LFC-Bandrisse und 4 % Syndesmosenrisse (Abb. 13.1).

Eine sehr seltene Mitverletzung des Lig. fibulotalare posterius weist auf eine fibulare Luxationsverletzung des OSG hin. der Außenknöchel und die Basis des Os metatarsale 5. All diese Prädilektionsstellen gilt es jedoch, an der sog. fibularen Kette (Hien) abzuklären.

Tab. 13.1a 2017 wurde eine neue S1-Leitlinie zur frischen Außenbandruptur am oberen Sprunggelenk durch die DGU erstellt. Leitlinien sollen zur Information dienen und zur Qualitätssicherung beitragen. Allerdings darf die ärztliche Behandlungsfreiheit dadurch nicht unzulässig eingeschränkt werden, sodass es sich nur um Empfehlungen für bestimmte Behandlungssituationen handeln kann. Die Autoren der Leitlinie gehen davon aus, dass rein klinisch bereits über Zerrung, Partialruptur und Komplettruptur der fibularen Bänder ausreichend entschieden werden kann. In praxi stehen dem jedoch Schwellung und Schmerzen entgegen. Insbesondere lässt die klinische Untersuchung keine ausreichende Quantifizierung einer Instabilität erkennen. Aus diesem Grund wurde die dynamische Sonografie als signifikante Untersuchungsmethode in die Leitlinie eingeschlossen, gleichauf mit der in praxi aus vielerlei Gründen im Akutfall nicht mehr angewandten gehaltenen Röntgenaufnahme. Zur sonografischen Stabilitätsdiagnostik gibt es überzeugende Literatur, allerdings keine allgemein abgestimmte Untersuchungstechnik. Somit steht die Darstellung eines Vorschubs (LFTA) bzw. einer lateralen Aufklappbarkeit (LFC) im Vergleich zu Messwerten im Vordergrund.

Tab. 13.1b Aus diesem Grund wurde die dynamische Sonografie als signifikante Untersuchungsmethode in die Leitlinie eingeschlossen, gleichauf mit der aus vielerlei Gründen im Akutfall nicht mehr angewandten gehaltenen Röntgenaufnahme. Zur sonografischen Stabilitätsdiagnostik gibt es überzeugende Literatur, allerdings keine allgemein abgestimmte Untersuchungstechnik. Somit steht die Darstellung eines Vorschubs (LFTA) bzw. einer lateralen Aufklappbarkeit (LFC) im Vergleich zu Messwerten im Vordergrund.

13.2 Sonografische Stabilitätsdiagnostik LFTA

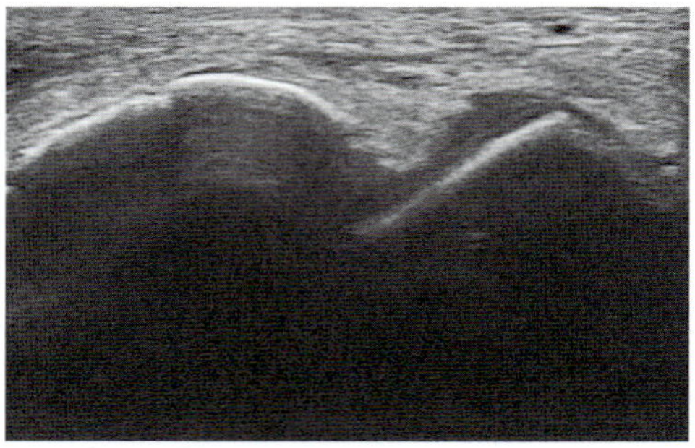

Abb. 13.2a

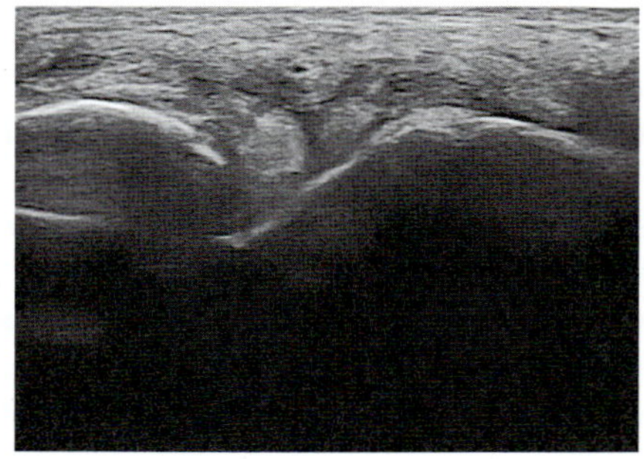

Abb. 13.2b

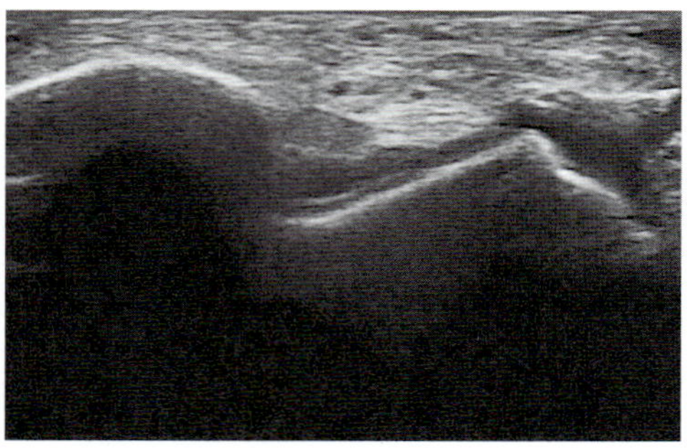

Abb. 13.2c

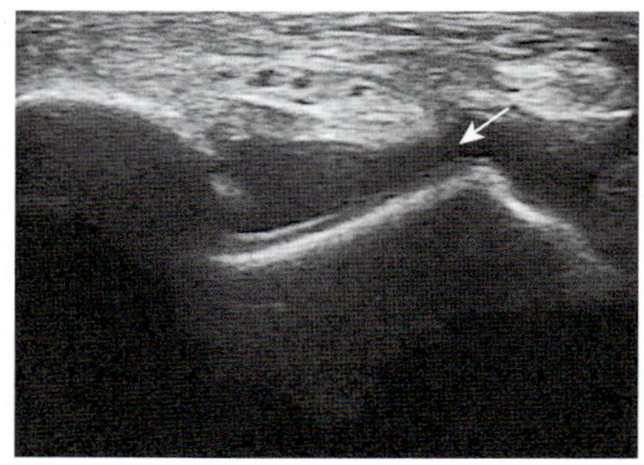

Abb. 13.2d

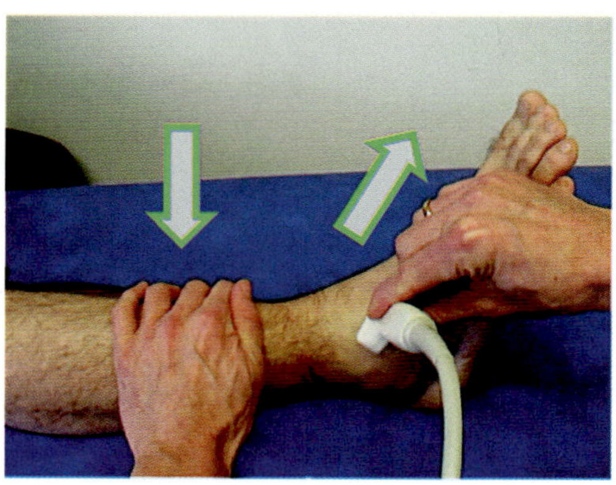

Abb. 13.2e

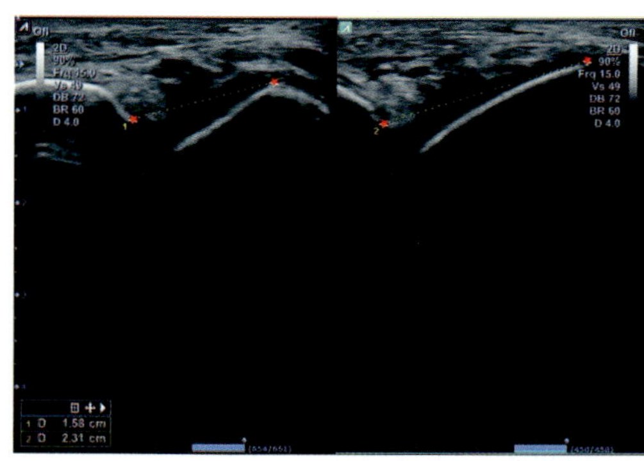

Abb. 13.2f

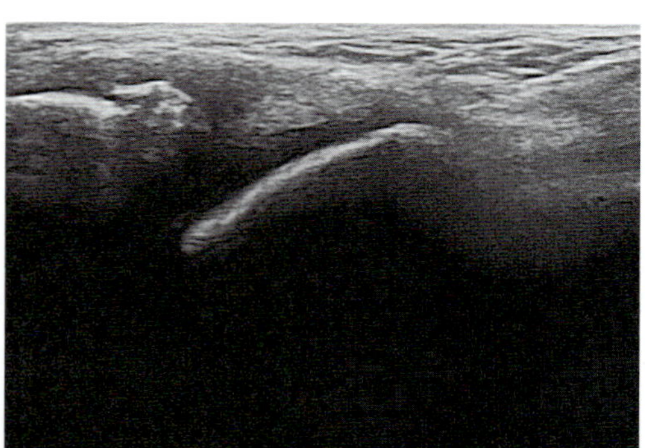

Abb. 13.2g

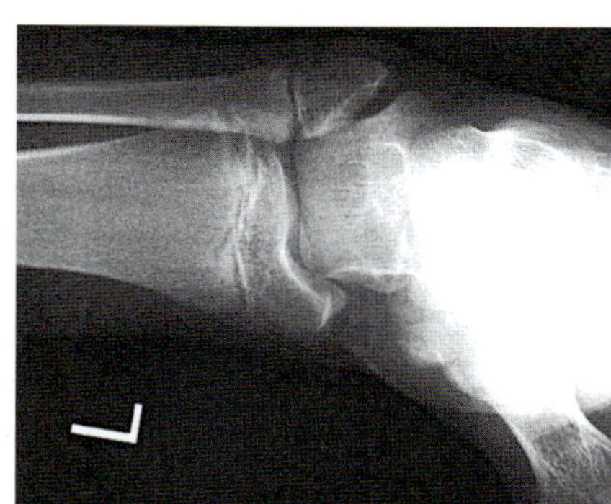

Abb. 13.2h

Abb. 13.2a LS über dem distal ausgerissenen LFTA lässt über der lateralen Taluswange eine schmale Schicht annähernd echofreien Hämatoms erkennen. Das LFTA ist mit einem kräftigen Stumpf distal ausgerissen. Der echogene Rissrand wird vom umgebenden Hämatom gut demarkiert. Nachfolgend sonografischer Dekompressionstest und Stabilitätstestung.

Abb. 13.2b LS über dem distal mittig gerissenen LFTA zeigt ein V-förmiges Rissbild. Darunter findet sich ein Hämatom infolge des Traumas. Nachfolgend sonografischer Dekompressionstest und Stabilitätstestung.

Abb. 13.2c und Abb. 13.2d zeigt auf der linken Abbildungshälfte einen scheinbar normalen Befund mit gut echogen erkennbarem LFTA. Entlastet der Untersucher den Schallkopf ein wenig, so tritt vorher aus dem Bild exprimiertes Hämatom wieder unter das gerissene Band zurück und hebt dieses an. Damit wird demonstriert, dass das Band distal tatsächlich aus dem Talus ausgerissen ist (Pfeil), sodass das Hämatom um die Taluskante herum nach distal fließen kann (positiver Dekompressionstest). Nachfolgend sollte eine sonografische Stabilitätstestung erfolgen.

Abb. 13.2e In der gleichen Untersuchungsposition, die für die Nativdarstellung des LF TA verwendet wird, kann auch die Stabilitätstestung dieses Bandes erfolgen. Voraussetzung ist, dass die Ferse ausreichend fest unterlagert ist. Dann kann durch Tibiarückschub mit der freien Hand des Untersuchers ein Talusvorschub erzeugt werden (Pfeile).

Abb. 13.2f Auf der linken Seite der Abbildung sieht man die Distanzmessung in der nativen Darstellung für das LFTA. Auf der rechten Seite zeigt sich die oben beschriebene Stresstestung. Hierbei verlängert sich die Messstrecke um 8 mm. Die Messung wird immer im Seitvergleich durchgeführt, um habituelle Bindegewebslaxität berücksichtigen zu können. Hier beträgt der Vorschub 8 mm. Über 2 mm im Seitvergleich sind als pathologisch zu beurteilen.

Abb. 13.2e LS über dem verletzten LFTA zeigt einen proximalen knöchernen Ausriss, wie er bei Kindern typisch ist. Das kleine echogene knöcherne Fragment wirft einen Schallschatten. Die echogene Struktur des LFTA ist ansonsten bis zur Insertion am Talus durchgängig normal. Nachfolgend ist eine sonografische Stabilitätstestung erforderlich. Diese Form der Bandruptur ist in der Regel stabil. Röntgendiagnostik ist nicht zusätzlich erforderlich.

Abb. 13.2f Im Röntgenbild zu Abb. 13.2g ist der knöcherne Bandausriss ganz fibulanah kaum zu sehen.

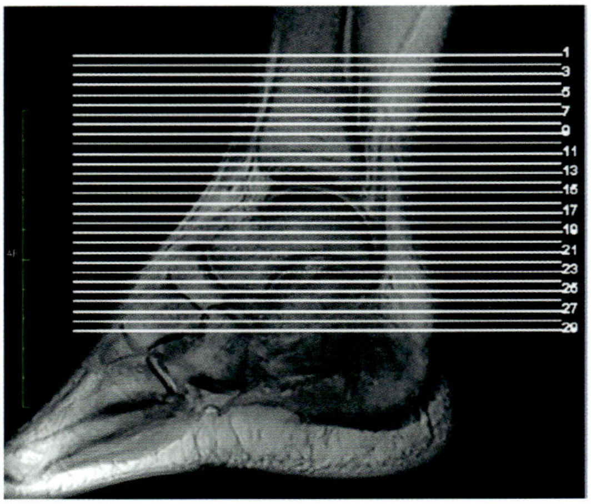

Abb. 13.2i

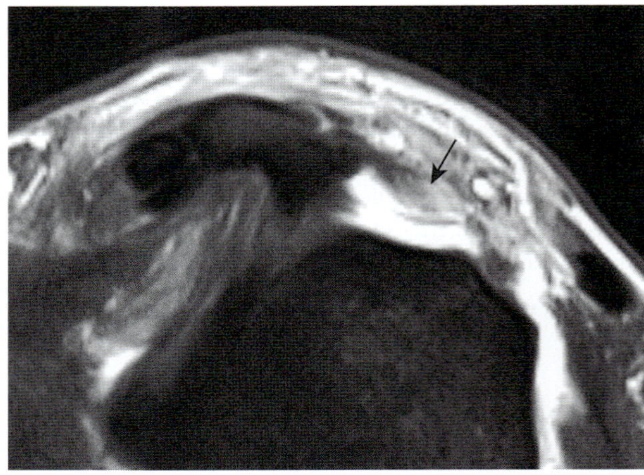

Abb. 13.2j

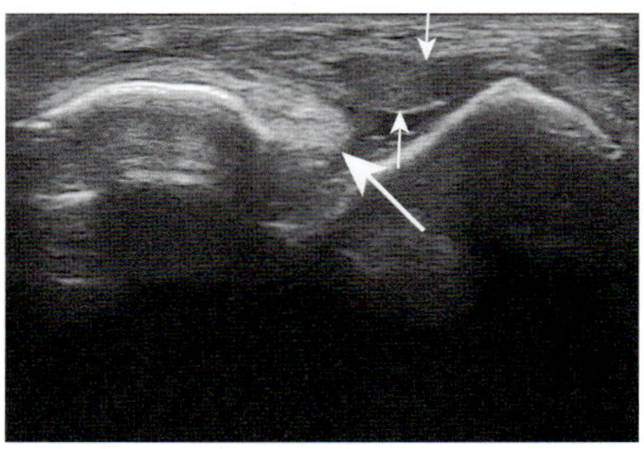

Abb. 13.2k

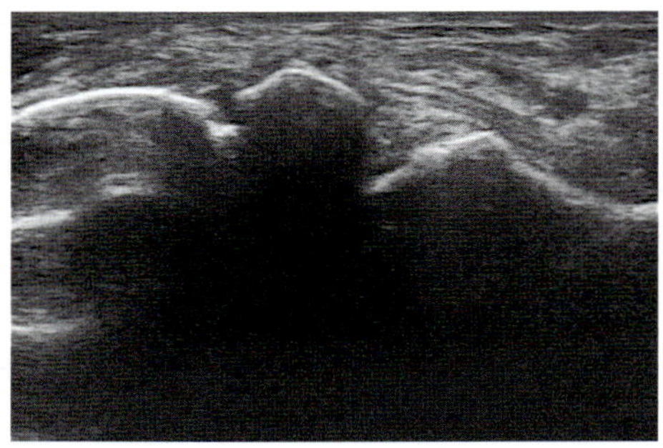

Abb. 13.2l

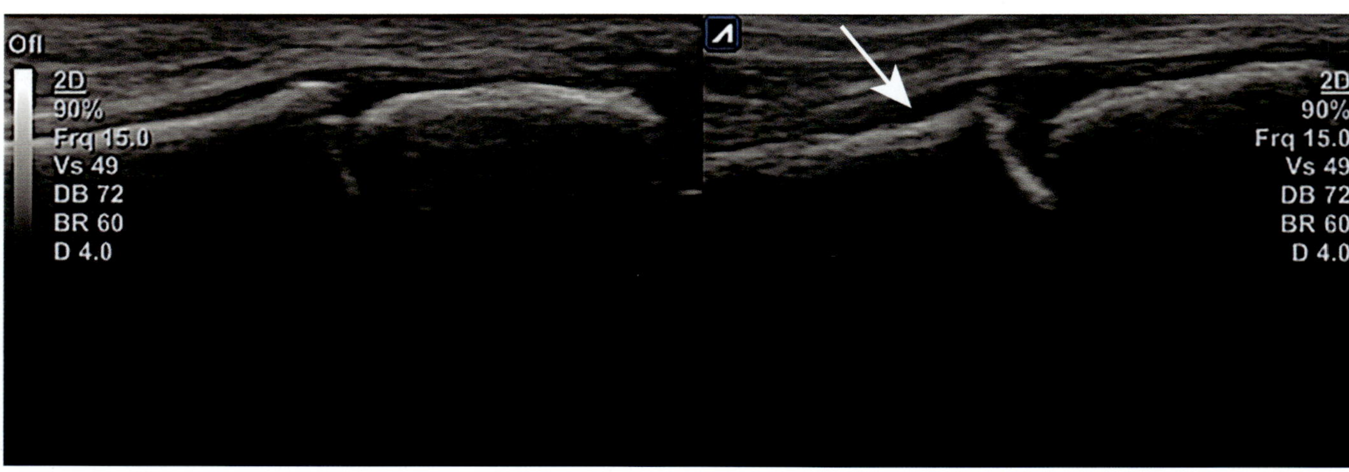

Abb. 13.2m

Fragestellung an die Bildgebung

- Hämarthros
- Ausriss, Defekt oder Fehlen der Bandstrukturen
- Lokalisation der Bandverletzung, knöcherner Ausriss?
- Kontrolle der strukturellen Heilung im Behandlungsverlauf

Abb. 13.2i Wird mit einer Fragestellung in Bezug auf das Lig. fibulotalare anterius ein MRT angefordert, so ist dieses unbedingt in einer für dieses Band typischen Angulation, also parallel zur Fußsohle durchzuführen. Allerdings verläuft das LFTA in bis zu 40 % der Fälle als Variante, sodass grundsätzlich mit der Möglichkeit gerechnet werden muss, das Band nicht in einer einzigen Schicht abbilden zu können.

Abb. 13.2j Pdw fatsat transversal: Es zeigt sich ein Ausriss des talaren Ansatzes des LFTA (Pfeil) mit begleitendem OSG-Hämarthros. Das MRT-Bild wurde analog der Darstellung in der Sonografie gedreht, um zu zeigen, dass es keinen zusätzlichen Erkenntnisgewinn zur korrekt durchgeführten Sonografie bietet.

Abb. 13.2k Sechs Wochen nach Verletzung des LFTA zeigt sich im anterioren Bereich eine bereits ausgeprägte echogene Narbenbildung (Pfeile). Das ursprüngliche, distal ausgerissene Band hängt weiterhin zum Gelenk hindurch (dicker Pfeil). Es verheilt nicht primär. Sechs Wochen nach der Verletzung ist in gleicher Sitzung eine Stabilitätstestung durchzuführen. Diese ist in der Regel bereits nicht mehr pathologisch auffällig.

Abb. 13.2l Eine Spätfolge von Verletzungen des LFTA ist eine oftmals ausgeprägte Verkalkung, die die sonografische Diagnostik erschwert. Als Differenzialdiagnose kann ein, allerdings in der Regel tiefer zur Darstellung kommendes Os subfibulare vermutet werden.

Abb. 13.2m Eine, wenngleich seltene, Differenzialdiagnose bei Kindern zwischen 5 und 8 Jahren ist die Lösung der fibularen Epiphysenfuge im Sinne einer Salter-Harris-I-Fraktur. Hier zeigt sich in der Nativ-Darstellung im Seitvergleich eine Erweiterung der Fuge auf der rechten Bildhälfte. Die zusätzliche Stabilitätstestung führt in der Regel nicht zu pathologischer Aufweitung. Zu beachten ist auch das echoarm abgehobene Periost in diesem Bereich als Hinweis auf die Traumatisierung (Pfeil).

Fazit

- Sonografie zur Diagnostik von Hämarthros, strukturellen Defekten des LFTA, Kontrolle des Heilverlaufs
- MRT bei Verdacht auf Riss des LFC und Verlauf bei untypischen Beschwerden, Belastungsschmerzhaftigkeit mit der Frage knöcherner oder osteochondraler Zusatzläsionen

13.3 Sonografische Stabilitätsdiagnostik LFC, CC-Gelenk

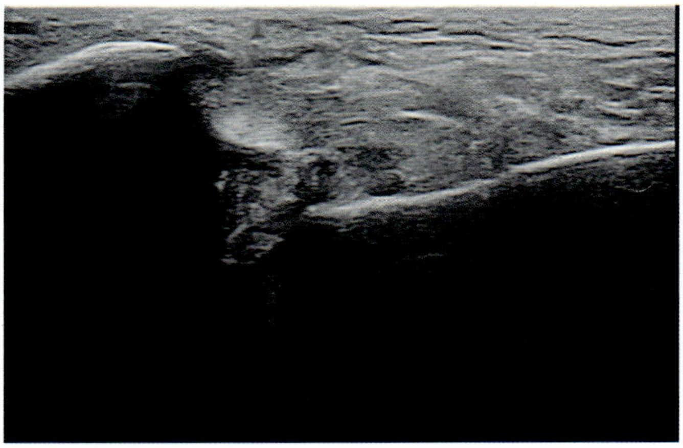

Abb. 13.3a

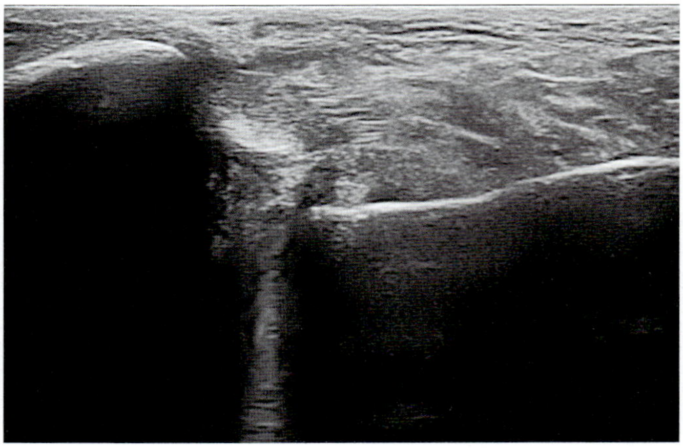

Abb. 13.3b

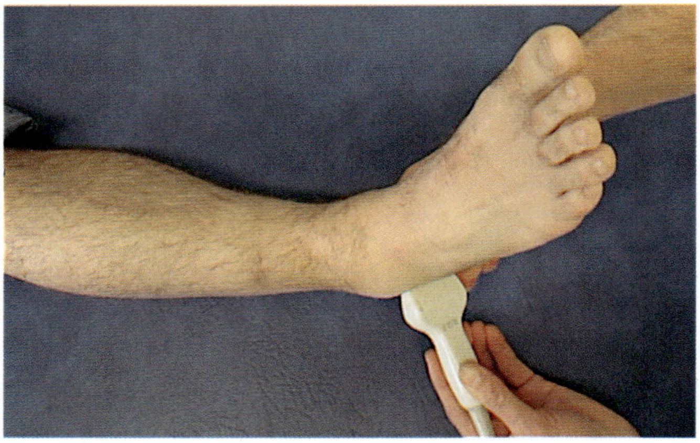

Abb. 13.3c

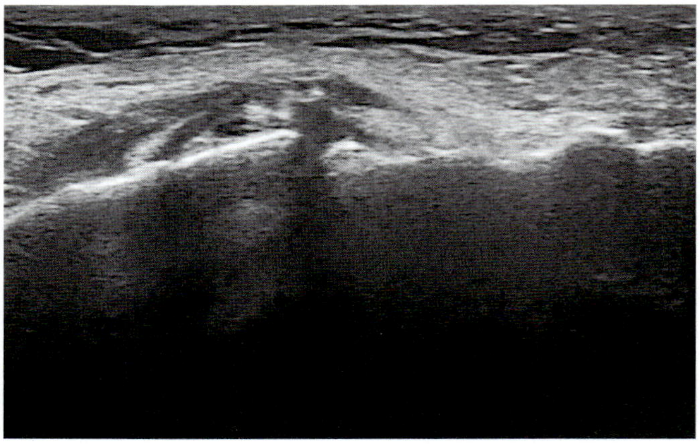

Abb. 13.3d

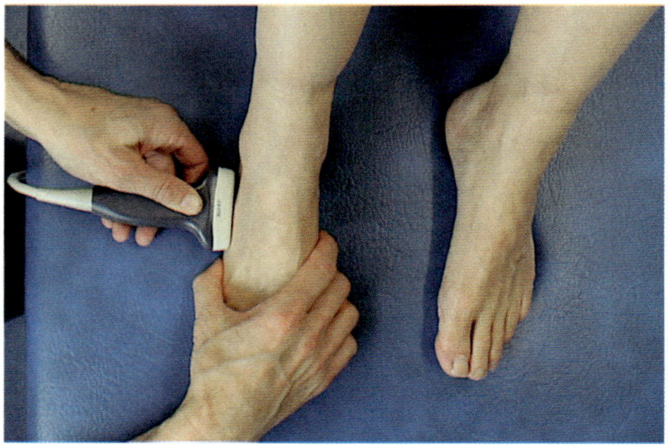

Abb. 13.3e

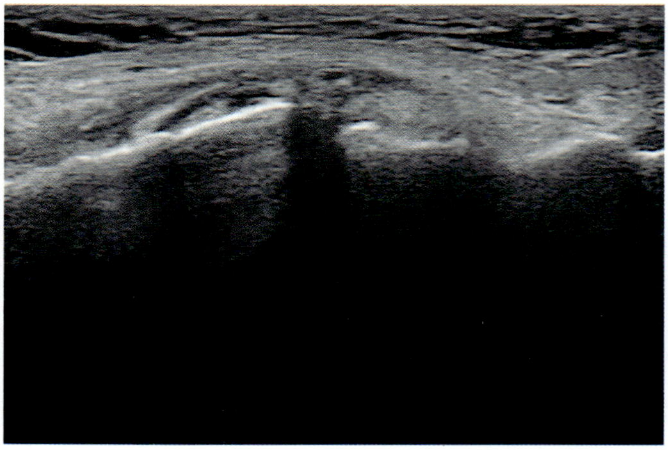

Abb. 13.3f

Fragestellung an die Bildgebung

- Abklärung der fibularen Kette nach Hien zusätzlich zu LFTA-, LFC- und Syndesmosen-Verletzungen (Kap. 13.1, Kap. 13.2)
- Periostale Verletzungen Außenknöchel und Metatarsale (MT) V
- Banddefekte, Instabilität, knöcherne Mitverletzungen, Ausriss Fibularis-brevis, DD Apophysenkern MT V

Abb. 13.3a und Abb. 13.3b Nur in etwa 5 % ist zusätzlich zum LFTA auch das Lig. fibulocalcaneare (LFC) mitverletzt. Klinisch findet sich lokaler Druckschmerz, gegebenenfalls ein nicht tastbares Band und gelegentlich eine bereits klinisch feststellbare Aufklappbarkeit. Die Sonografie zeigt im lateralen LS über dem Band im Falle einer Instabilität im Vergleich zur Nativdarstellung auf der linken Abbildungsseite ein Aufklappen des Subtalargelenks wie auf der rechten Abbildungsseite. Aufgrund seines Verlaufs sind Verletzungen am LFC nativ oftmals schwer darzustellen.

Abb. 13.3c zeigt wie die Messung für das LFC durchgeführt wird. Mit der freien Hand wird die Ferse umfasst und unter Sicht auf dem Monitor in eine Varusposition gebracht.

Abb. 13.3d Das am zweithäufigsten im Rahmen eines Supination-Inversions-Traumas verletzte Band ist das Lig. calcaneocuboideum (CC-Band). Nicht selten findet sich ein ausgeprägtes Hämarthros sowie auch eine knöcherne Avulsionsverletzung. Im Vorfußabduktionstest kann unter Sicht auf den Monitor die Instabilität dieses zum Chopart-Gelenk zählenden Abschnitts überprüft werden.

Abb. 13.3e zeigt, wie der Test auf Instabilität im CC Gelenk durchgeführt wird.

Abb. 13.3f zeigt im Vergleich zur Nativabbildung (Abb. 13.3d), dass das CC-Gelenk unter Abduktionsstress minimal aufgeklappt ist.

Fazit

Sonografie ergänzend zum Röntgen ausreichend

13.4 Syndesmosenläsion

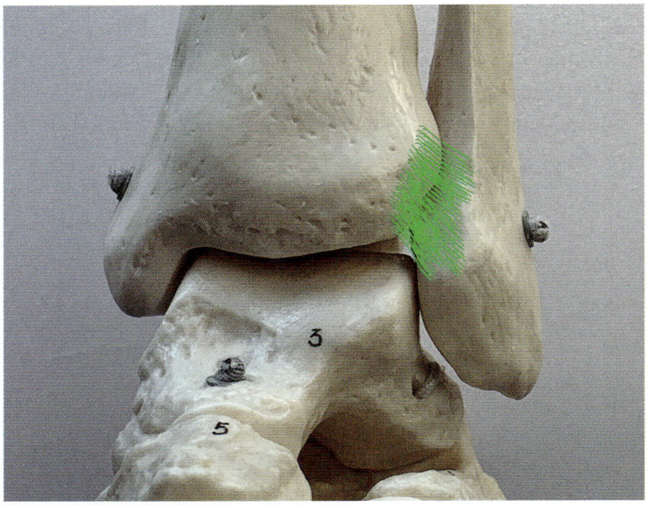

Abb. 13.4a

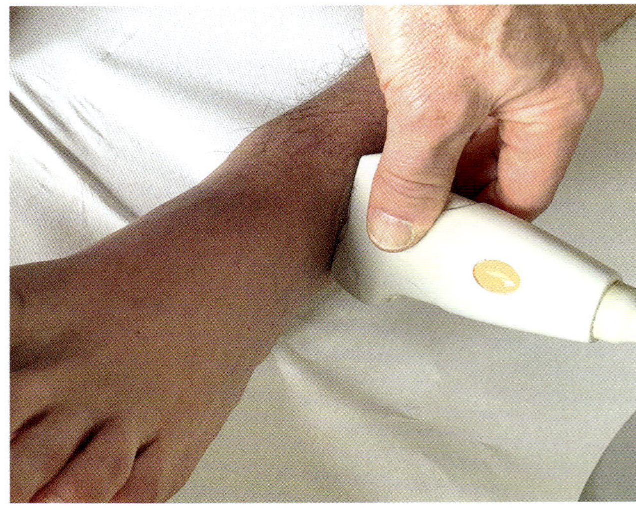

Abb. 13.4b

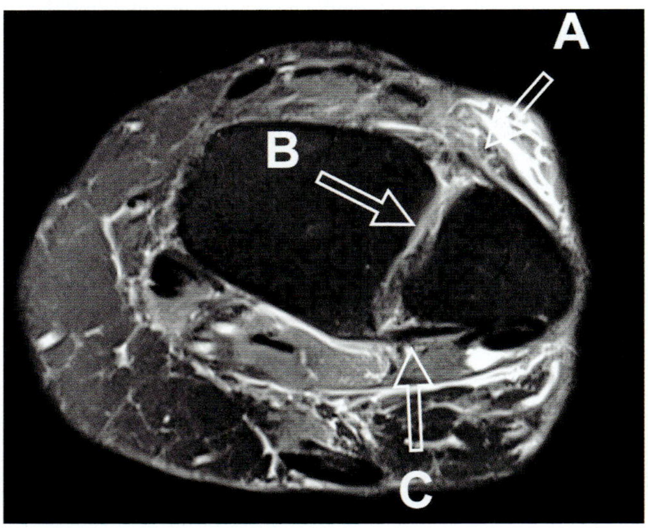

Abb. 13.4c

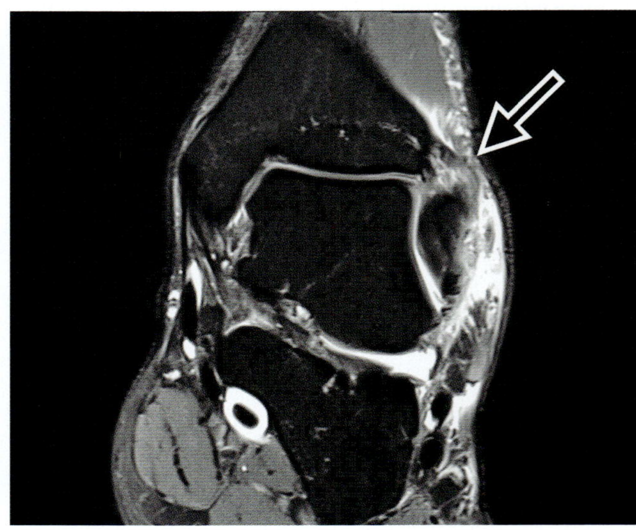

Abb. 13.4d

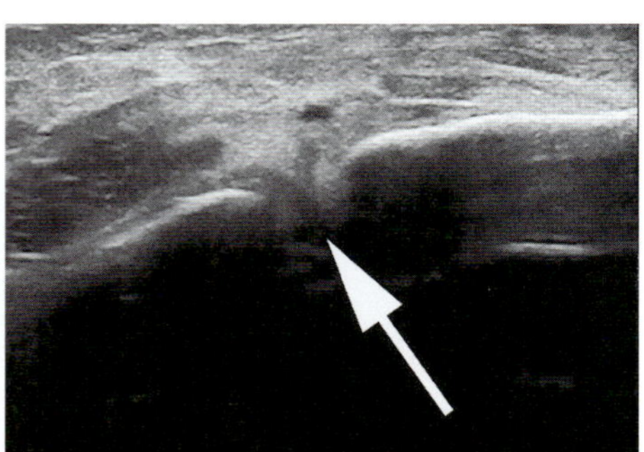

Abb. 13.4e

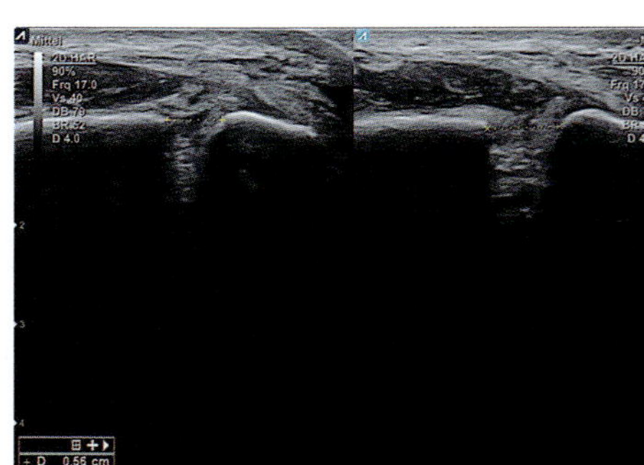

Abb. 13.4f

Fragestellung an die Bildgebung

- Unterbrechung des anterioren Syndesmosenbandes, Vorwölbung des Bandkomplexes?
- Echoarme Zonen als Hinweis auf ein Hämatom?
- Vermehrter Abstand zwischen Tibia und Fibula, insbesondere bei forcierter Dorsiflexion?
- Vermehrte anteroposteriore Translation der Fibula gegenüber der Tibia in der dynamischen Untersuchung?

Abb. 13.4a Die Fasern des anterioren Syndesmosebandes verlaufen schräg von der lateralen Tibia nach distal zur anterioren Fibula (grün). Der Schallkopf wird im Verlauf des Bands positioniert.

Abb. 13.4b Zur sonografischen Darstellung wird der Schallkopf im Verlauf des anterioren Syndesmosenbands positioniert. Die Kippung des Schallkopfs orientiert sich am Verlauf des Bands.

Abb. 13.4c MRT-Aufnahme (PDw fatsat schräg axial), die dem Ausschnitt im Sonogramm entspricht (Syndesmosenkippung). Zentrale Ruptur (Pfeil A) des Lig. tibiofibulare anterius mit angrenzender Einblutung entlang der Membrana interossea (Pfeil B). Mit abgebildet sind auch Anteile des hinteren Syndesmosebands (Pfeil C), das sonografisch nicht darstellbar ist.

Abb. 13.4d Patient mit frischem Eversionstrauma. Das MRT (PDw fatsat koronar) zeigt die unterbrochenen Faszikel des Lig. tibiofibulare anterius. Die trapezförmige Anordnung von 3 Faserzügeln zeigt fibulaseitig eine signalintensive Ruptur (Pfeil).

Abb. 13.4e Sonografie eines rupturierten anterioren Syndesmosebands. Die Faszikel sind unterbrochen, der Bandkomplex zeigt eine Vorwölbung mit teils echoarmen, teils echoreichen Signalveränderungen (Pfeil). Manchmal können bei frischen Rupturen auch echoarme Zonen (Hämatom) nachgewiesen werden. Häufig verteilt sich das Hämatom aber rasch in den umliegenden Weichteilen, sodass ein fehlendes Hämatom wenig aussagekräftig ist. Lässt sich durch Druck von posterior gegen die Fibula eine vermehrte anteriore Translation der Fibula gegen die Tibia nachweisen, kann dies als Hinweis auf eine mechanisch relevante Instabilität gewertet werden. Hier ist vor allem der Seitenvergleich relevant, da das Gelenkspiel des distalen Tibiofibulargelenks erhebliche interindividuelle Unterschiede aufweist. Ein vermehrter tibiofibularer Abstand ist im Seitenvergleich immer als pathologisch zu werten.

Abb. 13.4f Sonografie bei Syndesmosenruptur: Links im Bild zeigt sich jeweils die knöcherne Oberfläche der Tibia, rechts des Außenknöchels, jeweils in exakt querer Darstellung. Das linke Bild zeigt die Weite des Syndesmosenspalts in Plantarflexion, das rechte in maximaler passiver Dorsiflexion durch den Untersucher. Die Knöchelgabel weitet sich um 2 mm. Die Gegenseite weitet sich nicht. Somit besteht eine pathologische Instabilität auf der verletzten Seite.

Fazit

- Röntgen bei Verdacht auf knöcherne Schädigung
- Röntgen unter Stress bzw. axialer Belastung, gegebenenfalls Bildwandlerkontrolle zur Überprüfung der tibiofibularen Stabilität
- Sonografie zur Nativdarstellung des LTFA und zu dynamischen Untersuchungen im Seitenvergleich auf tibiofibulare Instabilität

13.5 Sonografisch determinierte Versorgung von Achillessehnenrupturen

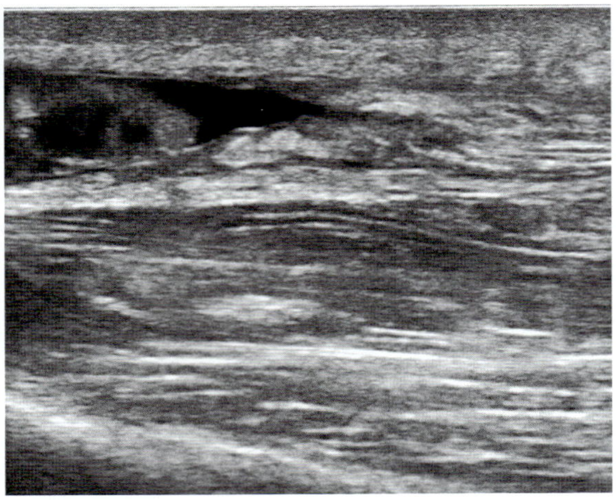

Abb. 13.5a

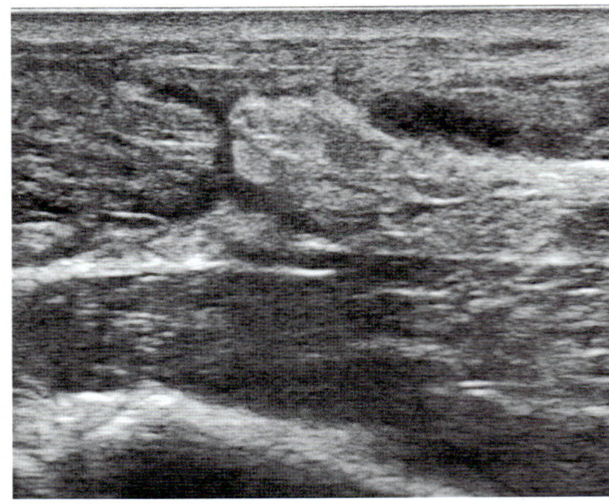

Abb. 13.5b

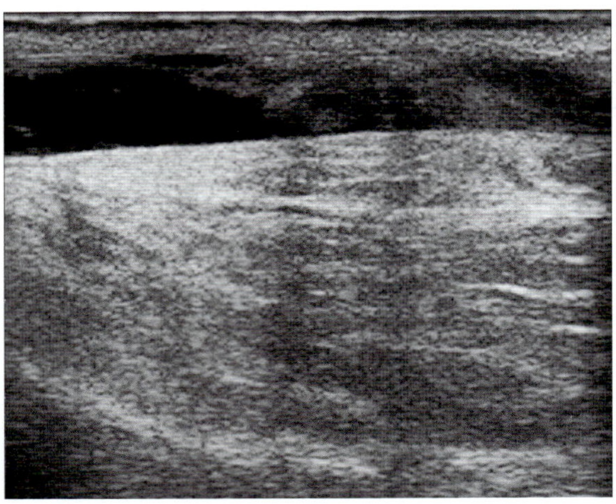

Abb. 13.5c

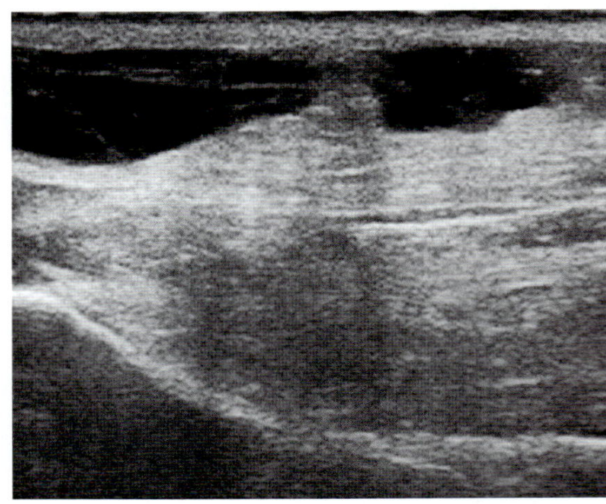

Abb. 13.5d

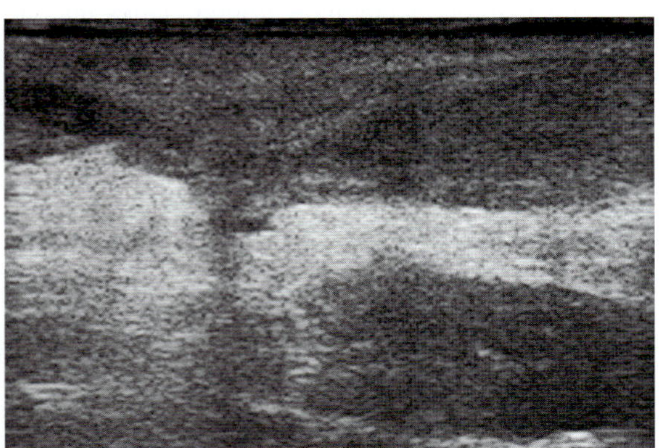

Abb. 13.5e

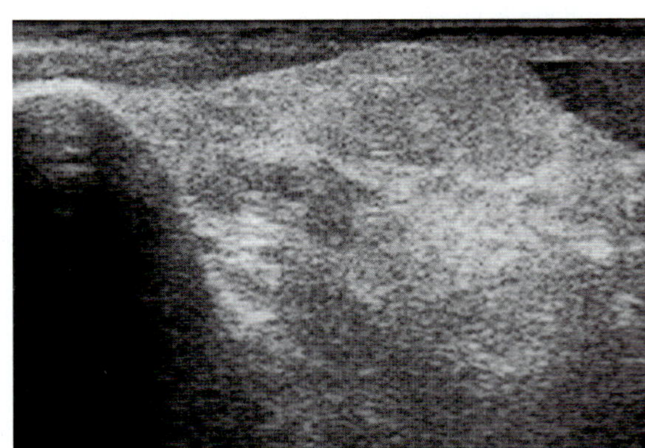

Abb. 13.5f

Fragestellung an die Bildgebung

- Lokalisation der Ruptur, Defektzone, Kalibersprung, interponierte Blutkoagel
- Kontakt der Sehnenstümpfe in Neutralstellung und Plantarflexion, Normalisierung der Fasertextur im Heilverlauf

Abb. 13.5a Frische Ruptur der Achillessehne. In der Tiefe ist der M. flexor hallucis longus erkennbar. Links im Bild zeigt sich der distale Sehnenstumpf. Der Sehnenstumpf „schwimmt" im Hämatom.

Abb. 13.5b Die maximale Plantarflexion im OSG führt zu einer guten Adaptation der Stümpfe. Der gute Kontakt der Stümpfe der Sehne ist Voraussetzung für eine erfolgreiche konservative Therapie in Spitzfußstellung über ca. 8 Wochen.

Abb. 13.5c Vier Wochen nach operativer Versorgung einer Achillessehnenruptur. Die ehemalige Rupturzone zeigt noch Texturinhomogenitäten, es ist aber kein Kalibersprung mehr erkennbar. Auch zeigen sich keine echoarmen Zonen als Hinweis für ein Hämatom. Teilweise sind die im Sehnenverlauf liegenden Fäden sichtbar (hier links oben, der Sehne aufliegend bei perkutaner Versorgung).

Abb. 13.5d Eine weitere Woche später stellt sich der Patient von Abb. 13.5c erneut vor. Er war im Bad ohne Schutz ausgerutscht und hatte sich mit seinem gesamten Körpergewicht auf das operierte Bein gestützt. Die Ultraschalluntersuchung zeigt einen neu aufgetretenen Kalibersprung als Hinweis auf eine Reruptur.

Abb. 13.5e Frische Ruptur der Achillessehne. Sonografie in maximaler Plantarflexion des Sprunggelenks. Die Sehnenstümpfe schieben sich aufeinander. Auch wenn die Sehne im Bereich der Ruptur „unruhig" aussieht, ist ein flächiger Kontakt der Sehnenstümpfe Voraussetzung für eine erfolgreiche konservative Therapie.

Abb. 13.5f Frische Ruptur der Achillessehne. In maximaler Plantarflexion ist keine Annäherung der Sehnenstümpfe erkennbar. Der proximale Sehnenstumpf ist rechts im Bild, links ist der Oberrand des Tuber calcanei abgebildet. Neben der fehlenden Annäherung der Sehnenstümpfe spricht die ansatznahe Ruptur gegen eine konservative Behandlung.

Fazit

- Die Sonografie erlaubt, das Annähern der Sehnenstümpfe in Plantarflexion des Sprunggelenks zu objektivieren. Dies ist ein zentrales Kriterium für eine erfolgreiche konservative Therapie.
- Die Heilung der Sehne (Normalisierung der Textur, rückläufiges Hämatom, Gleiten der Sehne, fehlender Kalibersprung) kann sowohl bei konservativer als auch nach operativer Therapie kontrolliert werden.

13.6 Achillessehnentendinopathien

Midportion-Tendinopathien

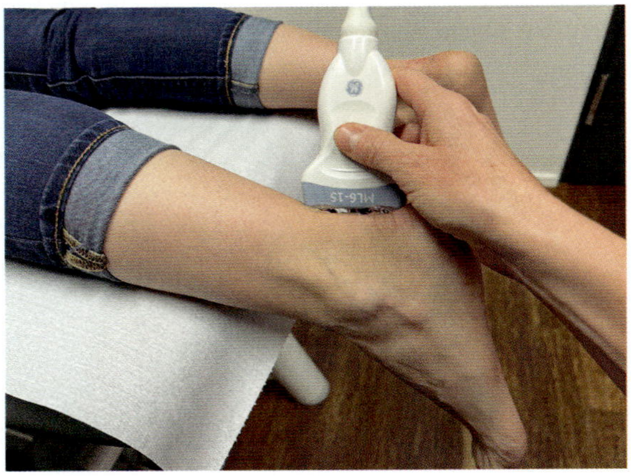

Abb. 13.6a

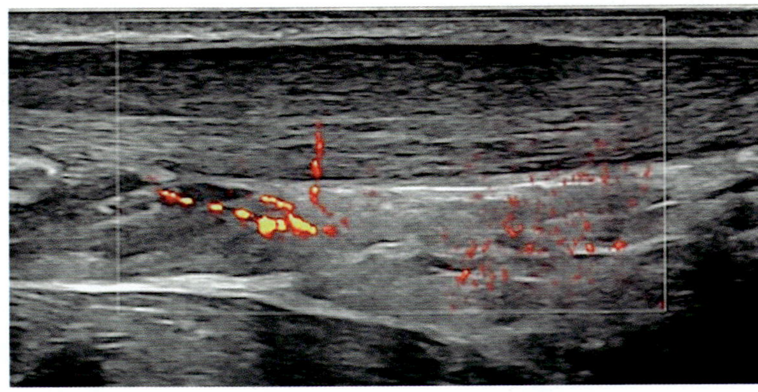

Abb. 13.6b

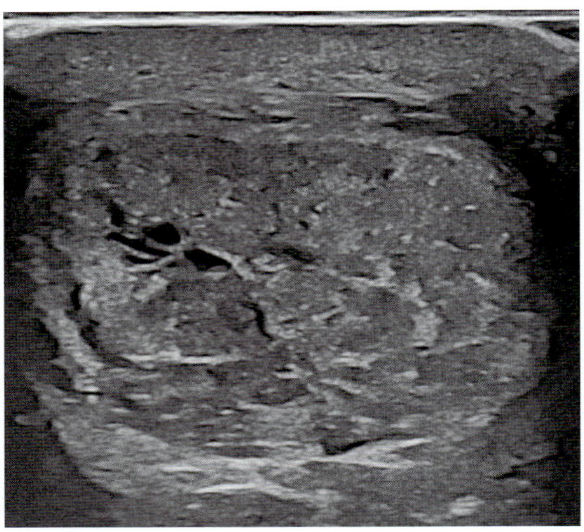

Abb. 13.6c

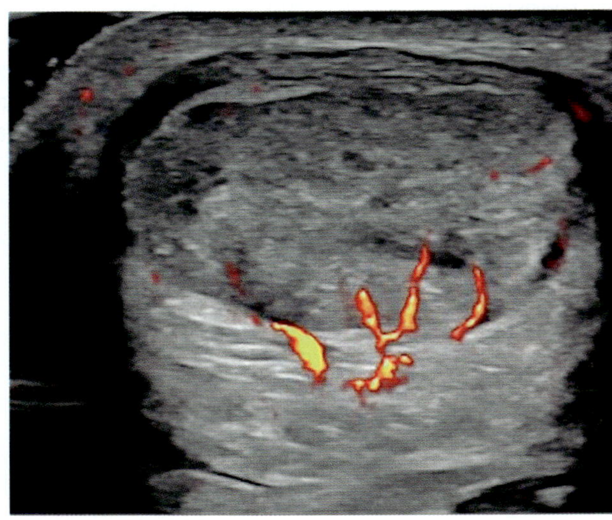

Abb. 13.6d

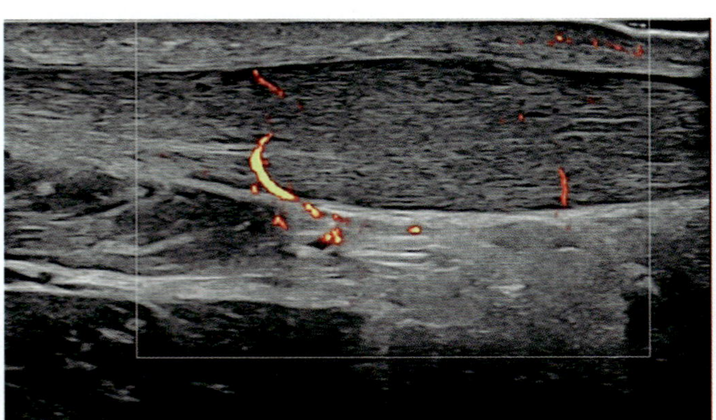

Abb. 13.6e

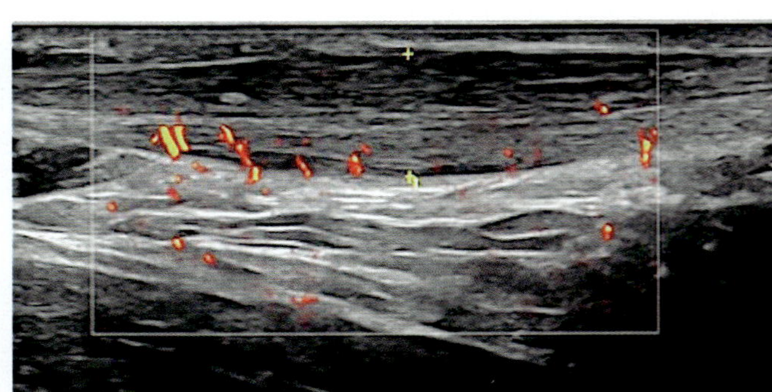

Abb. 13.6f

Abb. 13.6a Optimale Positionierung des Patienten in Bauchlage mit über den Rand der Untersuchungsliege freihängendem Fuß. Wenig Druck auf den Schallkopf ausüben, insbesondere bei der Beurteilung der Neovaskularisationen und einer Peritendinitis („hängender Tropfen“).

Abb. 13.6b Typische moderate Midportion-Tendinopathie mit spindelförmiger Verdickung der Sehne, Hypoechogenität und einem einzelnem Neogefäß.

Abb. 13.6c Deutliche Verdickung der gesamten Sehne und intratendinöse Partialrupturen (echofreie Areale).

Abb. 13.6d Midportion-Tendinopathie mit peritendinöser Reizung (deutlich veränderte Echotextur, Neovaskularisationen und peritendinöser Flüssigkeitssaum).

Abb. 13.6e Midportion-Tendinopathie mit spindelförmiger Verdickung/Auftreibung der Sehne und Neovaskularisationen bis an das verdickte Paratenon heran.

Abb. 13.6f Midportion-Tendinopathie bei V. a. Urateinlagerung (spindelförmige Verdickung der Sehne, kleine Hyperechogenität und Neovaskularisationen)

Insertionstendinopathien

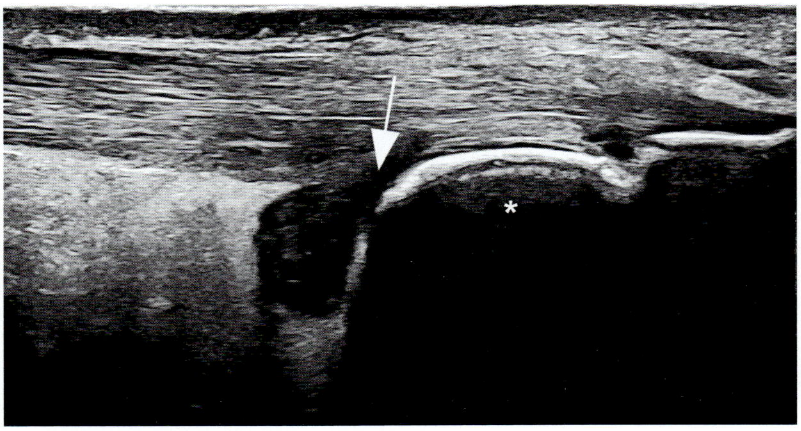

Abb. 13.6g

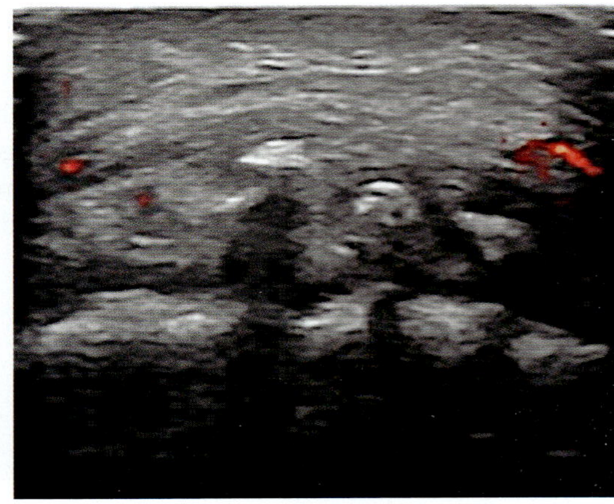

Abb. 13.6h

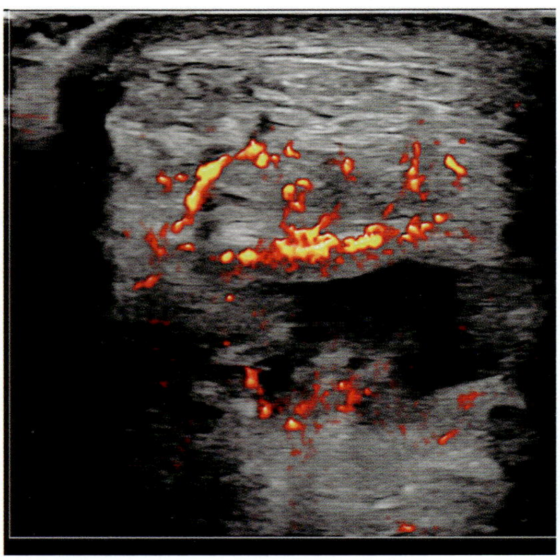

Abb. 13.6i

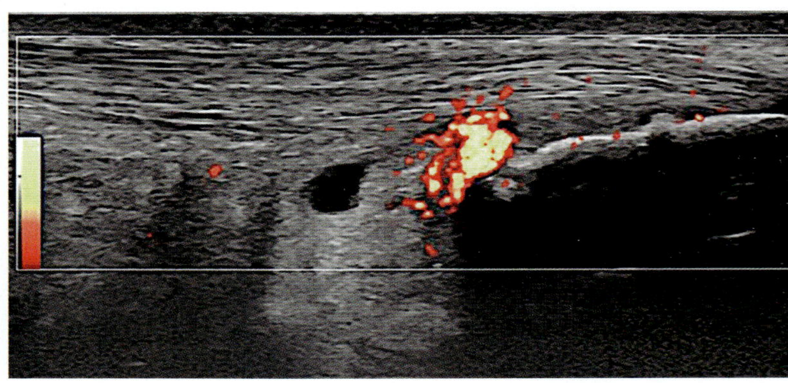

Abb. 13.6j

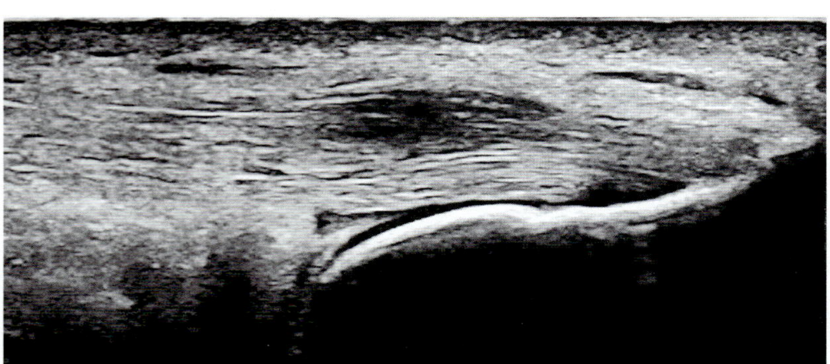

Abb. 13.6k

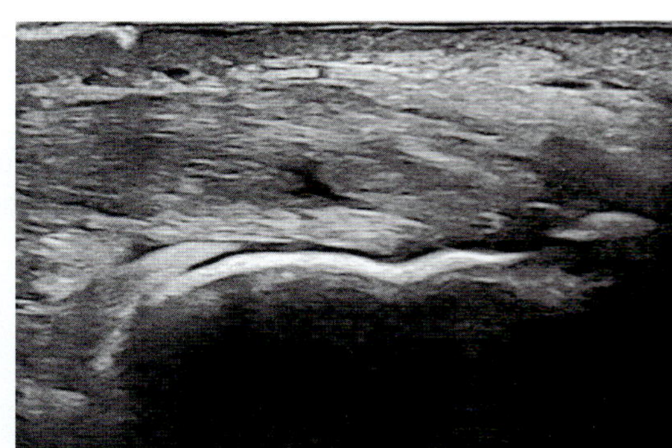

Abb. 13.6l

Fragestellung an die Bildgebung

- Tendinopathie (hypoechogene Verdickung der Sehne, ggf. Neovaskularisationen)
- Kalzifikationen intratendinös oder insertional
- Partialruptur
- Bursitis prä- oder subachillea

Abb. 13.6g Vollbild eines sog. „Haglund-Syndroms“ mit Ausziehung des Tuber calcanei mit Usur (Stern), Vergrößerung der Bursa subachillea, Verdickung und Texturveränderungen der Sehne sowie echofreier Partialruptur loco typico (Pfeil).

Abb. 13.6h TS der Achillessehneninsertion am Calcaneus. Typisches Bild einer Insertionstendinose mit intratendinösen Kalzifikationen mit dorsaler Schallauslöschung („Zwergenaufstand“), medialseitig einzelne Neovaskularisation.

Abb. 13.6i TS der Achillessehneninsertion des gleichen Patienten wie in Abb. 13.6g. Vergrößerung der Bursa, Neovaskularisationen sowohl intratendinös als auch peribursal.

Abb. 13.6j Posteriorer LS Insertionstendinopathie mit massiver Neovaskularisation im Bereich der Bursa subachillea.

Abb. 13.6k Posteriorer LS der Achillessehne. Junge Patientin mit dorsal betonter Insertionstendinopathie ohne intratendinöse Partialruptur.

Abb. 13.6l Posteriorer LS der Achillessehne. Insertionstendinopathie mit intratendinöser Partialruptur und Kalzifikation loco typico.

Fazit

- Midportion-Achillessehne ausgezeichnet beurteilbar
- Panoramafunktion kann die Sensitivität erhöhen und die Visulisierung optimieren.
- Power-Dopplersonografie für rasche Feststellung von Neovaskularisationen
- Echogenitätsminderung durch degenerative Umbauprozesse. Kontrolle Remodelling im Therapieverlauf
- Detektion initialer Tendinopathien durch Zuhilfenahme der Elastografie
- Immer Seitenvergleich zur besseren Interpretation
- Insertionstendinopathie: spezielle Charakteristika wie intratendinöse Kalzifikation der Insertion („dorsaler Fersensporn“), Haglund-Exostose (bei fraglichem Knochenödem MRT), Bursitis prä- und subachillea hervorragend darstellbar. Relevant wegen schlechterem Outcome bei konservativer Therapie.

13.7 Das operierte Sprunggelenk

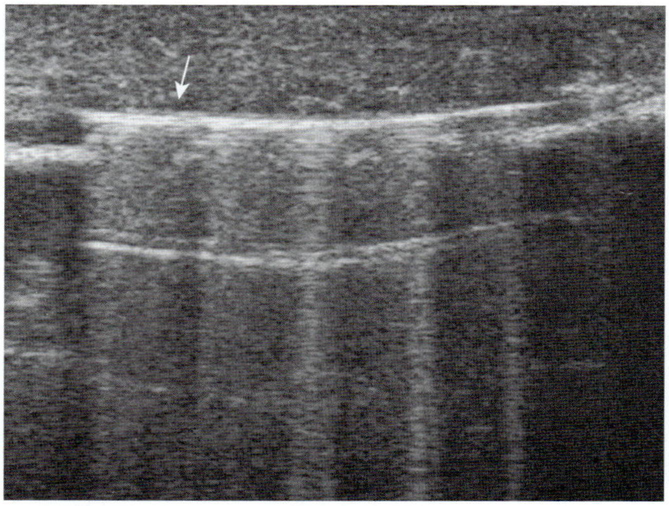

Abb. 13.7a

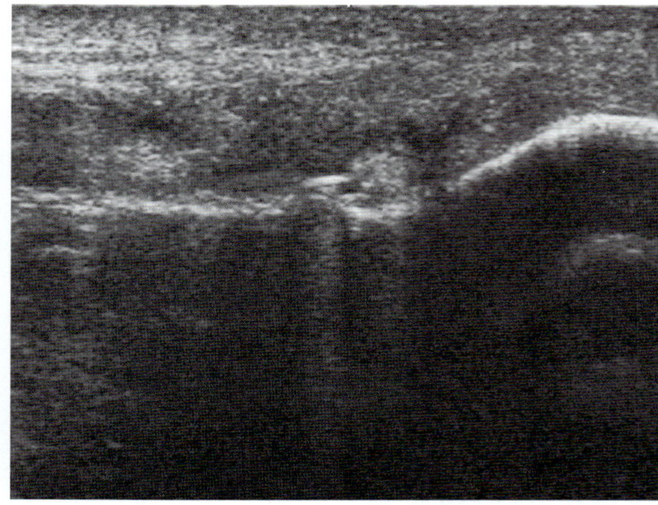

Abb. 13.7b

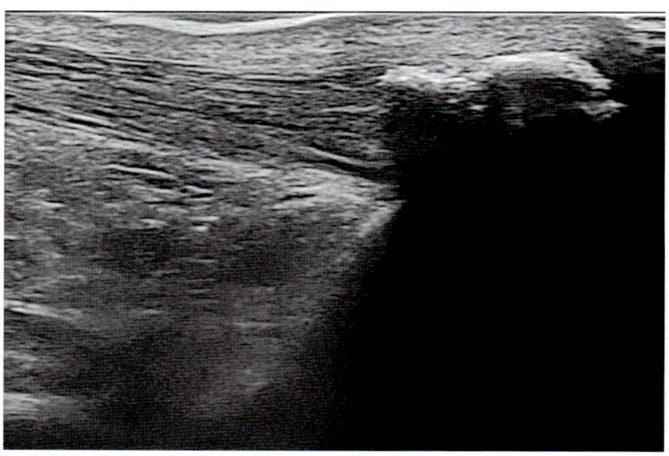

Abb. 13.7c

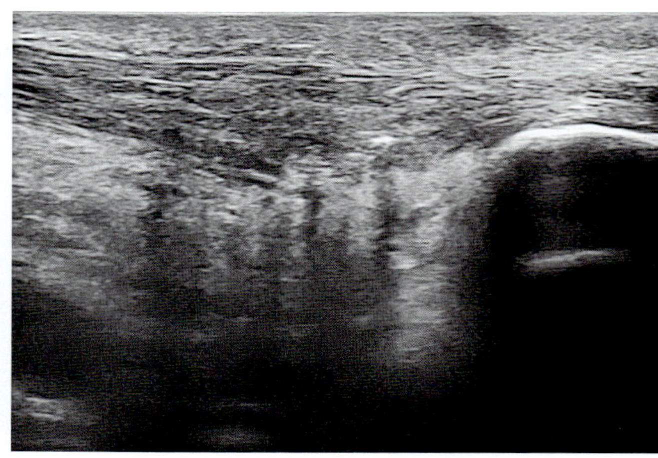

Abb. 13.7d

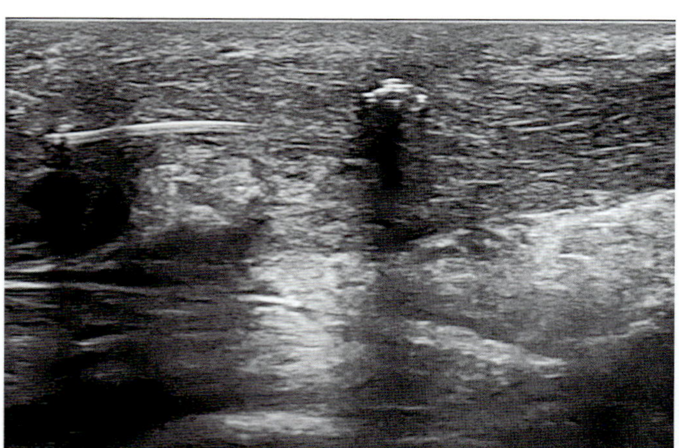

Abb. 13.7e

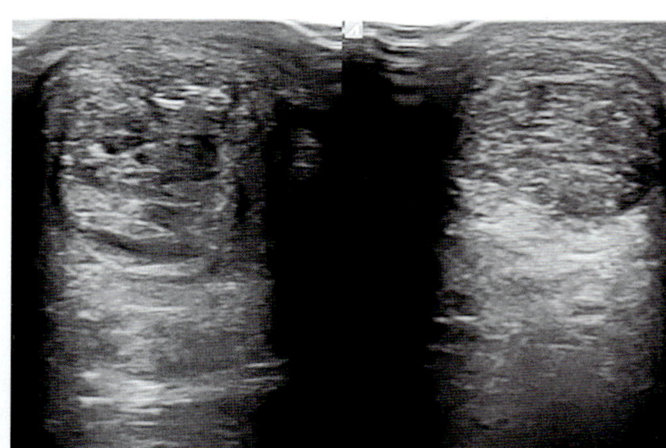

Abb. 13.7f

Abb. 13.7a Im lateralen LS über dem Außenknöchel ist nach Außenknöchelfraktur stark echogen eine eingebrachte Metallplatte zu sehen. Die Schraubenköpfe sind leicht erhaben (Pfeil). Es finden sich typische Kometenschweifartefakte, die die Position der Schrauben exakt anzeigen. Die Entfernung der Stellschraube ist nach sonografischer Ortung in zwei Ebenen und der Markierung der Tiefe des Schraubenkopfs möglich.

Abb. 13.7b Patient aus Abb. 13.7a: Der anteriore LS über der Fibula zeigt die Position der dort eingebrachten Zugschraube. Der Schraubenkopf ist erhaben. Es findet sich ein Kometenschweifartefakt. Auch die Zugschraube kann sonografisch markiert erleichtert entfernt werden.

Abb. 13.7c Im posterioren LS ist bei Haglund-Exostose eine ausgeprägte Ausziehung der echogenen knöchernen Oberfläche des Tuber calcanei zu sehen. Die Achillessehne wirkt im Insertionsbereich normal bis leicht verbreitert mit normaler Homogenität.

Abb. 13.7d Vgl. Abb. 13.7c. Sechs Wochen postoperativ nach offener Abtragung der Haglund-Exostose und partieller Ablösung der Achillessehne ist die verkürzte und gerundete Oberfläche des Tuber calcanei zu sehen. Proximal (links) davon sind deutliche Fadenartefakte der Reinsertion per Fadenanker sichtbar. In dieser frühen postoperativen Phase ist die Achillessehne noch inhomogen und verbreitert, aber durchgängig erkennbar.

Abb. 13.7e Posteriorer LS über der Achillessehne 6 Monate nach Naht: noch keine reguläre Textur oder Dicke zu erwarten. Mitunter bleibt die Sehne dauerhaft verändert. Longitudinale echogene Reflexe mit Schallschatten (Pfeile) entsprechen der Rahmennaht der Sehne. Rezidivdefekte oder Nekrosebezirke in dynamischer Untersuchung sind auszuschließen, ebenso Teilläsionen in TS in verschiedenen Höhen.

Abb. 13.7f TS zu Abb. 13.7e in zwei verschiedenen Höhen. Auf der linken Abbildungsseite zeigt sich die Sehne inhomogen und es findet sich intratendinöses Nahtmaterial. Auf der rechten Abbildungsseite ist der distale homogene Sehnenquerschnitt dargestellt.

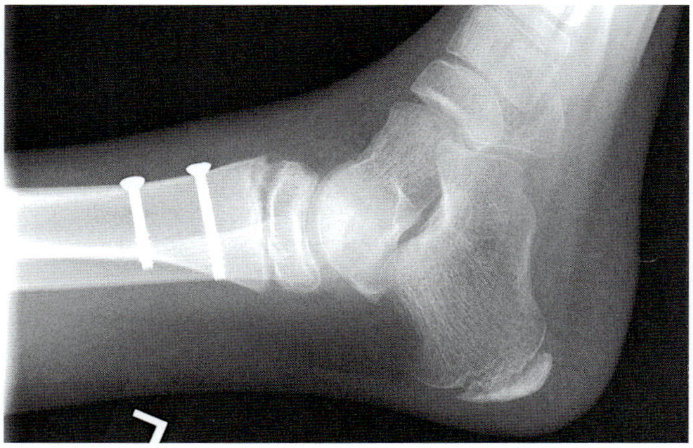

Abb. 13.7g

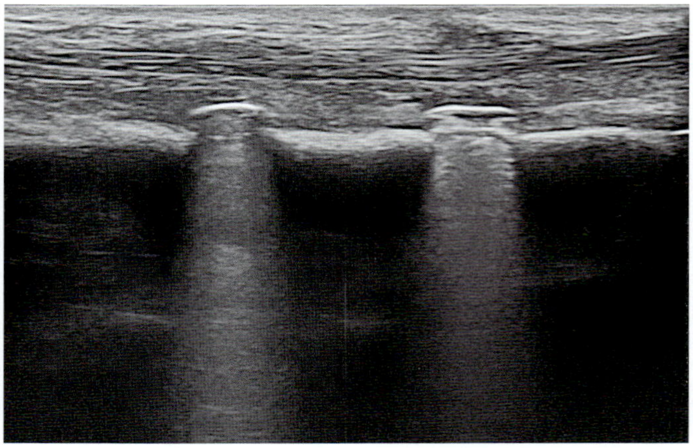

Abb. 13.7h

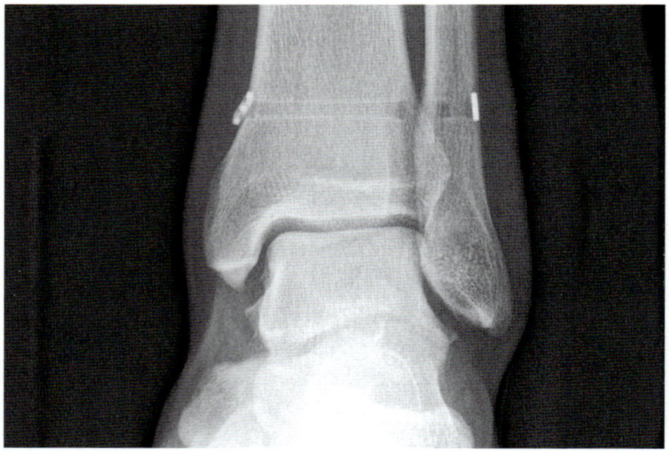

Abb. 13.7i

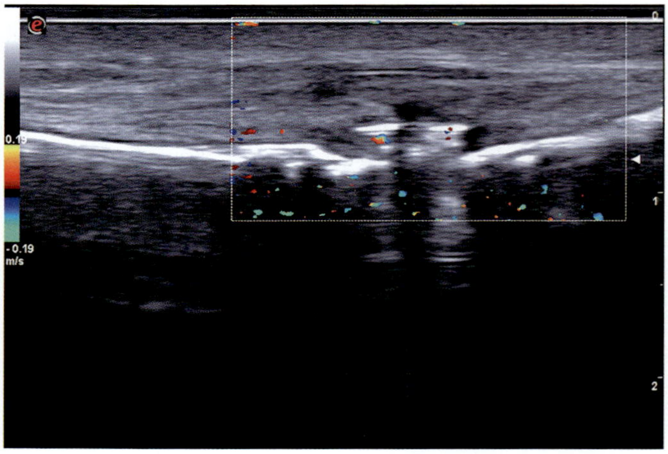

Abb. 13.7j

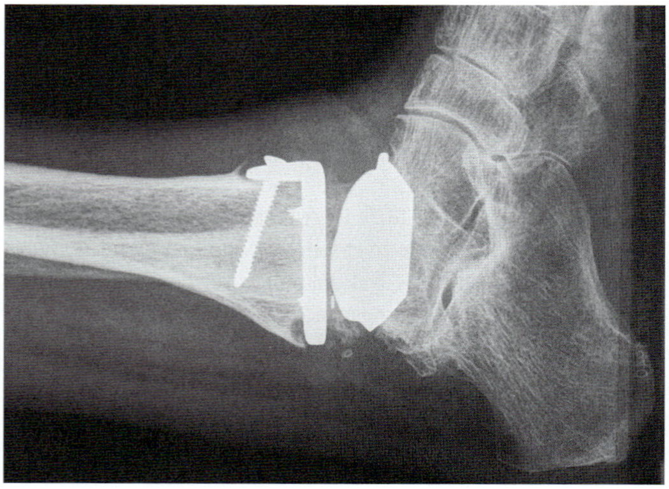

Abb. 13.7k

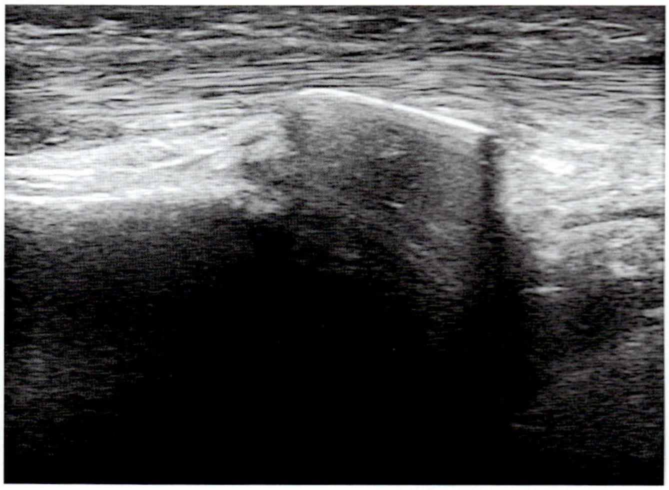

Abb. 13.7l

Fragestellung an die Bildgebung

- Lokalisation von Implantaten oder Fremdkörpern bzw. Nähe zu Gefäßen oder Sehnen
- Verlaufskontrolle nach Nahtversorgung: Rezidivschädigung, Durchgängigkeit und Sehnengleiten
- CT/MRT zur Beurteilung von Komplikationen, wie Pseudoarthrose, Materiallockerung (CT) und Osteomyelitis sinnvoll
- Kontur der Knochenoberfläche, Kallusbildung, Flüssigkeit, Erguss, Perfusion sowie die Lage von (pathologischen) Gefäßen

Abb. 13.7g Nach Schraubenosteosynthese einer distalen Tibiafraktur bei einem 10-jährigen Jungen steht die Metallentfernung an.

Abb. 13.7h Im anterioren LS über der Tibia können die Schraubenköpfe klar wie im Röntgenbild erkannt werden. Die darüber ziehende Tibialis-anterior-Sehne zeigt keine strukturellen Veränderungen und gleitet problemlos. Unter sonografischer Kontrolle kann so die Lokalisation der Stichinzisionen exakt bestimmt werden. Die Notwendigkeit für weitergehende operative Maßnahmen an der Sehne kann ausgeschlossen werden.

Abb. 13.7i Nach Syndesmosenrekonstruktion klagen Patienten mitunter über Restbeschwerden im Bereich des Endobuttons. Bei radiologisch unauffälligem Verlauf (hier 6 Wochen post-OP) liefert die Ultraschalluntersuchung Informationen zu einer möglichen Entzündungsreaktion (Flüssigkeit, Signal im Power-Doppler) bzw. eine enge Lagebeziehung zu V. saphenus und N. saphenus.

Abb. 13.7j Der LS über der distalen Tibia zeigt vim Vergleich zu Abb. 13.7i die Oberfläche des regelhaft dem Periost aufliegenden Endobuttons mit zentraler Schallauslöschung und seitlichen Kometenschweifartefakten. In der direkten Umgebung sind einige echoarme Zonen erkennbar. Da im Power-Doppler kein Signal erkennbar ist, können Gefäße in der Umgebung des Endobuttons sicher ausgeschlossen werden. Der sonografische Befund ist als zeitgerecht und unauffällig zu werten.

Abb. 13.7k Sieben Monate nach Implantation einer OSG-Endoprothese werden intermittierende streckseitige Beschwerden beklagt. Das Röntgenbild zeigt die unauffällige korrekte Lage der Prothesenanteile.

Abb. 13.7l Die im anterioren LS durchgeführte Sonografie zeigt die stark echogene Oberfläche des hakenförmigen tibialen Anteils mit deutlichem Komentenschweifartefakt hinter der Platte. Randständig sind echogene Narbenbildungen zu sehen. Die Tibialis-anterior-Sehne liegt dem Implantat direkt auf, zeigt aber keine strukturellen Veränderungen und keine echoarme Flüssigkeit um die Sehne, wie sie bei einer Peritendinitis zu erwarten gewesen wäre.

Fazit

- Präoperative Lokalisation von Ossikeln, Verkalkungen, Fremdkörpern und strukturellen Veränderungen von Sehnen (Peritendinitis, Kalibersprung bei Sehnendefekten)
- Frakturen: Oberfläche des Knochens darstellbar, Lagebeziehung von Fraktur oder Osteosynthesematerial zu Gefäßen (Doppler) und Nerven. Aussagen zur Frakturstabilität sonografisch nicht möglich.

13.8 Injektion Oberes Sprunggelenk

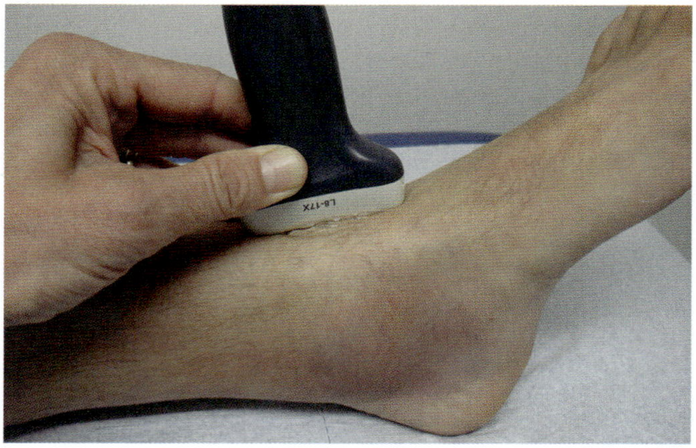

Abb. 13.8a

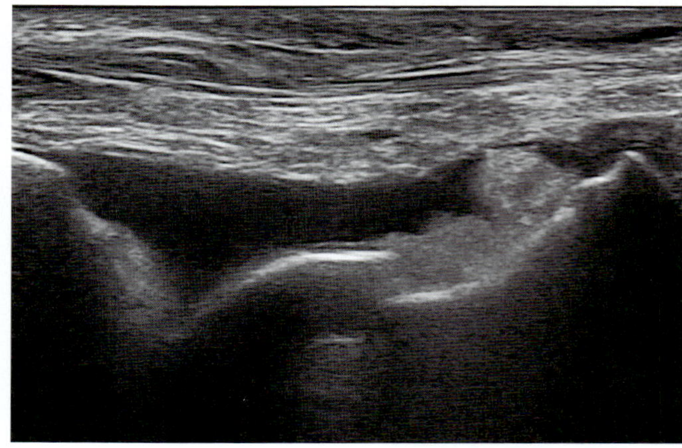

Abb. 13.8b

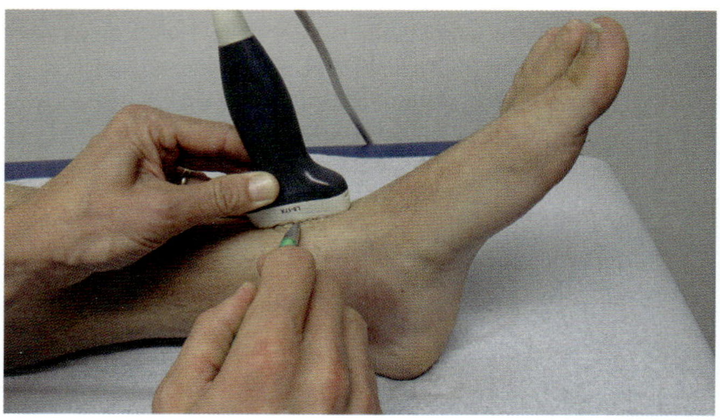

Abb. 13.8c

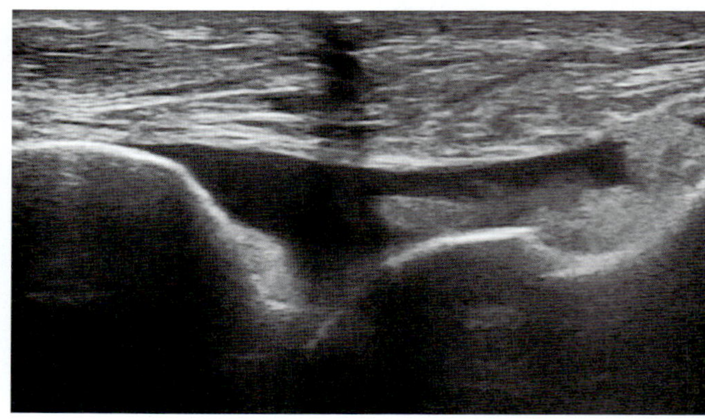

Abb. 13.8d

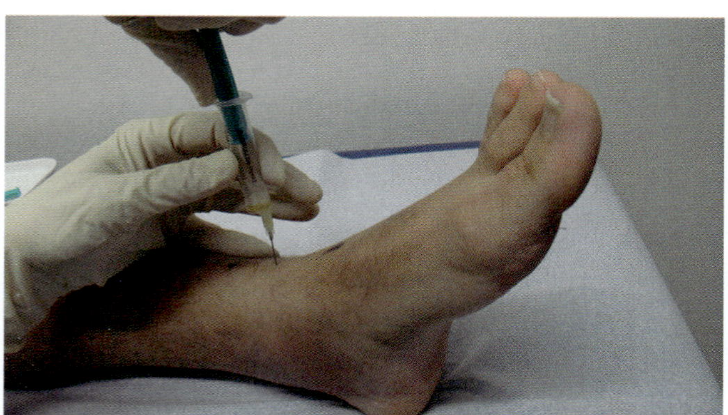

Abb. 13.8e

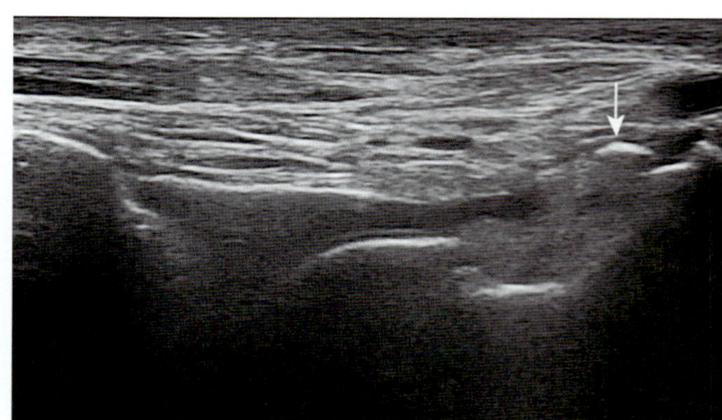

Abb. 13.8f

Abb. 13.8a Im anterioren LS über dem OSG wird abgeklärt, ob Flüssigkeit im Gelenk vorhanden ist und wo und ob diese punktiert werden kann.

Abb. 13.8b Echofreie Flüssigkeit, die unter dem Schallkopf kompressibel ist, deutet auf Punktionsfähigkeit hin.

Abb. 13.8c und Abb. 13.8d Unter Kontrolle am Monitor wird die beste Punktionsstelle gesucht.

Abb. 13.8e Unter den geforderten Hygienebedingungen erfolgt dann im angelegten Fadenkreuz über dem anterioren Aspekt des OSG die Punktion und die Instillation eines Kortikosteroids.

Abb. 13.8f Die nachfolgend durchgeführte sonografische Kontrolle zeigt, dass der intraartikuläre Erguss reduziert werden konnte. Der Pfeil verweist auf eine echogene Einlagerung nach der Instillation eines Kortikosteroids.

13.9 Injektion Bursa subachillea

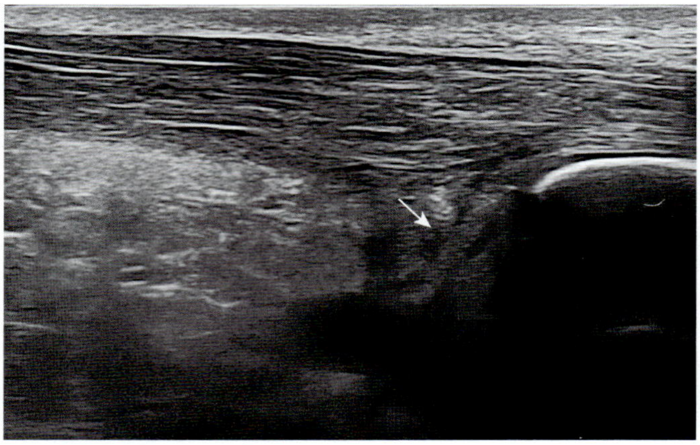

Abb. 13.9a

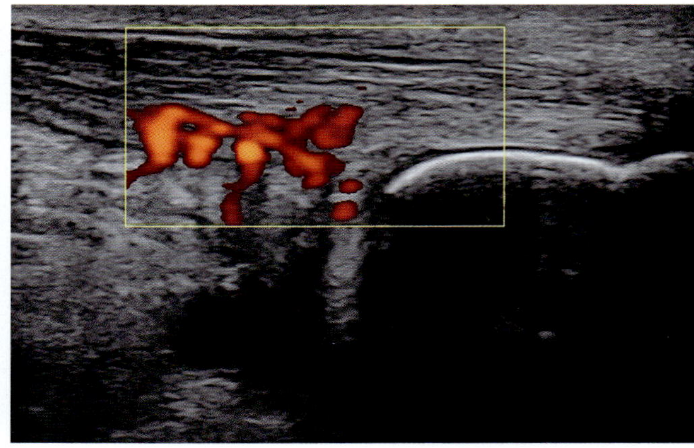

Abb. 13.9b

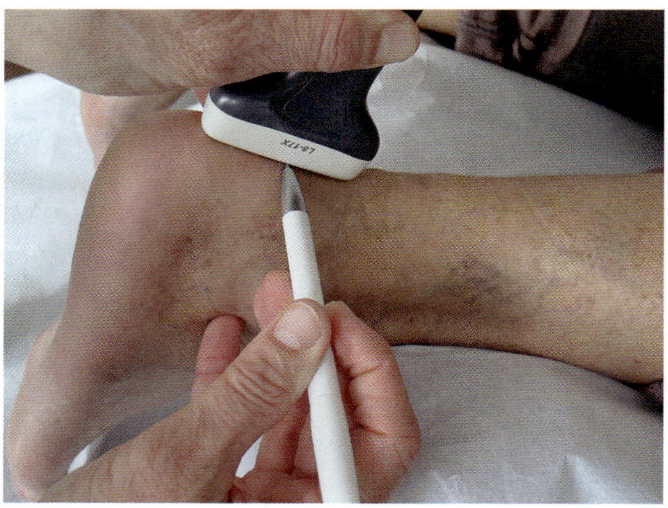

Abb. 13.9c

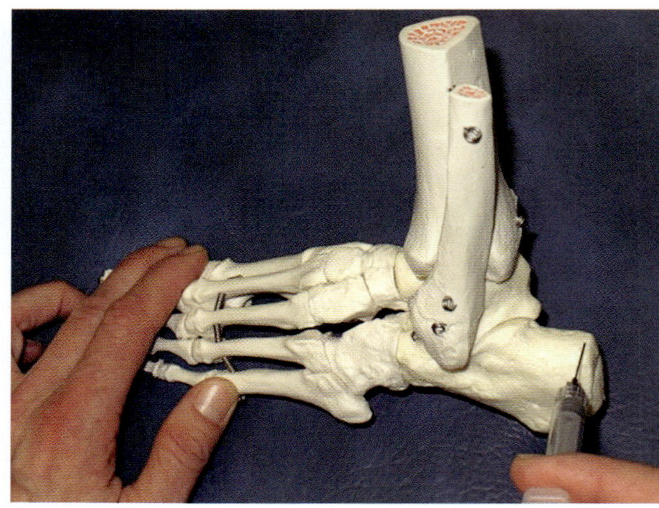

Abb. 13.9d

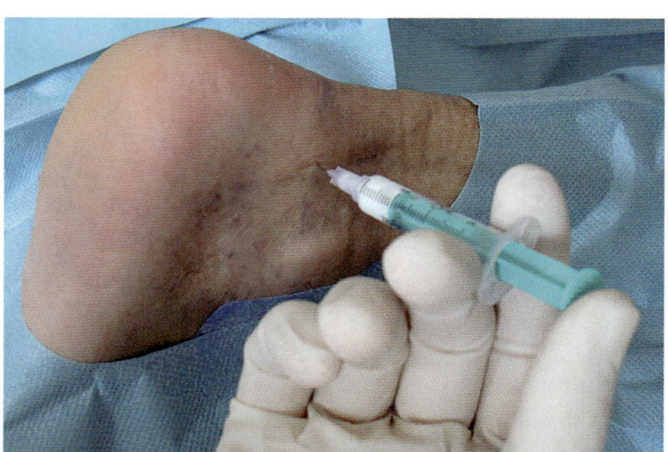

Abb. 13.9e

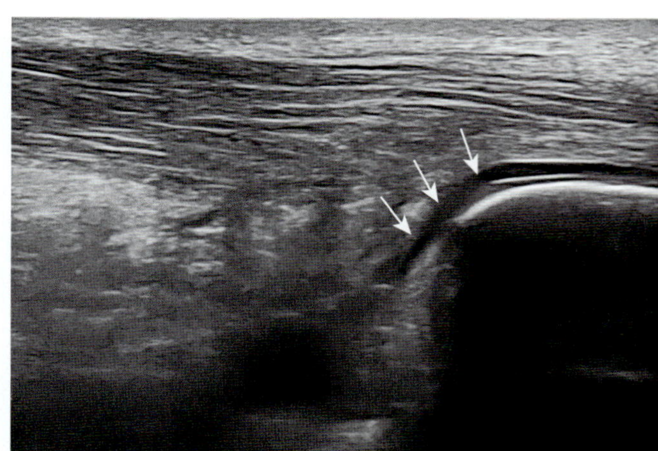

Abb. 13.9f

Abb. 13.9a und Abb. 13.9b Im posterioren LS zeigt sich unterhalb der Achillessehne eine chronische Bursitis subachillea mit positivem Power-Doppler-Signal (Pfeil).

Abb. 13.9c und Abb. 13.9d Unter Sicht auf den Monitor erfolgt die Festlegung, an welcher Stelle die Injektion in die Bursa knapp oberhalb des Tuber calcanei erfolgen soll.

Abb. 13.9e Die Injektion erfolgt nach den hygienischen Vorgaben in dem zuvor mittels Fadenkreuz markierten Bereich.

Abb. 13.9f Nach der Injektion zeigen sich deutliche Artefakte und eine leichte Anhebung der Achillessehne im Insertionsbereich (Pfeile).

13.10 Injektion an die Achillessehne

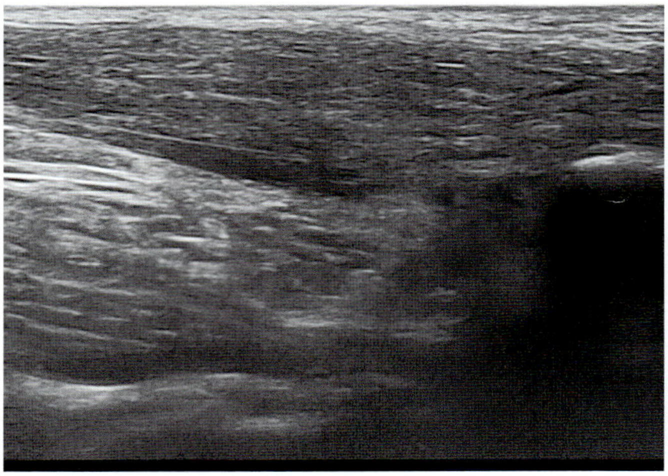

Abb. 13.10a

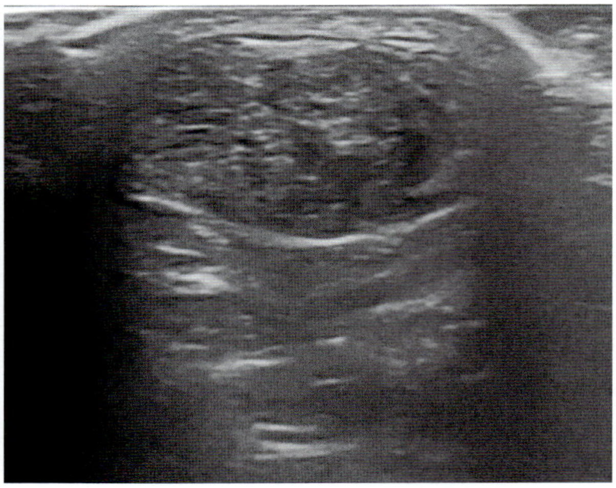

Abb. 13.10b

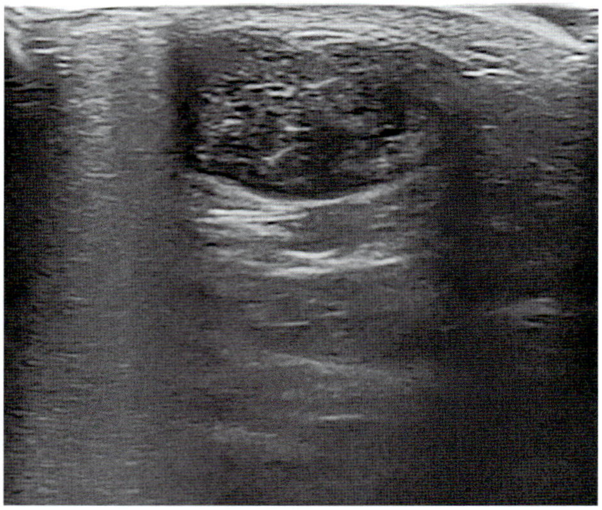

Abb. 13.10c

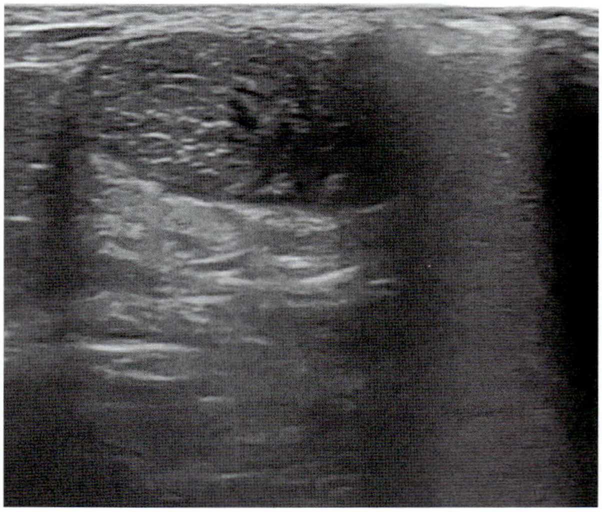

Abb. 13.10d

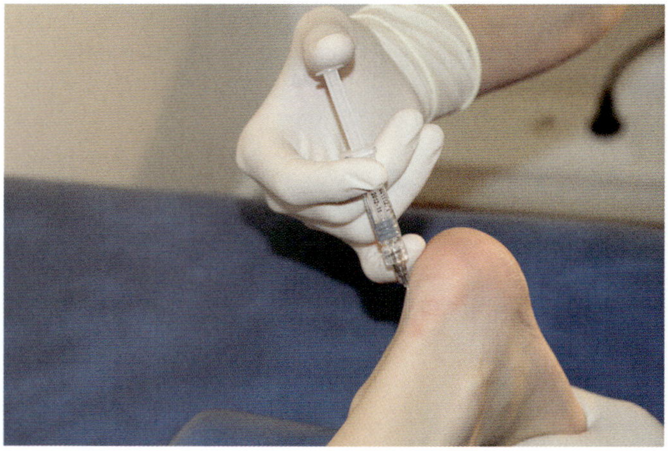

Abb. 13.10e

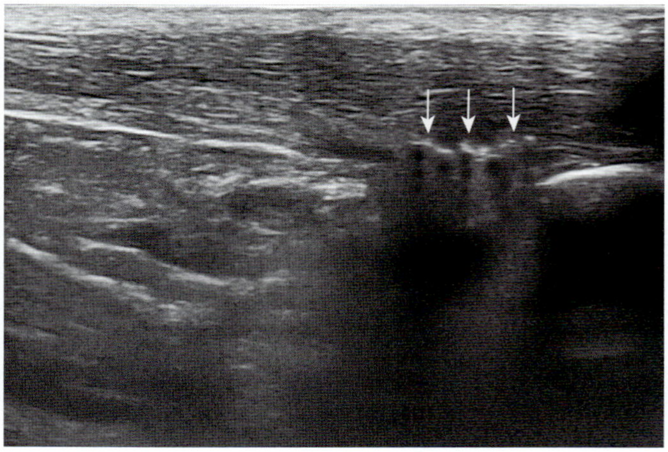

Abb. 13.10f

Abb. 13.10a und Abb. 13.10b Im posterioren LS und TS zeigt sich eine typische spindelförmige, weitgehend homogene Verdickung der Achillessehne als Ausdruck einer Tendopathie.

Abb. 13.10c Vor einer paraachillären Injektion an die Achillessehne kann die Ortung im posterioren TS erfolgen. Dabei wird unter Sicht auf den Monitor die Injektionsstelle mit einer Büroklammer markiert. Diese erzeugt einen rechts im Bild sichtbaren Schallschatten.

Abb. 13.10d Im TS wird unter Sicht auf den Monitor die Injektionsstelle mit einer Büroklammer markiert. Diese erzeugt einen rechts im Bild sichtbaren Schallschatten.

Abb. 13.10e Die Injektion erfolgt dann über eine zuvor abgebogene Injektionsnadel zu beiden Seiten der Achillessehne streng ins Gleitgewebe und niemals in die Sehne.

Abb. 13.10f Die sonografische Kontrolle zeigt die korrekte Injektion durch lokale echogene Verdichtungen mit Schallschatten (Pfeile).

13.11 Injektion an die Fibularissehnen

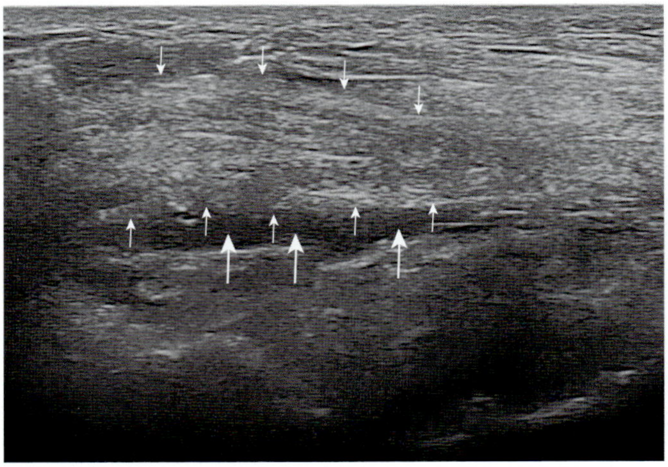

Abb. 13.11a

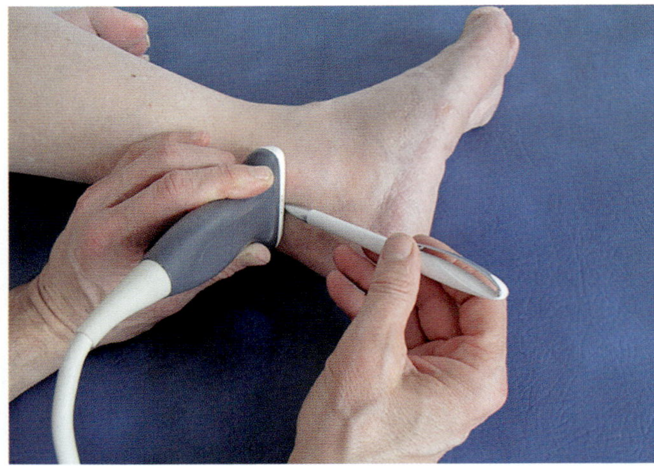

Abb. 13.11b

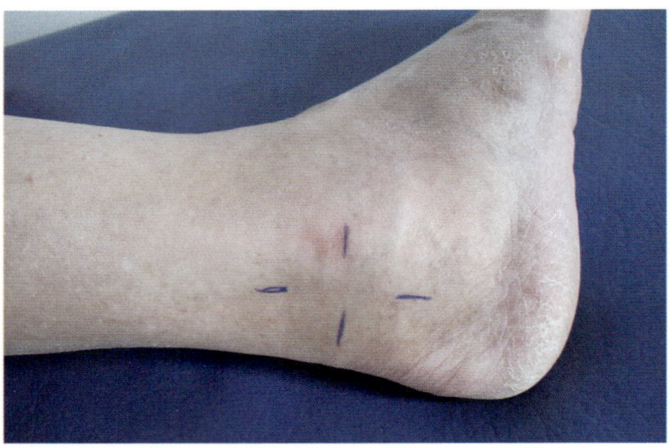

Abb. 13.11c

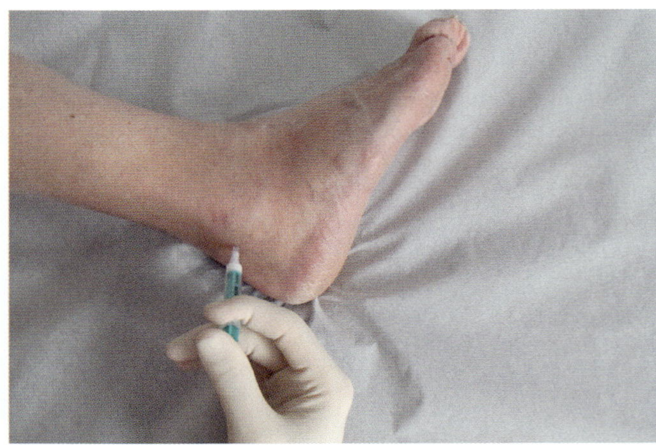

Abb. 13.11d

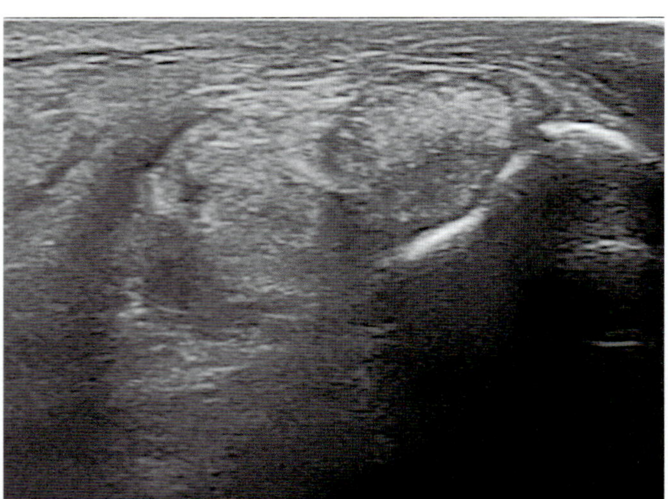

Abb. 13.11e

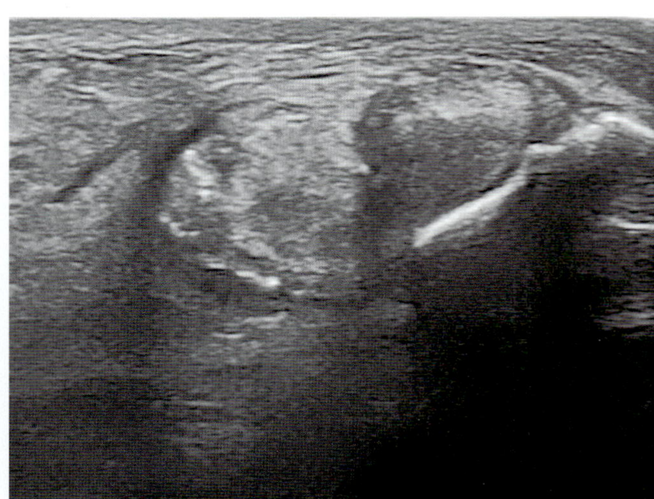

Abb. 13.11f

Abb. 13.11a Hinter dem Außenknöchel zeigt sich im LS eine fortgeschrittene Tendopathie der Fibularissehnen, die unscharf abgrenzbar (Pfeilköpfe) und von echoarmer Flüssigkeit (Pfeile) umgeben sind.

Abb. 13.11b Im TS wird unter Monitorkontrolle die optimale Injektionsstelle aufgesucht und markiert.

Abb. 13.11c und Abb. 13.11d Die Injektion erfolgt in das zuvor aufgebrachte Fadenkreuz, wobei die Nadel vorher etwas gebogen wird, damit die Injektion weitgehend längs in die Sehnenscheide erfolgt.

Abb. 13.11e und Abb. 13.11f Im TS vor und nach der Injektion dokumentieren die nach der Injektion sichtbaren echogenen Artefakte, hier um die Fibularis-longus-Sehne herum, die korrekte Injektion demarkieren.

13.12 Injektion und Punktion Unteres Sprunggelenk

Tab. 13.12

Posterior	Posteriorer talo-calcanearer Gelenkspalt	In-plane
Lateral	Talocalcanear lateral unter dem Lig. fibulocalcaneare (LFC)	Off-plane
Anterior	Sinus tarsi talocalcanear anterior	Off-plane
Medial	Talocalcanear medial auf dem Sustentaculum tali	Off-plane

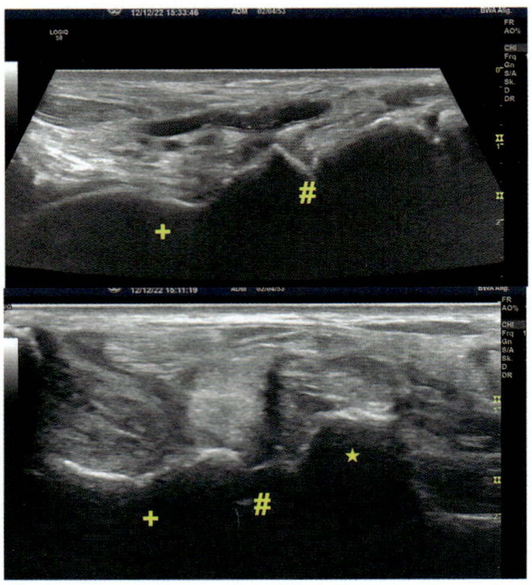

Abb. 13.12a

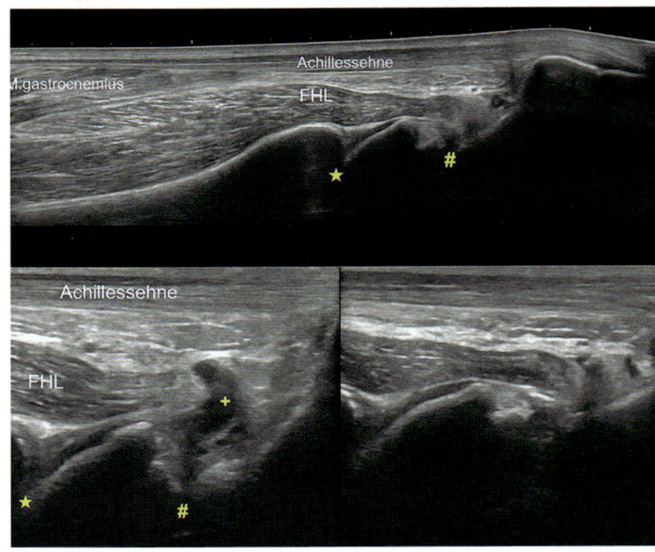

Abb. 13.12b

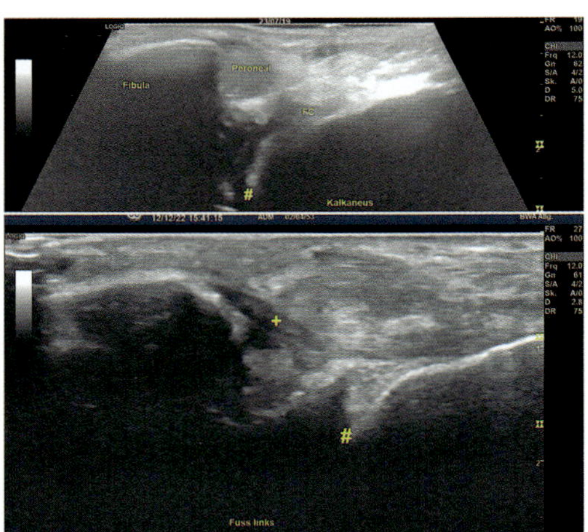

Abb. 13.12c

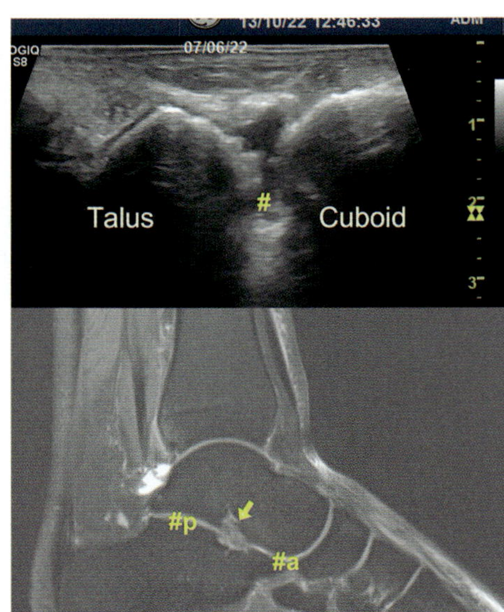

Abb. 13.12d

Fragestellung an die Bildgebung

- Welche Bedeutung hat die Injektion ins untere Sprungglenk?
- Wo finden wir den Gelenkspalt?
- Wie ist die Technik der Injektion?

Tab. 13.12 Injektionen erfolgen dort, wo Gelenkspalt und Erguss gut einsehbar sind, in der Regel posterior. Der Patient liegt in Bauchlage, der etwas medial der Achillessehne mit leicht schräger Schnittführung aufgesetzte Schallkopf führt zu exakter Darstellung der dorsalen Talus-Calcaneus-Region. Gefäße, N. tibialis posterior und die Sehne des M. flexor hallucis longus (FHL) werden durch mediale Translation des Schallkopfes dargestellt. Durch Translation und Angulation des Schallkopfes gelingt die Sicht auf USG und OSG. Bei Injektion unter Sicht besteht Sicherheit über die korrekte Injektion ins Gelenk.
Die anteriore Darstellung im Sinus tarsi mit einem dort befindlichen Ganglion aus dem vorderen USG lässt eine Injektion/Punktion einfach durchführen. Lateral wird unter dem LFC das vordere USG dargestellt, Punktion/Injektion sind bei Nachweis der Flüssigkeit unter dem LFC einfach. Eine Sonderform nimmt das Talonavicular-Gelenk ein, welches mit dem vorderen USG kommuniziert, die Injektion dorthin ist am Besten mit der Zieldraht-Methode möglich (Abb. 13.1a).

Abb. 13.12a Oben: anteriore Ansicht mit Darstellung von OSG (Talus +) und Talonavikular-Gelenk (#). Unten: mediale Ansicht mit Darstellung des USG (Talus +) und posteriorer Kammer (#).
(mit freundlicher Genehmigung der Seminar-Label-Media 2021)

Abb. 13.12b Oben: posteriore Ansicht im Panorama-View mit Darstellung von OSG (*) und USG (#) leicht mediale Translation und geringe Angulation des Schallkopfs nach lateral. Unten: posteriore Ansicht mit Erguss (+) im USG (#) mit Seitenvergleich. Punktion und Injektion gelingen hier unter In-plane-Sicht gut.
(mit freundlicher Genehmigung der Seminar-Label-Media 2021)

Abb. 13.12c Oben: Laterale Ansicht zeigt unter dem lig. fibulocalcaneare (FC) zwischen Fibula und Kalkaneus Erguss in der vorderen Kammer des USG (#). Unten: laterale Ansicht zur Darstellung des gespannten FFC mit dem USG (#).
(mit freundlicher Genehmigung der Seminar-Label-Media 2021)

Abb. 13.12d Oben: anterolateraler Schrägschnitt über Talus und Cuboid zur Darstellung des Sinus tarsi, Zugang zum USG (#). Unten: sagittale MR-Schicht durch OSG/USG mit Darstellung von posteriorem (#p) und anteriorem (#a) Subtalargelenk, Trennung der beiden Kammern durch Lig. interosseum (↑).
(mit freundlicher Genehmigung der Seminar-Label-Media 2021)

Fazit

- Die ultraschallkontrollierte Injektion/Punktion des USG gelingt einfach, wenn unter genauer anatomischer Orientierung die jeweiligen Gelenkspalte aufgesucht und gescannt werden.
- Dort, wo Flüssigkeit im Gelenkspalt sichtbar ist, wird injiziert/punktiert.
- Alle Punkionstechniken (in-plane, off-plane und Zieldraht) können angewendet werden.
- Posterior nur unter Sicht wegen der dort verlaufenden Gefäße, Nerven, Sehnen

KAPITEL

14 Fuß

14

14.1 Tarsaltunnelsnydrom, Morton-Neurom

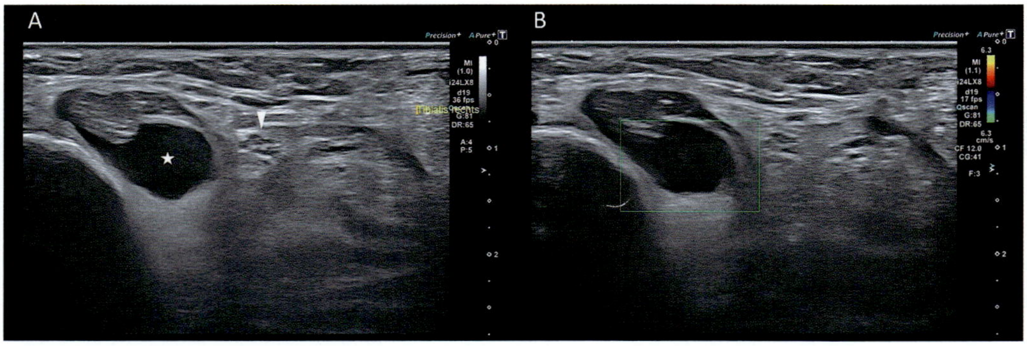

Abb. 14.1a

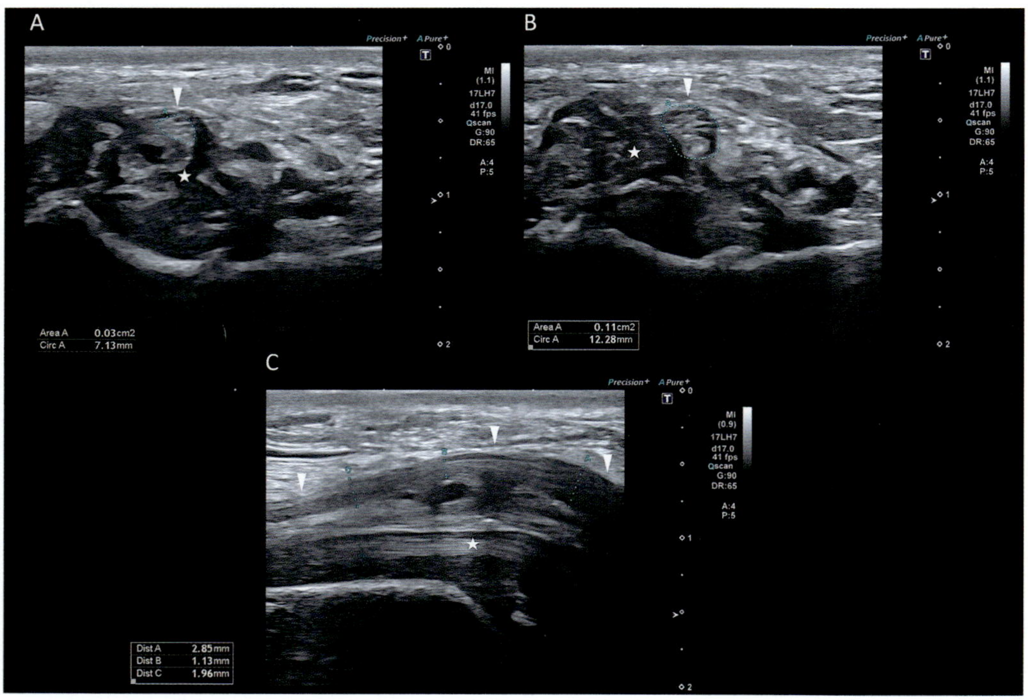

Abb. 14.1b

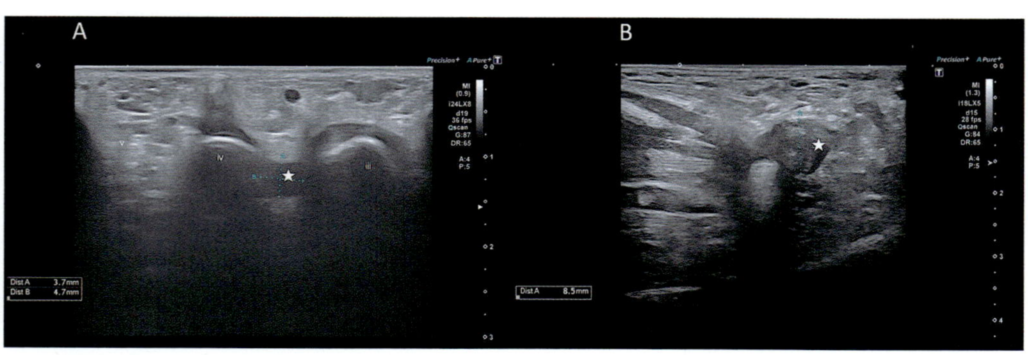

Abb. 14.1c

Fragestellung an die Bildgebung

- Kompression des N. tibialis/der Plantarnerven in Höhe des Tarsaltunnels? Klärung der komprimierenden Ursache. Abgrenzung zu Tendinopathien oder anderen Ursachen.
- Nachweis einer typischen Raumforderung zwischen Köpfen der Metatarsalia II/III oder III/IV

Abb. 14.1a Tendinopathie der Sehne des M. tibialis posterior mit Synovialzyste. Eine häufige Ursache für Schmerzen in Höhe des Tarsaltunnels sind (Insertions)-Tendinopathien der dort ansetzenden Sehnen (Tibialis posterior, Flexor digitorum longus, Flexor hallucis longus). Sie haben nichts mit dem eigentlichen Tarsaltunnelsyndrom zu tun. In der Abbildung (axialer Teil A) erkennt man ein aus der Sehne des M. tibialis posterior entspringendes Sehnenscheidenganglion (Stern), das den N. tibialis (Pfeilkopf) nicht komprimiert. Im Farbdoppler (Teil B) zeigt sich eine nicht vaskularisierte, homogen hypoechogene Zyste in der Sehne.

Abb. 14.1b Kompression des N. plantaris medialis durch Tendinopathie. Ob ein Tarsaltunnelsyndrom (ähnlich einem Karpaltunnelsyndrom) durch ligamentäre Kompression (Tarsaltunnelretinaculum) tatsächlich existiert, ist in der einschlägigen Literatur stark umstritten. Gesicherte externe Kompressionsursachen (sekundäres Tarsaltunnelsyndrom) des N. tibialis bzw. der Plantarnerven sind vorwiegend extra- und intraneurale Ganglien, Tendinopathien, knöcherne Deformitäten nach Frakturen der Fußwurzelknochen sowie varikös erweiterte Venen. In der Abbildung ist als Beispiel eine Kompression des N. plantaris medialis (Pfeilköpfe) durch degenerative Veränderungen der Sehne des M. flexor hallucis longus (Stern) gezeigt. A und B axiale Schnitte, C longitudinaler Schnitt.

Abb. 14.1c Morton-Neurom zwischen den Metatarsalköpfen III und IV. Morton-Neurome finden sich meist bei Beschallung von posterior bei flektierten Zehen als hypoechogene rundliche bis Ginkgoblatt-ähnliche, glatt begrenzte, homogen-hypoechogene Raumforderungen zwischen den Köpfen der Metatarsalia II/III oder III/IV. Die Abbildung zeigt ein Morton-Neurom (Stern) zwischen III und IV. A axialer, B longitudinaler Schnitt. Wichtig ist die Darstellung in zwei Ebenen.

Fazit

- Aufdeckung sekundärer Ursachen einer Kompression des N. tibialis und der Plantarnerven im Tarsaltunnel: Tumore, Ganglienzysten, Tendinopathien, knöcherne Deformationen nach Frakturen oder rheumatoider Arthritis, varikös erweiterte Venen
- Ligamentäre Kompression des N. tibialis im Sinne eines primären Tarsaltunnelsyndroms umstritten. Wesentlich häufiger sind Fußschmerzen im Tarsaltunnel ohne neurologische Ausfälle und ohne Kompression des N. tibialis durch (Insertions)-Tendinopathien der dort ansetzenden Sehnen (Tibialis posterior, Flexor digitorum longus, Flexor hallucis longus).
- Morton-Neurome: anteriore Sonografie mit flektierten Zehen, hypoechogene Raumforderungen zwischen den Köpfen der Metatarsalia II/III oder III/IV

14.2 Der operierte Fuß

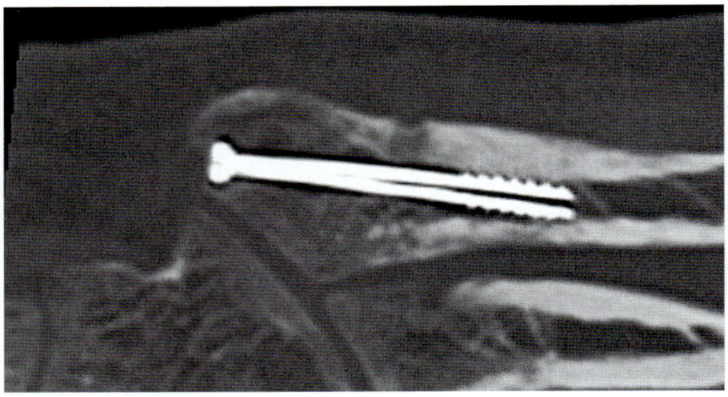

Abb. 14.2a

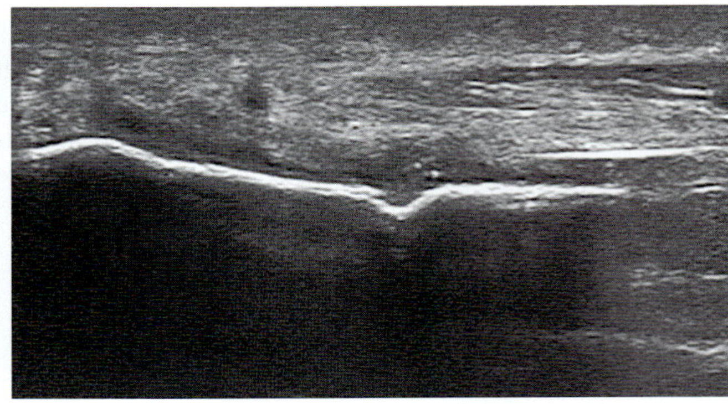

Abb. 14.2b

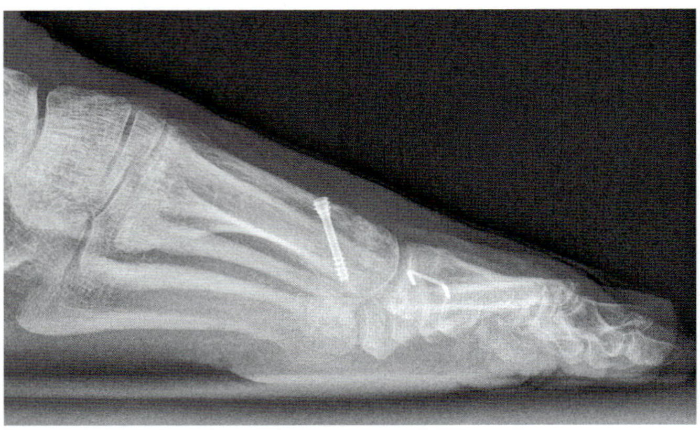

Abb. 14.2c

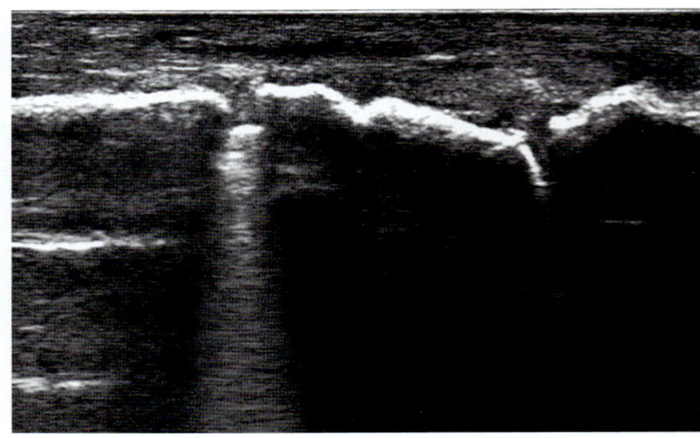

Abb. 14.2d

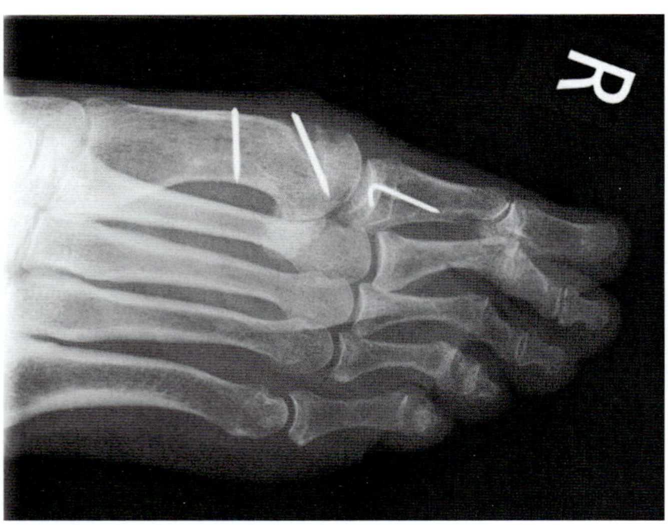

Abb. 14.2e

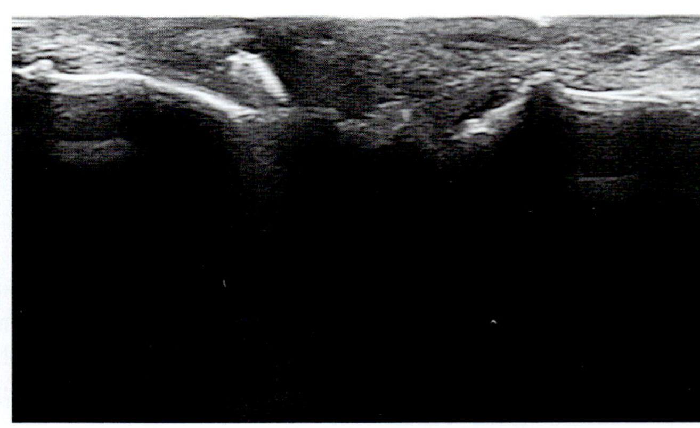

Abb. 14.2f

Fragestellung an die Bildgebung

Kontur der Knochenoberfläche, Kalluswulst, Flüssigkeit, Lage des Osteosynthesematerials, Erguss, Perfusion sowie die Lage von (pathologischen) Gefäßen

Abb. 14.2a CT im Heilverlauf einer Fraktur des Os metatarsale V zeigt leichte Einsenkung der Knochenkontur ohne Zeichen einer Pseudarthrose.

Abb. 14.2b Die korrespondierende Sonografie zu Abb. 14.2a zeigt die Knochenoberfläche als durchgängig echoreiche Zone. Anders als z. B. bei Fibula- oder Rippenfrakturen findet sich am Os metatarsale V häufig kein Kalluswulst. Tiefer gelegene Strukturen wie die kanülierte Osteosyntheseschraube sind im Ultraschallbild nicht erkennbar.

Abb. 14.2c Die verkürzende und plantarisierende Osteotomie des Os metatarsale I (OP nach Waterman Green) ist ein gelenkerhaltendes Verfahren bei Hallux rigidus. Korrekte Schraubenposition. Bei Restbeschwerden kann mithilfe der Sonografie ein Gelenkerguss kontrolliert werden. Weiterhin liefert die Sonografie Informationen zu einem möglichen Überstand von Osteosynthesematerial oder heterotopen Ossifikationen.

Abb. 14.2d LS vgl. Abb. 14.2c über Os metatarsale I (links) und Grundphalanx (rechts). Der Kopf des Os metatarsale I zeigt eine zum Gelenk hin abfallende glatte Oberfläche mit einer oberflächlichen Aussparung ohne Überstand des Schraubenkopfs. Darunter Komentenschweifartefakt durch die Schraube. Keine Raumforderungen im Sinne von Hämatom oder Gelenkerguss erkennbar.

Abb. 14.2e Röntgenbild nach dreidimensionaler Korrektur des Os metatarsale I und Grundglied I bei Hallux valgus zeigt drei Gewinde-K-Drähte. Klinisch bestand eine Weichteilirritation über dem Kopf des Os metatarsale I bei Bewegung.

Abb. 14.2f Der LS über dem ersten Strahl zeigt den echogenen Reflex des Drahtendes und umgebend echoarme Flüssigkeit als Ausdruck des mechanischen Reizes. Der Draht kann sonografisch leicht erkannt werden. Die exakte Identifikation erleichtert später die Metallentfernung.

Fazit

- Präoperative Lokalisation von Ossikeln, Verkalkungen, Fremdkörpern und strukturellen Veränderungen von Sehnen (Peritendinitis, Kalibersprung bei Sehnendefekten)
- Frakturen: Oberfläche des Knochens darstellbar, Lagebeziehung von Fraktur oder Osteosynthesematerial zu Gefäßen (Doppler) und Nerven. Aussagen zur Frakturstabilität sonografisch nicht möglich.

14.3 Injektion Zehengrundgelenke

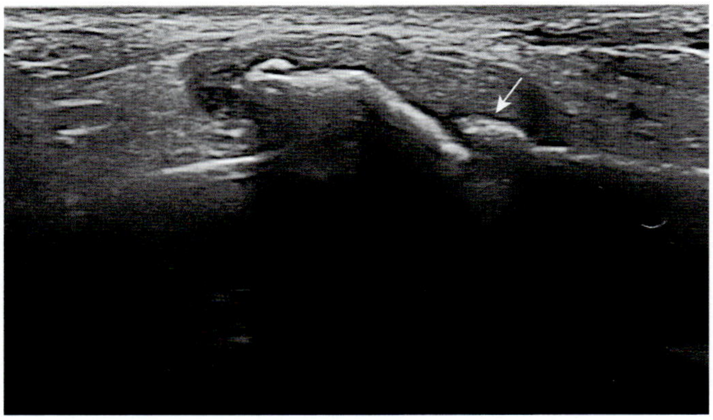

Abb. 14.3a

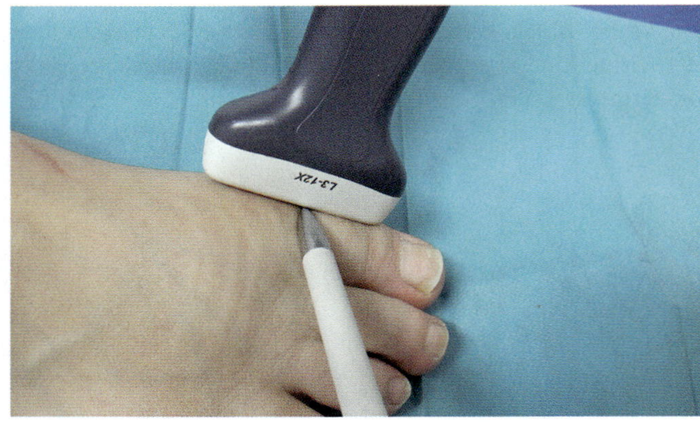

Abb. 14.3b

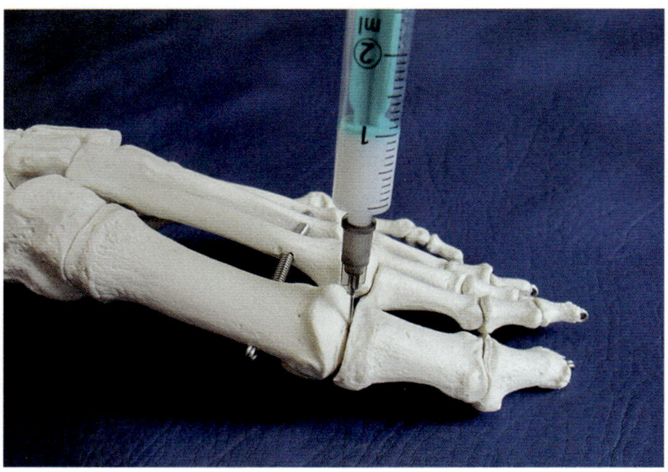

Abb. 14.3c

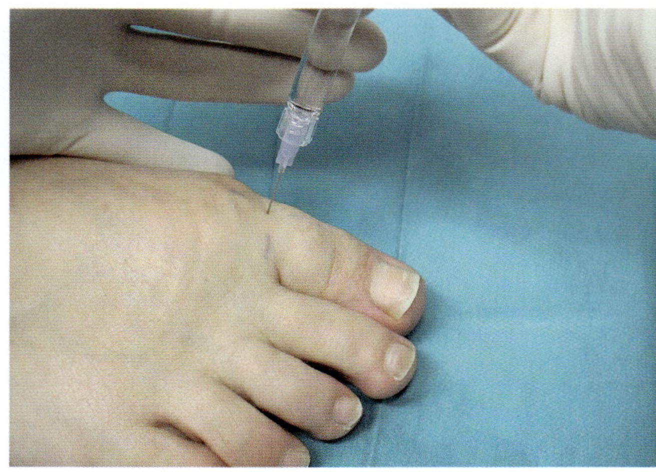

Abb. 14.3d

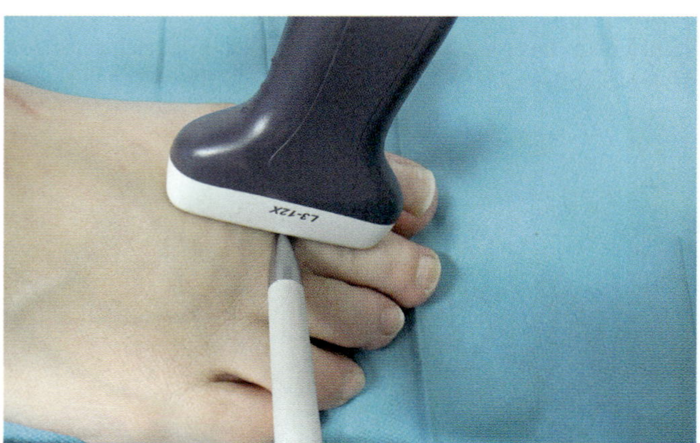

Abb. 14.4e

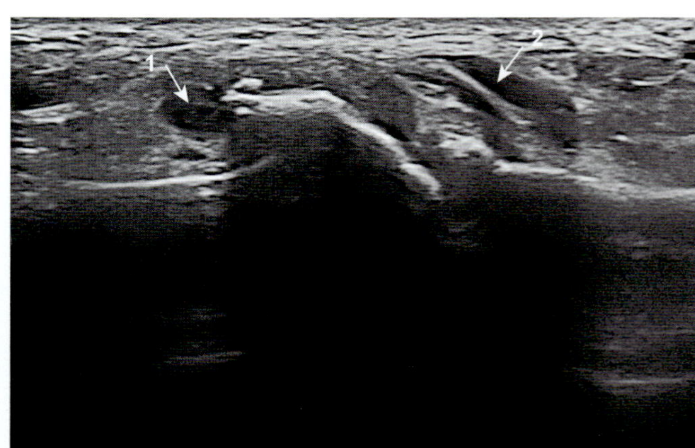

Abb. 14.4f

Abb. 14.3a Injektionen in die Metatarsophalangealgelenke können aufgrund verschiedener Erkrankungen indiziert sein. Dazu gehört die chronische Polyarthritis, die häufig symmetrisch und beidseits vorwiegend die Grundgelenke 2 und 5 befällt, die Gichtarthritis, die vorwiegend einseitig das Grundgelenk 1 betrifft sowie der Hallux rigidus, der ein- oder beidseitig in unterschiedlicher Ausprägung vorkommen kann. Der anteriore LS über dem Grundgelenk 1 zeigt hier eine fortgeschrittene Arthrose im Sinne eines Hallux rigidus, erkennbar an der osteophytär veränderten Oberfläche des MT-1-Kopfes sowie an der durch mäßig echogene Synovitis oder Detritus aufgeweiteten Gelenkkapsel. Auch die Basis des Grundgelenks zeigt eine.

Abb. 14.3b Unter Sicht auf den Monitor wird unter dem Schallkopf mittels eines Kugelschreiber oder einer Klammer der optimale Zugangsort für die Injektion markiert.

Abb. 14.3c und Abb. 14.3d Nach vorgängiger sonografisch unterstützte Ortung erfolgt die Injektion in den Gelenkspalt.

Abb. 14.3e Injektion in das Grundgelenk 2.

Abb. 14.3f Sonografisch zeigt sich nach erfolgter Injektion echoarme Flüssigkeit im proximalen Bereich der Gelenkkapsel (Pfeil 1) sowie ein Extravasat anterior oberhalb der Gelenkkapsel (Pfeil 2).

14.4 Injektion Plantarfasziitis/Fersensporn

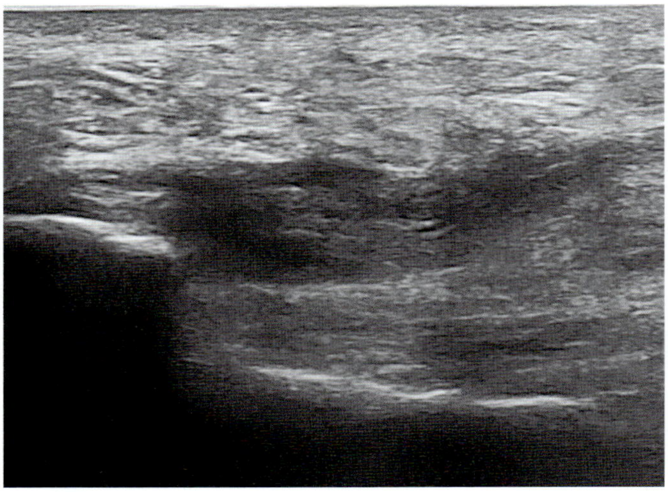

Abb. 14.4a

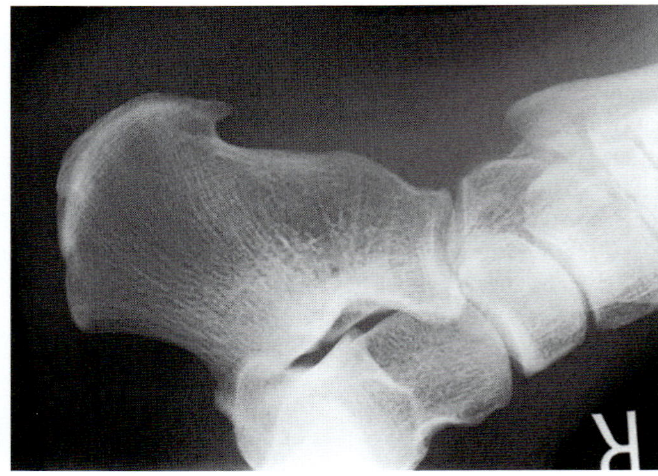

Abb. 14.4b

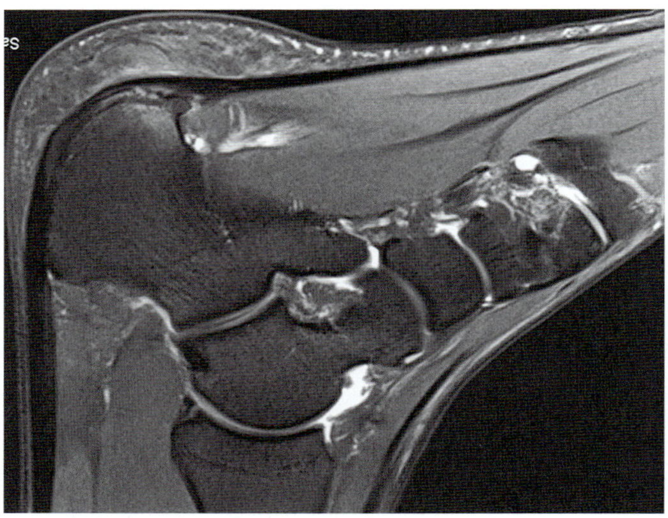

Abb. 14.4c

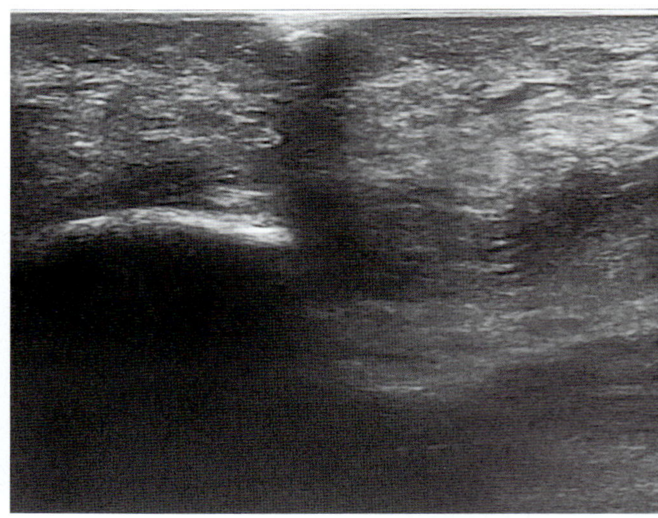

Abb. 14.4d

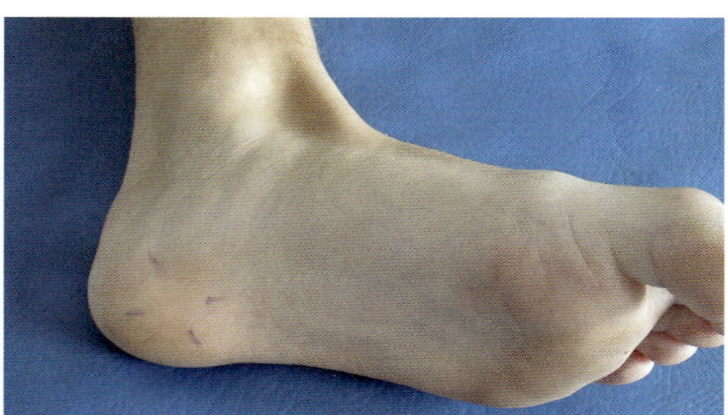

Abb. 14.4e

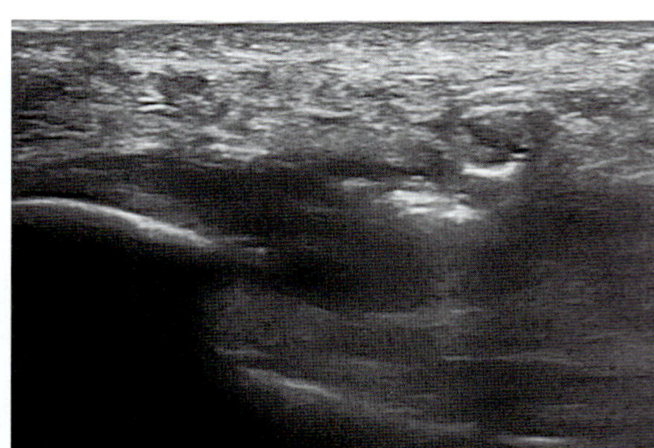

Abb. 14.4f

Abb. 15.1a Zu Rippenfrakturen kommt es häufig infolge von stumpfen Thoraxtraumen, chronischem Husten, nach Reanimation und bei Metastasen, außerdem mitunter bei Chirotherapiemaßnahmen. Röntgen oder CT werden ggf. erforderlich, wenn Dyspnoe, instabiler Thorax, abdominaler Abwehrspannung oder kardiale Auffälligkeiten vorliegen. Die Abklärung von Thoraxtraumen ist in der zuletzt 2022 upgedateten AWMF-S3-Leitlinie für die Diagnostik und Behandlung von Polytraumen beinhaltet.

Abb. 15.1b Für die Sonografie des knöchernen Thorax wurden bislang keine DEGUM- oder ESR-Standardebenen definiert. Wie immer bei der Fraktursonografie sind die Longitudinalschnitte auf der verletzten Struktur relevant. Abb. 15.1b zeigt die Schnitte über dem gebogenen Rippenverlauf, über dem Knochen-Knorpelübergang und über dem Sternum.
Sobotta-Archiv aus Paulsen/Waschke. Sobotta Atlas der Anatomie. 25. A. 2022 © Elsevier GmbH

Abb. 15.1c Untersuchung mittels Curved-Array-Sonde auf begleitende Schädigung der Lunge. Im lateralen koronaren LS über dem distalen Thorax füllt echofreier Erguss den lateralen Recessus aus. Die Lungenspitze ist proximal abgrenzbar. Distal begrenzt das Zwerchfell die Thoraxhöhle. Bei Thoraxtraumen ist außerdem auf Milzverletzungen zu achten.

Abb. 15.1d 40-jähriger Patient, der 2 Tage zuvor einen Stoß gegen die Rippen erhalten hatte. Schmerzbeginn typischerweise verzögert am Tag nach dem Trauma. Keine Dyspnoe, nur lokaler DS 7. Rippe in der Mammillarlinie. Ein auswärts im Notdienst angefertigtes Röntgenbild war negativ beurteilt worden. Die Sonografie zeigt eine Verwellung des kortikalen Reflexes kurz vor dem Übergang in den Rippenknorpel als Ausdruck einer isolierten Rippenfraktur, die in der Regel im Röntgenbild nicht erfassbar ist.

Abb. 15.1e und Abb. 15.1f 71-jährige Patientin nach Sturz zu Hause, keine Dyspnoe, lokaler Druckschmerz Rippenunterrand rechts. Sonografisch finden sich eine komplette (Rippe X, Abbildung 15.1e) und eine inkomplette Rippenfraktur, die im Röntgenbild bestätigt werden konnten.

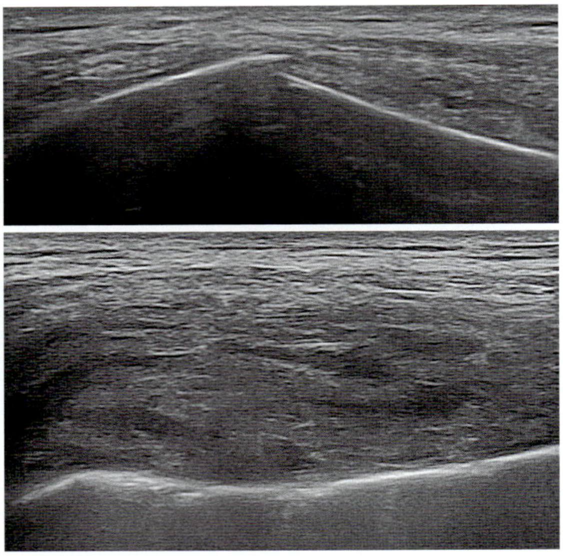

Abb. 15.1g

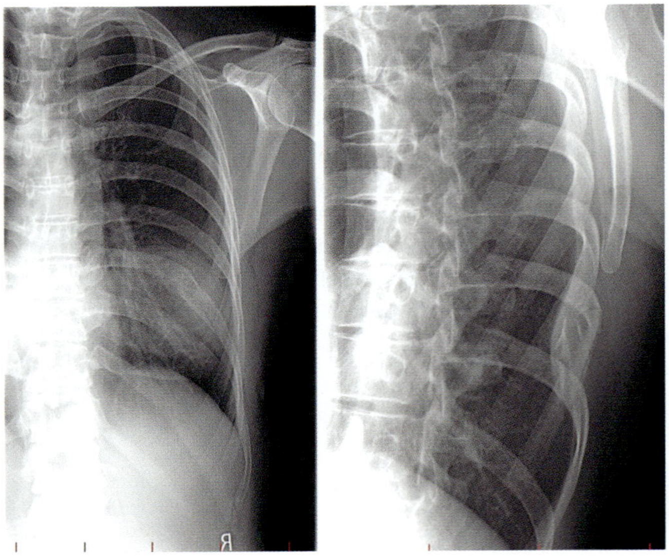

Abb. 15.1h

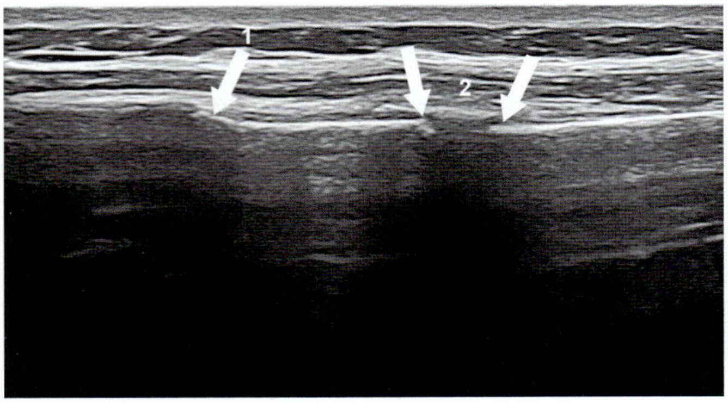

Abb. 15.1i

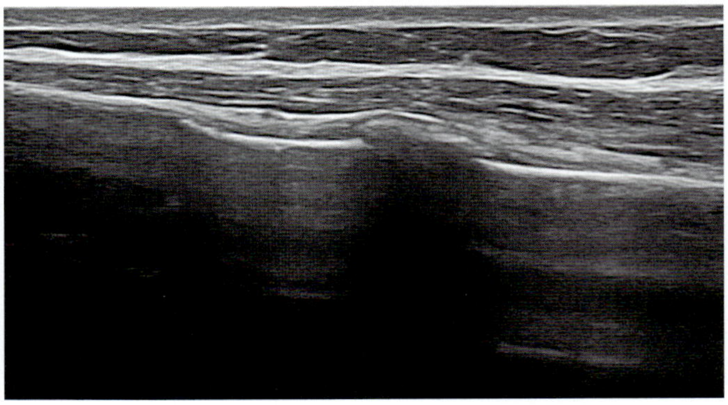

Abb. 15.1j

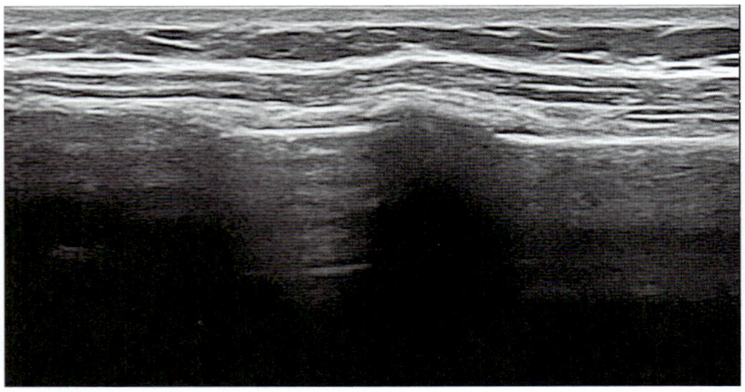

Abb. 15.1k

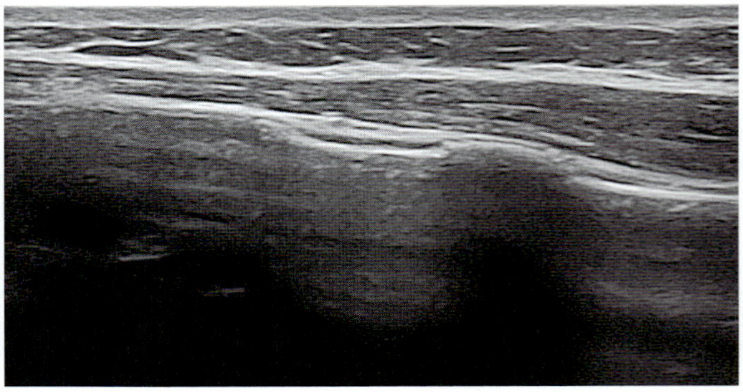

Abb. 15.1l

Fragestellung an die Bildgebung

Pneumothorax, Pleuraerguss, Perikarderguss, Milzruptur und Rippenfrakturen

Abb. 15.1g und Abb. 15.1h 42-jährige Patientin mit Sturz auf den Rücken eine Woche zuvor, zunehmender Schmerz und leichtgradige Dyspnoe, eher diffuse Druckschmerzhaftigkeit im Bereich der achten Rippe posterior. Sonografisch (Abb. 15.1g oben) findet sich ein isolierter Knick im Bereich des hinteren Rippenbogens mit eindeutiger Unterbrechung der Kortikalis. Nebenbefundlich (Abb.15.1 g unten) findet sich zwischen Rippen und Lungenfell ein ausgeprägtes dichtes Hämatom, das sich in der Röntgenaufnahme als Verschattung darstellte. In beiden bildgebenden Techniken fand sich kein Hinweis auf eine liquide Einblutung oder einen Pleuraerguss. Die Patientin wurde stationär eingewiesen, erhielt dort eine zusätzliche fachkundige Thoraxsonografie. Die Behandlung erfolgte konservativ unter Verzicht auf eine Thoraxdrainage.

Abb. 15.1i bis Abb. 15.1l 53-jähriger Patient mit Stoßverletzung in der Mammillarlinie rechts beim Fußballspielen. Schmerzbeginn unmittelbar, keine Dyspnoe. Gut lokalisierbarer Druckschmerz im Bereich der siebten Rippe anterior.

Abb. 15.1i Eindeutige Unterbrechung der Kortikalis nahe der links im Bild erscheinenden Knorpel-Knochen-Grenze (Pfeil 1). Die Kortikalis erscheint an zwei Stellen (Pfeile 2) unterbrochen zu sein und wirkt leicht angehoben.

Abb. 15.1j Zustand nach 10 Tagen bei noch vorhandener lokaler Schmerzhaftigkeit. Sonografisch zeigen sich kaum Veränderungen.

Abb. 15.1k Abschlusskontrolle am 29. Tag nach Trauma mit nun deutlichem Kallus. Eine Röntgenkontrollaufnahme wird nicht erforderlich.

Abb. 15.1l Am 15. Tag bei nachlassender Schmerzhaftigkeit bereits Zeichen der Kallusbildung.

Fazit

Die Sonografie hat in einer Reihe wissenschaftlicher Studien eine die Röntgendiagnostik übertreffende Sensitivität erwiesen.

Literaturverzeichnis

Mit diesem QR-Code bzw. Kurz-URL erhalten Sie Zugriff auf das online verfügbare Literaturverzeichnis:

https://else4.de/r9u

Register